中国临床案例
ZHONGGUO LINCHUANG ANLI

临床实践与教学丛书

老年疾病诊疗丛书
总主编 高海青

老年医学病例精解

主编 程 梅 邢艳秋 张红雨 肖云玲 马亚兵

山 东 大 学 齐 鲁 医 院
山东省老年病诊疗中心

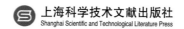

上海科学技术文献出版社
Shanghai Scientific and Technological Literature Press

图书在版编目（CIP）数据

老年医学病例精解 / 程梅，邢艳秋，张红雨等主编 .
上海：上海科学技术文献出版社，2024. -- (中国临床
案例). -- ISBN 978-7-5439-9176-7

Ⅰ . R592

中国国家版本馆 CIP 数据核字第 20249SQ671 号

策划编辑：张　树
责任编辑：应丽春
封面设计：李　楠

老年医学病例精解

LAONIAN YIXUE BINGLI JINGJIE

主　　编：程　梅　邢艳秋　张红雨　肖云玲　马亚兵

出版发行：上海科学技术文献出版社

地　　址：上海市淮海中路 1329 号 4 楼

邮政编码：200031

经　　销：全国新华书店

印　　刷：河北朗祥印刷有限公司

开　　本：787mm × 1092mm　1/16

印　　张：19

版　　次：2024 年 7 月第 1 版　2024 年 7 月第 1 次印刷

书　　号：ISBN 978-7-5439-9176-7

定　　价：238.00 元

http : //www. sstlp. com

《老年医学病例精解》
编委会

总主编

高海青　山东大学齐鲁医院

顾　问

李秉毅　山东大学齐鲁医院
潘秀荣　山东大学齐鲁医院

主　审

刘向群　山东大学齐鲁医院
单培彦　山东大学齐鲁医院

主　编

程　梅　山东大学齐鲁医院
邢艳秋　山东大学齐鲁医院
张红雨　山东大学齐鲁医院
肖云玲　山东大学齐鲁医院
马亚兵　山东大学齐鲁医院

副主编

曲　毅　山东大学齐鲁医院
江文静　山东大学齐鲁医院
李　杰　山东大学齐鲁医院
沈　琳　山东大学齐鲁医院
麻　琳　山东大学齐鲁医院
阎　明　山东大学齐鲁医院

周　涛　山东大学齐鲁医院
商　红　山东大学齐鲁医院
周瑞海　北卡罗来纳大学教堂山分校
University of North Carolina at Chapel Hill

编　委

（按姓氏笔画排序）

于　飞　山东大学齐鲁医院
于晓宁　山东大学齐鲁医院
于晓琳　山东大学齐鲁医院
马　俊　山东大学齐鲁医院
王　潭　山东大学齐鲁医院
王伟玲　山东大学齐鲁医院
王兴邦　山东大学齐鲁医院
王志浩　山东大学齐鲁医院
王凌波　山东大学齐鲁医院
王媛媛　山东大学齐鲁医院
乌欣蔚　山东大学齐鲁医院
石含玉　山东大学齐鲁医院
石姗姗　山东大学齐鲁医院
卢　梅　山东大学齐鲁医院
叶　翔　山东大学齐鲁医院
付春莉　山东大学齐鲁医院
刘　琳　山东大学齐鲁医院
孙大龙　山东大学齐鲁医院
李　荣　山东大学齐鲁医院
李晓星　山东大学齐鲁医院
杨　娜　山东大学齐鲁医院
吴守彩　山东大学齐鲁医院

邱继花　山东大学齐鲁医院

邹　洁　山东大学齐鲁医院

宋一平　山东大学齐鲁医院

张　珍　山东大学齐鲁医院

张晓婷　山东大学齐鲁医院

罗　争　山东大学齐鲁医院

荣　冰　山东大学齐鲁医院

崔晓霈　山东大学齐鲁医院

梁向明　山东大学齐鲁医院

逯伟达　山东大学齐鲁医院

蔡　茜　山东大学齐鲁医院

魏　娜　山东大学齐鲁医院

编写秘书

王雅琼　山东大学齐鲁医院

刘　薇　山东大学齐鲁医院

高海青，主任医师，山东大学二级教授，博士研究生导师。山东大学齐鲁医院原副院长，山东省心血管蛋白质组学重点实验室主任。

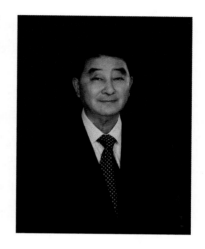

兼任中国康复总会无创心功能研究会副主任委员，中国医师协会全科医学分会原副主任委员，中国医师协会老年医学分会原常务委员，《中华老年医学杂志》原副主编，中国老年医学联盟副主席，华北老年医学中心联盟主席，山东省老年学与老年医学学会副会长，山东医学会老年医学专业委员会名誉主任委员，山东医学会骨矿与骨质疏松专业委员会名誉主任委员，山东省慢性非传染疾病防治专家委员会心脑血管疾病防治学组组长，山东省心功能研究会常务副会长，山东省保健委员会专家咨询委员会副主任，享受国务院政府特殊津贴。

主编简介

程梅，医学博士，主任医师，山东大学教授，博士研究生导师，山东大学齐鲁医院知名专家。现任山东大学齐鲁医院保健科（老年医学科）主任、国家老年疾病临床医学研究中心山东分中心主任、山东省老年病诊疗中心主任、济南市老年医学临床研究中心主任。

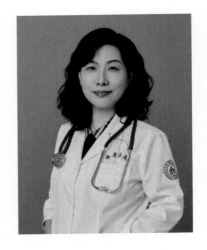

兼任山东省医学会老年医学分会主任委员，中华医学会骨质疏松和骨矿盐疾病分会委员，中华医学会老年医学分会内分泌学组委员，中国老年学和老年医学学会老年病学分会常务委员，华北老年医学中心联盟秘书长，山东省第三届骨质疏松与骨矿盐疾病分会主任委员，山东省医师协会老年医学医师分会副主任委员，山东省中西医结合学会老年医学专业委员会副主任委员，山东预防医学会糖尿病防治分会副主任委员。

《中华骨质疏松和骨矿盐疾病杂志》编委。中国博士后基金评审专家。首位获山东省科技进步二等奖、山东省自然科学学术创新奖一等奖及山东省心功能科技创新一等奖。主持国家科技基础性专项子课题、国家重点研发计划子课题、省自然科学基金、省重点研发计划等课题10余项，发表学术论文40余篇。

邢艳秋，主任医师，博士研究生导师，现任山东大学齐鲁医院保健科（老年医学科）副主任、老年心血管三病区主任。

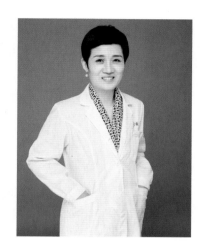

近 30 年来一直从事心血管疾病的基础及临床研究，尤其是能量代谢调节的研究。近年来已经建立了能量代谢研究团队，并利用获得的国家自然基金（面上项目 2 项）、山东省科技厅（6 项）各类项目和教育部留学回国人员科研启动基金资助，致力于改善能量代谢的机制、能量代谢与衰老、能量代谢与干细胞等领域的研究，相关研究结果在 *Circulation*、*Journal of Biological Chemistry* 等中英文专业杂志上发表论文 100 余篇，其中 SCI 收录论文 30 余篇。作为主要参与者获得国家科技进步二等奖 1 项，山东省科技进步一等奖 1 项，作为第一完成人获得山东省科技进步三等奖 1 项，在美国心脏病年会、亚洲衰弱与肌少症年会上多次发言，获得山东省卫生系统中青年优秀科技人才（1020）称号。同时也在国内率先举办了数次区域性的能量代谢论坛，具有一定的学术影响力。2019 年筹备成立了山东省医学会干细胞临床研究与应用分会，担任主任委员，山东省是目前省级医学会较早成立干细胞相关分会的省份。

主编简介

张红雨，医学博士，主任医师，博士生导师。现任山东大学齐鲁医院保健科（老年医学科）副主任、保健四病房主任。

长年致力于冠心病、高血压、高脂血症、心力衰竭、肺动脉高压、老年危重症的诊断与治疗。主要研究方向：老年综合评估、老年临床营养、肌少症、老年围手术期管理。

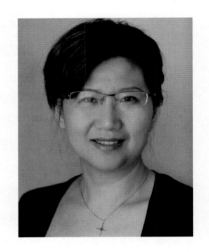

兼任中国医师协会心脏重症学会委员，中国医师协会老年医学分会委员，中国老年保健研究会高血压防治分会委员，山东省医学会医养健康分会主任委员，山东省医师协会胸痛专家委员会副主任委员，山东省医师协会老年医学专家委员会常务委员，山东省心功能研究会营养不良与肌少症专业委员会主任委员，山东省慢病预防与治疗委员会常务委员，山东省康复委员会老年康复专业委员会副主任委员，山东省医学会老年分会营养学组副组长。

肖云玲，心血管内科学博士，副主任医师。现任山东大学齐鲁医院保健科（老年医学科）副主任、老年心血管一病区主任。

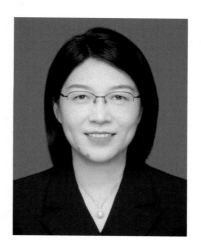

兼任中华医学会心电生理和起搏分会山东电生理女医生联盟常务委员，山东省心功能研究会常务理事，山东省微量元素科学研究会心血管分会副主任委员，山东省医学会老年医学分会康复学组副组长等社会兼职。

工作以来一直从事老年心血管内科的临床医疗工作，熟练掌握老年心血管内科常见病多发病的诊断和治疗，对疑难危重病例的诊断和治疗也积累了丰富的经验，尤其擅长冠状动脉支架植入术、冠状动脉斑块旋磨术、起搏器植入术、心力衰竭再同步化治疗、体内除颤器植入术等心血管疾病的介入性治疗技术，擅长老年慢性心力衰竭的诊疗与管理。

承担国家自然科学基金面上项目、十四五国家重点研发项目子课题等多个科研项目，于 *JAMA Intern Med* 等专业杂志发表学术论文 10 余篇。

主编简介

马亚兵，山东大学齐鲁医院内分泌专业临床药师，硕士研究生导师。现任医院处方点评办公室副主任、临床药师师资学员培训导师。

兼任中国医药教育协会常务理事、临床合理用药专业委员会副主任委员，山东省医药教育协会副会长、秘书长、糖尿病专业委员会副主任委员，山东省老年学与老年医学学会常务理事、慢性病管理专业委员会主任委员，山东省心功能研究会常务理事、副秘书长、全科医学专业委员会副主任委员，山东省微量元素科学研究会副理事长、健康保健分会主任委员等学术兼职。

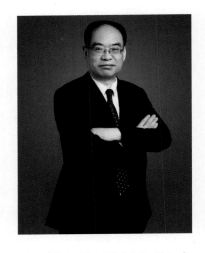

主持承担国家重点研发计划，国家自然科学基金等纵向、横向科研课题多项。主编、副主编学术专著多部，均由人民卫生出版社、科学出版社出版，以第一或通讯作者发表 SCI 论文数十篇。作为国家卫生健康委合理用药调研专家组成员，执笔编写《临床静脉药物使用与调配指南》。获省科技进步三等奖 1 项、省教育厅科技进步二等奖 1 项等多项奖项。

老年医学是医学领域中一门独特而又复杂的学科，其重要性在老龄社会中愈发凸显。山东大学齐鲁医院老年医学科高海青、程梅教授组织科内专家共同编写《老年医学病例精解》的出版，为我们提供了一扇深入探讨老年医学领域的窗口，使我们能够通过真实的临床病例介绍，更深刻地认识和了解老年患者的临床特点及症状的多样性和复杂性，提高临床诊疗水平。

在临床实践中，做出精准的诊疗是医生的基本功。老年患者往往伴随多种慢性疾病，生理功能逐渐减退，医疗需求呈现出多样、复杂的特征，因此在对其进行诊断和治疗时需要更为全面细致入微的考量。本书通过案例的介绍，使我们能够更全面地了解老年患者在生理、心理、社会等多方面的表现，进一步开拓老年病诊断和治疗的新思路，为老年患者提供更为精准和有效的医疗服务。

正确的认识和理解衰老与疾病的关系是老年医学的一个基本理念。随着年龄的不断增长，衰老和生理功能的减退是必然的过程，老年患者的临床症状可能不尽相同，而与年龄相关的生理变化使得疾病表现更为复杂，对我们从事老年医学的医务工作者在对待每一位老年患者诊疗策略的制定提出了更高的要求。通过本书的案例学习，我们能够更好地理解衰老与疾病之间的复杂关系，既不能简单地将衰老和疾病混为一谈，更不能将衰老导致的生理功能减退表现误认为疾病，严格掌握针对老年患者特色的诊疗原则，实现对健康与疾病平衡的科学把握，更好地应对老年疾病的诊疗挑战，做到及时、科学、精准的医疗服务。

希望通过《老年医学病例精解》出版，我们能够与各级同道们共同深入探讨和研究老年医学的前沿问题，不断提高各级医疗机构从事老年医学临床一线人员特别是基层工作人员的专业水平，为老年人的健康贡献我们的力量。

2024 年 3 月

序言作者简介

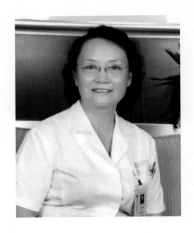

李小鹰，主任医师，教授，博士生导师，老年心血管病专家。中国人民解放军总医院第二医学中心心血管科主任。中华医学会老年医学分会第八届主任委员，中国医师协会老年医学分会第一届副会长，中国老年保健医学研究会心血管分会第一届主任委员，中国医师协会专科培训试点专家委员会常务副主任。

《中华老年心脑血管病杂志》主编，《中华老年医学杂志》第七届副主编，《中华保健医学杂志》副主编，《中国循环杂志》编委。第十一届、十二届全国人大代表，全国三八红旗手。

在医学的广袤领域中，老年医学扮演着一位重要的导向者，引领着我们更深入地探索人体在岁月中的变迁，面对岁月带来的种种变化，我们的任务是在医学科技的支持下，为老年人提供更全面、更有效的医疗服务。山东大学齐鲁医院老年医学科高海青教授组织科内医学专家共同编写《老年医学病例精解》的问世，是对我们老年医学领域的一次深刻总结和难得的分享。

这本书以经典案例为线索，全面呈现了老年患者在临床中的病程演变、治疗过程以及医学团队的经验教训。通过这些真实而具体的案例，我们得以深入了解老年医学的复杂性和多层次性。是对我们从事老年医务工作者的一次宝贵经验的传承。

老年医学的特殊性质使其不同于其他医学领域，老年患者往往伴随着多种慢性疾病、器官功能减退等多方面问题，因此在诊断和治疗上需要更为细致入微的思考和评估。这本书的案例涉及了心血管系统、代谢疾病、神经系统等多个方面，每个案例都是我们在临床实践中积累的宝贵经验的写照。通过这些案例的学习，我们能够更好地理解老年患者的疾病特点，更为精准地进行诊断和治疗。

同时，老年医学的实践也需要我们正确处理衰老与疾病的关系。老年人的生理、心理、社会层面的变化是不可避免的，我们需要在诊疗过程中充分考虑这些因素。这本书通过案例的介绍，使我们对于老年患者的全面健康有了更为深刻的认识，教会我们如何在临床实践中综合考虑各个方面的因素，认真评估，实现全人医学的理念。

在临床实践中，对疾病的准确把握显得尤为关键。老年患者的临床表现可能因为其自身的特殊性而显得复杂多样，症状的表现也可能不典型。这就对老年科医生的综合素质和临床经验提出了更高的要求。通过学习这本书中的案例，我们将更好地理解老年患者的病情变化，提高对于病情变化的高度警觉性，使我们在临床工作中能够更加迅速、更为准确地制定治疗方案。

除了在疾病诊治方面，老年医学也注重在临床实践中提供全面而人性化的医疗服务。这包括对老年患者的心理健康、社会支持等方面的关注。通过学习这些案例，我们能够更全面地了解老年患者的需求，更为周到地为他们提供医疗支持，使患者在治疗过程中感受到更多的关怀和关爱。

在这个老龄化社会，老年医学的研究和实践显得愈发重要。希望通过《老年医学病例精解》的出版，我们能够汲取经验，共同探索老年医学的前沿进展，提升自己在老年医学领域的专业水平，为老年患者的健康贡献一份力量。

本书适应于临床各级医院从事老年医学和全科医学一线医务工作者阅读和学习，同时也可作为在校学习的老年医学和全科医学及内科相关学科的本科生和研究生的临床参考书。

本书顺利出版之际，感谢山东大学齐鲁医院老年医学科程梅主任组织的编辑团队在本书组稿、编写、审阅、校对、修改出版过程做出的艰辛努力和工作，感谢上海科技出版社的同道们在出版过程中的给予无私帮助和支持，特别要感谢李小鹰教授多年来对山东大学齐鲁医院老年医学科学科建设和发展的大力支持并在百忙中给予作序鼓励，对于山东省老年病诊疗中心和济南市老年医学临床医学研究中心（202132001）在本书出版过程中给予的支持，表示衷心的感谢。同时借此机会向为本书出版做出贡献的科室老教授李秉毅、潘秀荣、刘向群、单培彦及山东大学齐鲁医院老年医学科全体医护人员表示感谢。另外，也非常感谢中国医学著作网全体工作人员为本书做出的努力！

希望读者在阅读本书时能有启发并能将书中的知识融入临床实践中，活学活用，为老年人的健康做出贡献。

编　者

2024 年 3 月

目　录

附　录

01

第一章

老年呼吸系统疾病

病例1　肺栓塞

一、病例摘要

（一）基本信息

患者女性，91岁。

主诉： 因"全身乏力、纳差伴嗜睡10天"于2019年8月4日入院。

现病史： 患者10天前坠床后逐渐出现全身乏力、纳差、嗜睡，伴右腿疼痛，偶有咳嗽、痰液不易咳出，无胸闷、憋气，无恶心、呕吐，无发热，无意识障碍，于我院急诊就诊，血液学结果示D-Di 5.15μg/ml；肝肾功能＋血生化：碱性磷酸酶146U/L，白蛋白33g/L，血尿素氮13.3mmol/L，K 5.1mmol/L，Na 134mmol/L；血常规：白细胞8.39×10⁹/L，中性粒细胞%82.20%，中性粒细胞6.89×10⁹/L。急诊给予补液、改善心肌代谢等对症支持治疗。

既往史： 高血压病史20余年，收缩压最高达180mmHg，目前血压波动于100～130/50～60mmHg，未服用药物治疗。冠心病病史20余年，10年前曾行心脏起搏器置入术，目前规律服用倍他乐克、单硝酸异山梨酯缓释片（依姆多）、盐酸曲美他嗪缓释片（万爽力）、螺内酯等药物治疗。慢性肾盂肾炎病史50余年，间断服用"可乐必妥"治疗。慢性支气管炎病史20余年。慢性胃炎病史20余年，服用"洛赛克"治疗。2年前因右肩部骨折行石膏固定，60年前曾行剖宫产及子宫肌瘤切除术，对"磺胺类"药物过敏。否认吸烟、饮酒史。育有2子1女，配偶去世，子女均体健。否认家族遗传病病史。

（二）体格检查

体温36.3℃，心率91次/分，呼吸17次/分，血压135/68mmHg。神志清楚，精神差，营养中等。双肺呼吸音粗，可闻及痰鸣音。心率91次/分，律齐，心音可，未闻及病理性杂音。腹平软，无压痛，无反跳痛，未触及包块，肝脾肋下未触及。右下肢被动体位，可见瘀青，右下肢轻度水肿。神经系统检查无特殊。

（三）辅助检查

血常规：白细胞 $13.50 \times 10^9/L$，中性粒细胞比率91.20%，血红蛋白147.0g/L，血小板计数 $406 \times 10^9/L$，血沉119.00mm/h，超敏C反应蛋白13.42ng/L，D-二聚体2.31μg/ml。肝功能正常。肾功能：尿素氮14.70mmol/L，肌酐115μmol/L；NT-proBNP 1905.00pg/ml；血清高敏肌钙蛋白149.25ng/L；甲状腺功能：促甲状腺素6.002μIU/nl；肿瘤标志物：癌胚抗原5.32ng/ml；动脉血气示pH 7.39，PCO_2 33 mmHg，PO_2 58mmHg，LAC 3.0mmol/L。下肢X线示：右侧股骨颈因体位限制难以评价，右股骨远端骨质断裂，累及关节面（右股骨骨折）。肺动脉CTA示右肺动脉分支少许充盈缺损，考虑动脉栓塞（病例1图1）。

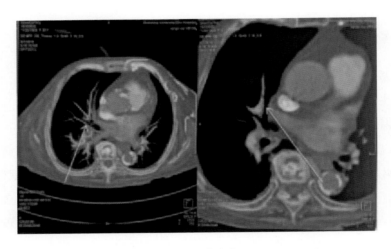

病例1图1　肺动脉CTA

注：右肺动脉分支可见充盈缺损（箭头所示）。

（四）入院诊断

1. 急性肺栓塞
   Ⅰ型呼吸衰竭。

2. 肺部感染。

3. 冠状动脉粥样硬化性心脏病
   不稳定型心绞痛；
   心功能Ⅲ级（NYHA分级）。

4. 高血压（3级，极高危）。

5. 下肢骨折。

6. 慢性肾盂肾炎。

7. 慢性支气管炎。

8. 慢性胃炎。

二、诊治过程

（一）诊断依据

1. 老年女性，近期坠床，卧床制动病史。

2. 主要表现为乏力、纳差、嗜睡，伴咳嗽、咳痰（咳痰无力）。

3. 查体 双肺呼吸音粗，可闻及痰鸣音。右下肢被动体位，可见瘀青，右下肢轻度水肿。

4. 实验室和辅助检查 血常规：白细胞 13.50×10^9/L，中性粒细胞比率91.20%；血沉119.00mm/h；超敏C反应蛋白13.42ng/L；D-二聚体 $2.31 \mu g/m1$；动脉血气示 pH 7.39，PO_2 58mmHg；下肢X线示：右侧股骨颈因体位限制难以评价，右股骨远端骨质断裂，累及关节面（右股骨骨折）。肺动脉CTA示右肺动脉分支少许充盈缺损，考虑动脉栓塞。

（二）诊断思路

《中国肺血栓栓塞诊治及预防指南（2018版）》定义其诊断标准如下：

1. 肺栓塞是以各种栓子阻塞肺动脉或其分支为其发病原因的一组疾病或临床综合征的总称，临床表现多种多样，不明原因的呼吸困难、胸痛、咯血、晕厥或休克，或伴有单侧或双侧不对称性下肢肿胀、疼痛等，均缺乏特异性。

急性肺血栓栓塞的临床表现（病例1表1）：

病例1表1 急性肺血栓栓塞的临床表现

症状	体征
呼吸困难及气促 （80% ~ 90%） 胸膜炎性胸痛 （40% ~ 70%） 晕厥（11% ~ 20%） 烦躁不安、惊恐甚至濒死感 （15% ~ 55%） 咳嗽（20% ~ 56%） 咯血（11% ~ 30%） 心悸（10% ~ 32%） 低血压和（或）休克 （1% ~ 5%） 猝死（<1%）	呼吸急促（52%） 哮鸣音（5% ~ 9%）；细湿啰音 （18% ~ 51%）；血管杂音 发绀（11% ~ 35%） 发热（24% ~ 43%），多为低热， 少数患者可有中度以上的 发热（11%） 颈静脉充盈或搏动（12% ~ 20%） 心动过速（28% ~ 40%） 血压变化，血压下降甚至休克 胸腔积液体征（24% ~ 30%） 肺动脉瓣区第二心音亢进（P2 > A2）或分裂（23% ~ 42%） 三尖瓣区收缩期杂音

2. 实验室检查　D-二聚体对急性PTE的诊断敏感度在92%~100%，对于低度或中度临床可能性患者具有较高的阴性预测价值，若D-二聚体含量<500μg/L，可基本排除急性PTE；需要注意D-二聚体的诊断特异性随着年龄的升高而逐渐下降。动脉血气常表现为低氧血症、低碳酸血症和肺泡-动脉血氧分压差增大。血浆肌钙蛋白是评价心肌损伤的指标，肌钙蛋白升高提示急性PTE患者预后不良。血脑钠肽（BNP）和N-末端脑钠肽前体（NT-proBNP）水平升高可反映右心功能不全及血流动力学紊乱严重程度，无明确心脏基础疾病者如果BNP或NT-proBNP增高，需考虑肺栓塞可能；同时该指标也可用于评估急性PTE的预后。心电图较为多见的表现包括V_1~V_4的T波改变和ST段异常；部分病例可出现$S_IQ_{III}T_{III}$征（即I导S波加深，III导出现Q/q波及T波倒置）。超声心动图检查可发现右心室后负荷过重征象，包括出现右心室扩大、右心室游离壁运动减低，室间隔平直，三尖瓣反流速度增快、三尖瓣收缩期位移减低。

3. 确诊检查　包括CT肺动脉造影（CTPA）、核素肺通气/灌注（V/Q）显像、磁共振肺动脉造影（MRPA）、肺动脉造影等，目前应用广泛的是CTPA和肺动脉造影。

CTPA可直观地显示肺动脉内血栓形态、部位及血管堵塞程度，对P诊断的敏感性和特异性均较高，且无创、便捷，目前已成为确诊PTE的首选检查方法。其直接征象为肺动脉内充盈缺损，部分或完全包围在不透光的血流之间（轨道征），或呈完全充盈缺损，远端血管不显影；间接征象包括肺野楔形、条带状密度增高影或盘状肺不张，中心肺动脉扩张及远端血管分支减少或消失等。CTPA可同时显示肺及肺外的其他胸部病变，具有重要的诊断和鉴别诊断价值。

肺动脉造影：选择性肺动脉造影为PE诊断的"金标准"。其敏感度约为98%，特异度为95%~98%。PTE的直接征象有肺血管内造影剂充盈缺损，伴或不伴轨道征的血流阻断；间接征象有肺动脉造影剂流动缓慢，局部低灌注，静脉回流延迟等。随着CTPA的发展和完善，肺动脉造影已很少用于急性PTE的临床诊断，应严格掌握适应证。

PTE诊治思路：

1. 高危肺血栓栓塞症诊断流程　如病例1图2所示。

2. 非高危肺血栓栓塞症诊断流程　如病例1图3所示。

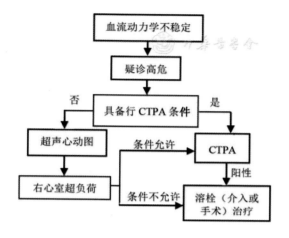

病例 1 图 2　高危肺血栓栓塞症诊断流程

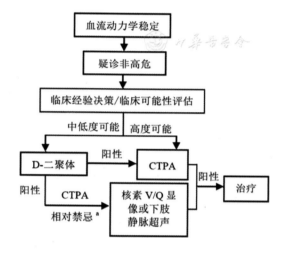

病例 1 图 3　非高危肺血栓栓塞症诊断流程

（三）鉴别诊断

本病应注意的鉴别诊断如下：

1. 呼吸困难、咳嗽、咯血、呼吸频率增快等呼吸系统表现为主的患者多被诊断为其它的胸肺疾病如肺炎、胸膜炎、支气管哮喘、支气管扩张、肺不张、肺间质病等。

2. 以胸痛、心悸、心脏杂音、肺动脉高压等循环系统表现为主的患者易被诊断为其它的心脏疾病如冠心病（心肌缺血、心肌梗死）、风湿性心脏病、先天性心脏病、高血压病、肺源性心脏病、心肌炎、主动脉夹层等和内分泌疾病如甲状腺机能亢进。

3. 以晕厥、惊恐等表现为主的患者有时被诊断为其它心脏或神经及精神系统疾病如心律失常、脑血管病、癫痫等。

（四）治疗措施与方案

入院后查血常规：白细胞 21.12×10^9/L，中性粒细胞比率 86.40%，血红蛋白 120.0g/L，血小板计数 296×10^9/L；白蛋白 29.1g/L，尿素氮 26.17mmol/L，肌酐 90μmol/L，钾 3.56mmol/L；血清高敏肌钙蛋白 I 及 NT-proBNP 位于正常范围；患者血流动力学稳定，按照非高危肺栓塞诊断流程，给予严密监测心电、血压及血氧饱和度，经鼻导管吸氧，被动活动，皮下注射低分子肝素 5 天后序贯口服达比加群抗凝，美罗培南抗感染，营养支持及下肢骨折石膏固定等治疗 2 周，患者精神渐好转，咳嗽、咳痰症状缓解，体温正常，血氧饱和度波动于 95% ~ 100%，复查白细胞 8.50×10^9/L，中性粒细胞比率 80.40%，血红蛋白 113.0g/L，血小板计数 290×10^9/L；前降钙素 0.071ng/ml；感染指标好转，病情稳定。

（五）最终诊断

1. 急性肺栓塞

   I 型呼吸衰竭。

2. 肺部感染。

3. 下肢骨折。

4. 冠状动脉粥样硬化性心脏病

   心功能 III 级（NYHA 分级）。

5. 高血压（3 级，极高危）。

6. 慢性肾盂肾炎。

7. 慢性支气管炎。

8. 慢性胃炎。

三、经验分享

肺栓塞的发病机制是由于外源性和内源性栓子进入肺动脉或肺动脉分支，导致组织血液供应受阻而引起的肺循环障碍综合征。老年人骨折后长期卧床，肢体制动，创伤引起血管壁损伤和血液处于高凝状态，容易形成下肢静脉血栓，大大增加了肺栓塞的发生率，肺栓塞发生后，如不及时救治，死亡率较高。

老年肺栓塞患者中，呼吸急促、胸膜炎性胸痛、心动过速是最常见的症状和体征，在所有患者中均单独或并存。肺栓塞受累的动脉数目、栓塞程度、有无造成肺组织坏死决定了患者的病情。只有少部分老年患者表现为呼吸困难、胸痛、咯血。患者表现为极度呼吸困难时并存昏厥或休克，多提示大块肺栓塞导致肺梗死的存在。大约 1/3 老年患者有胸膜渗出，通常是单侧的。但是，不少老年肺栓塞患者的临床表现是非特异性症状，包括持续低热、精神状态变化、无呼吸道症状或类似呼吸道感染表现，老年人对症状的反应常迟钝可能是导致老年人肺栓塞误诊漏诊率高的原因。

肺栓塞的主要治疗措施为对症处理和抗凝、溶栓治疗。对症处理的目的是维持血流动力学的稳定，防治休克和心力衰竭，严重胸痛者可给予镇痛剂。抗凝治疗为肺栓塞的基础治疗手段，可以有效地防止血栓再形成和复发，同时促进机体自身纤溶机制溶解已形成的血栓。一旦明确急性肺栓塞，宜尽早启动抗凝治疗。目前应用的抗凝药物主要分为胃肠外抗凝药物和口服抗凝药物。抗凝治疗的标准疗程为至少 3 个月，部分患者在 3 个月的抗凝治疗后，血栓危险因素持续存在，需要延长抗凝疗程，这时需要在出血和抗凝之间寻求风险与获益的最佳平衡点。急性肺栓塞的溶栓治疗可速溶解部分或全部血栓，恢复肺组织再灌注，减小肺动脉阻力，降低肺动脉压，改善右心室功能，减少严重病死率和复发率。溶栓的时间窗一般定为 14 天以内，但鉴于可能存在血栓的动态形成过程，对溶栓的时间窗不作严格规定。常用的溶栓药物有尿激酶、链激酶和 t-PA。溶栓治疗的主要并发症为出血，用药前应充分评估出血风险，必要时应配血，做好输血准备。急性肺栓塞介入治疗的目的是清除阻塞肺动脉的栓子，以利于恢复右心功能并改善症状和生存率，包括：经导管碎解和抽吸血栓，或同时进行局部小剂量溶栓。介入治疗的并发症包括远端栓塞、肺动脉穿孔、肺出血、心包填塞、心脏传导阻带或心动过缓、溶血、肾功能不全以及穿刺相关并发症。

参考文献

[1] 中华医学会呼吸病学分会.肺血栓栓塞症的诊断与治疗指南（草案）[J]. 中华结核和呼吸杂志，2001，24（5）：259264.DOI：10.3760/J：lsn：10010939.2001.05.002

[2]Guyatt G，Oxman AD，Akl EA，et al. GRADE guidelines：h.Introduction-GRADE evidence profiles and summary of findingstables[J]. J Clin Epidemiol，2011，64（4）：383-394.DOI10.1016/j-jclinepi.2010.04.026.

[3]Reiners C，Schneider R，Akashi M，et al. The First Meeting of the WHO Guideline Development Group for the Revision of the WHO 1999 Guidelines for Iodine Thyroid Blocking[J]. Radiat Prot Dosimetry，2016，171（1）：47-56.DOI：10.1093/rpd/w238.

[4] 国家"十五"攻关"肺栓塞规范化诊治方法的研究"课题组.急性肺血栓栓塞症患者516例临床表现分析[J]. 中华医学杂志，2006，86（31）：2161-2165.

[5]Anderson FA Jr，Spencer FA. Risk factors for venous thromboembolism[J]. Circulation，2003，107（23 Suppl 1）：1-9-I-16.

病例 2 BPA 术治疗慢性血栓栓塞性肺动脉高压

一、病例摘要

（一）基础信息

患者男性，60 岁。

主诉： 因"活动后气短 3 年余，加重 3 个月"于 2018 年 12 月 4 日入院。

现病史： 3 年前突发活动后气短，平地步行 10 米即感憋喘，伴胸闷、乏力、咳嗽，咳少量黏白痰。无胸痛、咯血、晕厥、发热、盗汗，夜间可平卧。当地医院诊为肺栓塞，给予华法林抗凝治疗，PT-INR 维持在 2 ~ 3，1 年半后患者自行停药。1 年前患者再次出现活动后气短，伴下肢水肿、发绀，当地医院给予利尿及中药治疗。症状进行性加重，3 个月前至我院门诊，诊断为"肺栓塞、肺动脉高压"，给予利伐沙班及西地那非治疗 3 个月。患者症状无改善，步行 50 米即感气短。门诊以"慢性血栓栓塞性肺动脉高压"收入院治疗。

既往史： 高血压病史 5 年，近 1 年血压降至正常，未服药。

（二）体格检查

体温 36.1℃，脉搏 82 次/分，呼吸 24 次/分，血压 116/74mmHg。老年男性，神志清，精神差。浅表淋巴结未触及肿大。口唇发绀，颈静脉充盈，可见搏动。双肺呼吸音粗，未闻及干湿性啰音。心前区无隆起及震颤，心浊音界扩大，心率 82 次/分，律齐，P2 亢进，三尖瓣听诊区可闻及 2/6 级收缩期吹风样杂音。肝浊音界扩大，肝脾未触及。双下肢中度凹陷性水肿。神经系统检查无异常。6 分钟步行距离 193 米。

（三）辅助检查

NT-proBNP 5373ng/L。血常规：白细胞 7.38×10^9/L、中性粒细胞 % 74.6%、血红蛋白 158g/L、血小板 226×10^9/L；胆红素：总胆红素 44.5mmol/L、直接胆红素 27.5mmol/L。肾功能：血尿素氮 9.4mmol/L，肌酐 133μmol/L，Ccr 58ml/min。动脉血气分析：pH 7.40，PaO_2 58mmHg，$PaCO_2$ 32mmHg，SaO_2 88%。凝血、D-二聚体、肝功能、电解质、尿酸正常。抗核抗体谱、抗心磷脂抗体、蛋白 C、抗凝血酶Ⅲ、肿瘤标志物均阴性。

下肢静脉超声未见血栓征象。

肺功能检查：小气道功能障碍，弥散功能正常。

超声心动图：LV 23mm，RA 56mm×53mm，RV 39mm，LVEF 65%，TAPSE 11mm，sPAP 92mmHg，mPAP 51mmHg。

肺动脉 CTA：双肺见少许斑片状影，肺动脉主干及左右支对比剂充盈尚均匀。左肺上叶舌段、部分双肺下叶肺动脉分支内见条状及结节状低密度充盈缺损。

（四）入院诊断

1．慢性血栓栓塞性肺动脉高压。

2．心脏扩大。

3．三尖瓣反流（重度）。

4．心包积液。

5．心功能Ⅲ级（WHO 分级）。

6．慢性肾功能不全（CKD 3 期）。

二、诊治过程

（一）诊断依据

1．老年男性，急性肺栓塞病史。

2．活动耐力进行性下降并水肿。

3．查体　发绀，体循环瘀血征象。

4．胸部 CT　可见灌注不均"马赛克"征，肺动脉 CTA 可见肺动脉缺支，符合慢性血栓栓塞征象；动脉血气分析示重度低氧血症及过度通气。

（二）诊断思路

根据《中国肺高血压诊断和治疗指南 2018》，CTEPH 的诊断标准如下：

1．充分抗凝治疗至少 3 个月。

2．CT 肺动脉造影或肺通气灌注显像或直接肺动脉造影提示存在肺栓塞征象。

3．右心导管测定肺循环血流动力学参数符合 PAH 诊断标准，以上 3 个标准须同时满足。

CTEPH 的治疗方法主要包括肺动脉内膜剥脱术、药物治疗和球囊肺动脉成形术。改良经皮肺动脉球囊成形术：对不适合行肺动脉内膜剥脱术的 CTEPH 患者（Ⅲ、Ⅳ级病变为主、合并手术禁忌证、拒绝手术或术后残余肺高血压）可尝试行改良经皮肺动脉球囊扩张治疗。

（三）鉴别诊断

本病应注意的鉴别诊断如下：

呼吸系统疾病和（或）低氧所致肺动脉高压：通气受限为特点的阻塞性肺疾病，

以慢性阻塞性肺疾病为主；容量受限为特点的限制性肺疾病，以间质性肺疾病为主。大部分慢性肺疾病相关肺高血压患者的肺动脉压力为轻中度升高，仅少部分肺动脉压力严重升高。病史及肺功能检查可以鉴别。

（四）治疗措施与方案

1. 内科治疗

（1）氧气吸入。

（2）保持出入量负平衡：托拉塞米 40mg，静脉注射，1 次 / 天；螺内酯 20mg，口服，1 次 / 天。

（3）强心：西地兰 0.2mg，静脉注射，1 次 / 天；左西孟旦 12.5mg，微量泵入 1 次。

（4）靶向治疗：西地那非 25mg，口服，3 次 / 天。

治疗 7 天后水肿基本消退，NT–proBNP 降至 1876pg/ml，肌酐降至 115μmol/L。

2. 右心导管检查 （基线状态）心率 73 次 / 分，血压 91/68/76mmHg，右房压 13/8/11mmHg，肺动脉压 88/32/54mmHg，心输出量 3.10L/min，心指数 1.73L/（min·m^2），肺血管阻力 13.87Wood Unit。

3. 手术治疗 对左下肺动脉内基底段 A7、外基底段 A9 狭窄段进行球囊扩张，完成经皮腔内肺动脉成形术，成功恢复部分肺血流。

4. 术后治疗（病例 2 图 1）

术中 SpO$_2$ 一过性下降，利尿，加大氧流量。

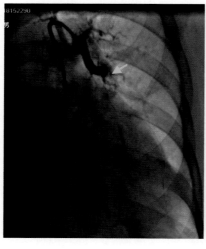 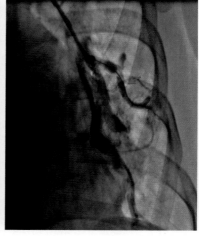

A8 扩前　　　　　　　　　　　　　A8 扩后

病例 2 图 1　BPA 术

注：左肺下舌叶动脉 A5 球囊扩张前后对比，黄色箭头显示 A5 远端闭塞，红色箭头显示球囊扩张后 A5 血运恢复、造影剂填充。

术后 24 小时出入量负平衡 800～1000ml。

术后 4 小时给予地塞米松 10mg，静脉注射，减轻肺水肿。

术后第 3 天肌酐 98μmol/L，肺水肿，继续负平衡 500ml/d。

术后第 4 天 6 分钟步行试验 278 米，较术前增加 85 米，出院。

患者分别于 2019 年 1 月 23 日、2019 年 1 月 30 日再次行 BPA 术，开通右下肺动脉背段 A6、外基底段分支 A9a、后基底段分支 A10a、左下肺动脉前基底段 A8 及分支 A8a、左肺下舌叶动脉 A5。2019 年 1 月 31 日复查 6 分钟步行距离增至 403 米，基本恢复正常运动耐量。

（五）最终诊断

1．慢性血栓栓塞性肺动脉高压。

2．心脏扩大。

3．三尖瓣反流（重度）。

4．心包积液。

5．心功能Ⅲ级（WHO 分级）。

6．慢性肾功能不全（CKD 3 期）。

三、经验分享

慢性血栓栓塞性肺动脉高压（chronic thromboembolic pulmonary hypertension，CTEPH）是急性肺血栓栓塞症的远期并发症，由于未溶解的血栓发生肌化导致肺血管床阻塞所致。若未得到正确而及时的干预，CTEPH 可进展为右心衰竭最终死亡。肺动脉压力越高，预后越差，当平均肺动脉压＞40mmHg，如不接受治疗，5 年生存率仅为 30%。

CTEPH 是目前唯一一类可能不需要通过肺移植而获得临床治愈的肺动脉高压。针对不同亚型，CTEPH 治疗方法包括肺动脉内膜剥脱术（PEA）、药物治疗和经皮腔内肺动脉成形术。根据 CTEPH 患者肺动脉受累情况分级，主肺动脉及叶动脉受累首选 PEA 术，段及亚段肺动脉受累首选 BPA 术。然而，12%～60.9% 的患者无法接受 PEA 术。对于不能或不愿接受 PEA 及 PEA 术后残留肺动脉高压的 CTEPH 患者，BPA 术是很好的选择。

BPA 术经股静脉入路经右心室到达肺动脉，应用冠脉 CTO 技术开通闭塞肺动脉。在 2012 年 BPA 术开始在日本 7 家中心推广应用，2017 年 meta 分析回顾了这 7 家中心 308 例 CTEPH 患者，共 1408 台次 BPA 术，3 年生存率达 94.5%，并发症发生率为 36.3%。常见并发症为肺损伤、咯血、肺动脉穿孔。已有的多项单中心开放性研究显示，逐步、多次经皮肺动脉球囊扩张治疗不但能显著改善 CTEPH 患者的血流动力学参数和症状，还能有效减少围术期并发症。长期随访结果显示，改良经皮肺动脉球囊扩张治疗后 5 年生存率可达 95% 以上。术中最常见并发症为肺血管机械损伤所致的咯血或夹层，术后常见并发症为再灌注性肺水肿和造影剂肾病等。

由本病例可见，分次 BPA 治疗有效减少了再灌注肺水肿的发生，患者活动耐力大大改善，达到临床治愈。因此，对于符合 BPA 手术指征或者符合 PEA 指征但不能耐受 PEA 手术的 CTEPH 患者，BPA 术可作为首选治疗。

参考文献

[1]Auger WR，Kim NH，Trow TK. Chronic thromboembolic pulmonary hypertension[J]. Clinics in chest medicine，2010，31（4）：741-758.

[2]Mayer E，Jenkins D，Lindner J，et al. Surgical management and outcome of patients with chronic thromboembolic pulmonary hypertension：results from an international prospective registry[J]. The Journal of thoracic and cardiovascular surgery，2011，141（3）：702-710.

[3]Akizuki M，Serizawa N，Ueno A，et al. Effect of Balloon Pulmonary Angioplasty on Respiratory Function in Patients With Chronic Thromboembolic Pulmonary Hypertension[J]. Chest，2017，151（3）：643-649.

[4]Danilov NM，Matchin YG，Chernyavsky AM，et al. Balloon pulmonary angioplasty for patients with inoperable chronic thromboembolic pulmonary hypertension[J]. Terapevticheskii arkhiv，2019，91（4）：43-47.

[5]Wang W，Wen L，Song Z，et al. Balloon pulmonary angioplasty vs riociguat in patients with inoperable chronic thromboembolic pulmonary hypertension：A systematic review and meta-analysis[J]. Clinical cardiology，2019，42（8）：741-752.

[6]Kohno T，Fukuoka R，Kawakami T，et al. Balloon pulmonary angioplasty attenuates sleep apnea in patients with chronic thromboembolic pulmonary hypertension[J]. Heart & lung：the journal of critical care，2019，48：321-324.

[7]Zoppellaro G，Badawy MR，Squizzato A，et al. Balloon Pulmonary Angioplasty in Patients With Chronic Thromboembolic Pulmonary Hypertension-A Systematic Review and Meta-Analysis[J]. Circulation journal：official journal of the Japanese Circulation Society，2019，83（8）：1660-1667.

病例 3 经皮内镜下胃造瘘术在一例老年肺炎伴营养不良患者中的临床应用

一、病例摘要

（一）基础信息

患者女性，84 岁。

主诉： 因"反复发热伴咳嗽、咳痰 20 余天"于 2017 年 3 月 18 日入院。

现病史： 20 余天前无明显诱因出现发热，体温最高达 38.9℃，伴咳嗽、咳痰，为白色黏痰，伴畏寒、乏力，无寒战，无胸闷、胸痛等，给予头孢哌酮舒巴坦、比阿培南抗感染治疗，患者体温恢复正常，咳嗽、咳痰减轻，好转出院。3 天前患者再次出现发热，体温最高达 38.3℃，为求进一步诊治收入我科病房。

患者长期以来，活动能力、自理能力逐渐下降，进食较少。2 个月余前因跌倒致右侧股骨颈骨折，后行右侧股骨头置换术。术后长期卧床，吞咽困难进行性加重，鼻饲自制流质饮食，消瘦明显，睡眠可，大小便未见明显异常。既往躁狂症病史 2 年余，平素服用奥氮平药物治疗。

既往史： 否认冠心病、糖尿病、高血压等慢性病病史，否认毒物、放射性物质接触史，否认吸烟、饮酒史。配偶及子女均体健。

家族史： 无特殊。

（二）体格检查

体温 36.8℃，脉搏 121 次 / 分，呼吸 19 次 / 分，血压 122/66mmHg。老年女性，神志清，精神差，消瘦。全身浅表淋巴结未触及肿大，口唇无发绀，咽部无充血，颈软，气管居中，颈静脉无怒张。双肺呼吸音粗，双肺底可闻及少许湿啰音。心率 121 次 / 分，心音低钝，律齐，各瓣膜听诊区未闻及病理性杂音。腹部平软，无压痛及反跳痛，肠鸣音正常，叩诊呈鼓音。双下肢肌力 2⁻ 级，双上肢肌力 4⁻ 级，肌张力正常，双侧病理征阴性。双下肢多关节挛缩，下肢肌肌萎缩，小腿围（左）21cm、小腿围（右）18cm。

（三）辅助检查

血常规：白细胞 9.6×10^9/L、中性粒细胞 % 76.3%、淋巴细胞 % 17%、淋巴细胞 1.63×10^9/L、中性粒细胞 7.32×10^9/L、血红蛋白 95.0g/L。肝功能：PA 96mg/L，TP 59g/L，

ALB 32.1g/L，GLU 4.83mmol/L。血生化：K 3.08mmol/L。肾功未见明显异常。CPR 15.2mg/L，PCT 4ng/ml。NT-proBNP 203pg/ml。

胸部 CT 平扫示双肺底炎症（病例 3 图 1）。

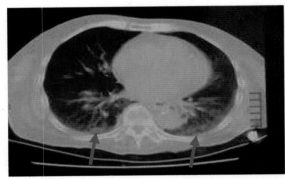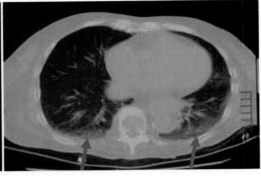

病例 3 图 1　入院前胸部 CT 示双肺底炎症

注：箭头所示位置。

（四）入院诊断

1．双肺炎症。

2．蛋白质 – 能量营养不良。

3．右侧股骨头置换术后。

4．躁狂症。

二、诊治过程

（一）诊断依据

1．老年女性，2 个月余前因跌倒致右侧股骨颈骨折，后行右侧股骨头置换术。术后长期卧床，鼻饲自制流质饮食，消瘦明显。

2．主要表现为近 20 余天反复发热，伴咳嗽、咳痰，伴畏寒、乏力，入院前 3 天患者再次出现发热，体温最高达 38.3℃。

3．查体　老年女性，神志清，精神差，消瘦。双肺呼吸音粗，双肺底可闻及少许湿啰音。心腹（－）双下肢肌力 2⁻ 级，双上肢肌力 4⁻ 级。双下肢多关节挛缩，下肢肌肌萎缩，小腿围（左）21cm、小腿围（右）18cm。

4．辅助检查　血常规：白细胞 9.6×10^9/L，中性粒细胞 % 76.3%、血红蛋白 95.0g/L。肝功能：PA 96mg/L，TP 59g/L，ALB 32.1g/L。血生化：K 3.08mmol/L。CPR 15.2mg/L，PCT 4ng/ml。胸部 CT 平扫示双肺底炎症。

（二）诊断思路

1. 根据《中国成人社区获得性肺炎诊疗指南 2016 版》，结合患者病史、实验室检查及胸部 CT 结果，肺炎诊断成立。

2. 蛋白质－能量营养不良 根据 MNA-SF 评估，患者得分 3 分，结合实验室检查，营养不良诊断成立。

（三）鉴别诊断

1. 肺结核 有较密切的结核病接触史，多为午后低热，伴乏力、消瘦，伴咳嗽、咳痰，有时可出现咯血，实验室检查可有血沉增快、T-SPOT 阳性等，胸部 CT 有较特异表现。

2. 进行性脊髓性肌萎缩 为常染色体隐性遗传性脊髓前角细胞变性。临床也表现为肌萎缩与无力，病程呈逐渐进展。但常见肌束颤动，肢体远端肌萎缩也多较为明显，血清酶学检查多无异常，肌电图特征是神经原性损害。

（四）治疗措施与方案

对于一位长期卧床的老年衰弱患者，除了给予美罗培南抗感染，抗凝，控制躁狂症等治疗外，营养支持治疗是疾病治疗的基础。

根据老年医学科临床营养管理指导意见，初始制订营养支持方案为能全力 500ml ＋肠外营养，同时营养泵输注、抬高床头、加用调节肠道菌群药物，患者体温降至正常，咳嗽、咳痰较前明显减轻，复查营养指标较前明显改善（病例 3 图 2）。逐步增加肠内营养剂量减少肠外营养剂量，在肠内营养逐渐加量过程中，患者出现反复反流误吸导致发热、咳嗽咳痰较前加重，吸入性肺炎的情况，于是再次将肠内营养减量，复查营养指标较前下降（病例 3 图 2）。

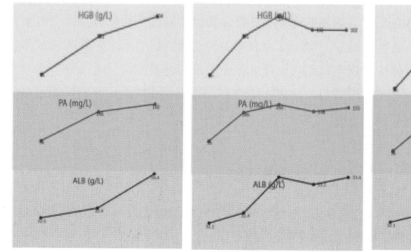
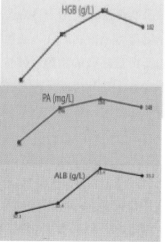

病例 3 图 2 治疗过程中患者营养指标变化趋势图

该老年患者已留置胃管超过 4 周，洼田饮水试验 5 级，需长期通过管饲途径进行营养支持，因此推荐经皮内镜下胃造瘘术。于 2017 年 6 月 7 日行经皮内镜下胃造瘘术。术后注意观察患者有无腹痛、腹胀、呕血、黑便等现象，注意伤口有无渗血渗液，给予造瘘口定期换药。同时进行饮食指导，管饲流质饮食量控制 250ml 以下，注入完毕后温开水冲管防止堵管，进食时要求患者处于半卧位或坐位，进食后保持 30 ~ 60 分钟。患者管饲配合良好，无反流误吸等，复查营养指标较前明显改善（病例 3 图 2），MNA–SF 评估 10 分，患者病情好转出院。出院后每月电话随访，患者病情较稳定。

（五）最终诊断

1．蛋白质 – 能量营养不良。

2．肺炎。

3．右侧股骨头置换术后。

4．躁狂症。

三、经验分享

营养不良是常见的老年综合征，在老年住院患者中发病率极高，老年住院患者的营养状态与临床结局密切相关，营养不良可导致患者住院日延长、感染及死亡率增高。全程规范营养管理包括营养评估，营养干预，监测与调整及院外随访。

该病例在初始给予抗感染治疗的同时，制订合理的营养支持治疗方案，在治疗过程中每周进行评估，及时监测治疗效果及有无并发症。在患者出现误吸、腹泻等并发症时，及时跟患者家属沟通，调整管饲途径。经皮内镜下胃造瘘术创伤小、手术并发症少、术后恢复快，适用于存在进食困难发生营养不良但胃肠道功能正常的患者。胃造瘘管管径粗且路径短，对注入食物限制少，可满足患者对多种营养物质的需求，且避免对鼻咽部及食道黏膜的刺激，减少了反流及误吸风险。该患者术后耐受性好，通过胃造瘘管给予营养支持治疗后，营养指标较前明显改善。持续有效的营养支持治疗能够显著缩短疾病治疗时间，改善生活质量。

参考文献

[1] 中华医学会老年医学分会 . 老年医学（病）科临床营养管理指导意见 [J]. 中华老年医学杂志，2015，34（12）：1388–1395.

[2] Jaafar MH，Mahadeva S，Morgan K，et al. Percutaneous en–doscopic gastrostomy versus nasogastric feeding in older indi–viduals with non–stroke dysphagia：a systematic review[J]. J Nutr Health

Aging，2015，19（2）：190-197.

[3]Jaafar MH，Mahadeva S，Tan KM，et al. Long-term naso- gastric versus percutaneous endoscopic gastrostomy tube feeding in older asians with dysphagia：a pragmatic study[J]. Nutr Clin Pract，2019，34（2）：280-289.

病例 4　阵发性室上性心动过速

一、病例摘要

（一）基础信息

患者男性，76 岁。

主诉： 因"阵发性心悸 10 年余，加重伴黑矇 15 天"于 2012 年 1 月 13 日入院。

现病史： 患者 10 余年前无明显诱因突然出现心悸，无明显胸闷胸痛，无头晕、头痛，无气促和出汗，无腹痛、腹泻，无恶心、呕吐等不适，症状反复发作，每隔数月发作一次，发作时间无明显规律，每次持续几分钟可自行缓解，未行特殊治疗。近 15 天上述症状发作频繁，每周 1～2 次，伴头晕，有时伴一过性黑矇，持续 3 秒钟后缓解，无晕厥，无胸闷胸痛，无恶心呕吐等；今晨患者再次出现心悸，无黑矇，就诊于我院行心电图检查示室上性心动过速，为进一步治疗收入院。

既往史： 既往有高血压病（高血压 20 余年，最高血压 180/95mmHg，服用降压药物血压控制良好）、慢性胃炎、腰椎间盘突出症、前列腺增生等病史。否认肝炎、结核等传染病史。无外伤、手术史。否认毒物、放射性物质接触史。无吸烟饮酒史。无药物过敏史。配偶及其子女体健。

家族史： 无特殊家族遗传病病史。

（二）体格检查

体温 36.2℃，脉搏 76 次 / 分，呼吸 18 次 / 分，血压 130/75mmHg。神志清，精神可，全身浅表淋巴结未触及肿大，口唇无发绀，咽无充血，颈软，气管居中，颈静脉无怒张。胸廓无畸形，听诊双肺呼吸音清，未闻及干湿啰音。心界无扩大，心率 76 次 / 分，心律齐，心脏各瓣膜听诊区未闻及病理性杂音。腹平软，无压痛及反跳痛，未触及包块，肝脾肋下未触及，双下肢无水肿，神经系统检查无特殊。

（三）辅助检查

心悸时心电图示室上性心动过速（山东大学齐鲁医院）（病例 4 图 1）。

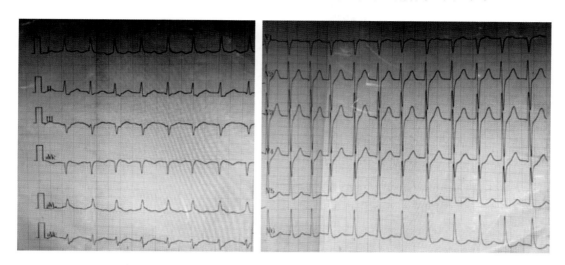

病例 4 图 1　心电图示室上性心动过速（患者入院前心电图）

（四）入院诊断

为进一步诊治，就诊我院，门诊以"阵发性室上性心动过速"收住院。

二、诊治过程

（一）诊断依据

1. 老年男性，急性起病。

2. 临床症状　主要为反复发作的心悸，严重时出现黑矇，持续数分钟，突发突止。

3. 查体　未见明显异常。

4. 实验室和辅助检查　心悸时心电图示室上性心动过速。

（二）诊断思路

根据 2015 ACC/AHA/HRS 指南《成人室上性心动过速患者的管理》和室上性心动过速基层诊疗指南（2019 年），定义其诊断标准如下：

1. 室上性心动过速的定义和分类　室上性心动过速（supraventricular tachycardia，SVT）定义为于静息状态下，由希氏束或以上组织参与的除外心房颤动（房颤），引起心房率和 / 或心室率 > 100 次 /min 的心动过速。室上速主要包括窦性心动过速、局灶性房性心动过速、大折返性房速 [包括典型心房扑动（房扑）、交界性心动过速、房室结折返性心动过速（atrioventricular node reentrant tachycardia，AVNRT）和房室折返性心动过速（atrioventricular reentrant tachycardia，AVRT）〕。

阵发性室上性心动过速（paroxysmal supraventricular tachycardia，PSVT）特指 AVNRT 和 AVRT。

PSVT 的临床表现：绝大多数患者有心悸症状，其他表现包括胸闷、头晕、烦躁不安、心绞痛、黑矇、晕厥等，持续时间长短不一，可反复发作，症状严重程度取决于心率快慢、心动过速的持续时间、发作频率及有无同时存在的心肺等器官的疾病和其严重程度。突然发作的 AVNRT 患者常描述颈部撞击感。

2. PSVT 临床诊治思路

第 1 步：心电图或动态心电图有助于明确诊断。PSVT 是一种规律的、典型的窄 QRS 心动过速，心电图特征：心率 150 ～ 250 次 / 分，节律规则。详见窄 QRS 波心动过速的鉴别诊断流程（病例 4 图 2）和治疗流程（病例 4 图 3）。

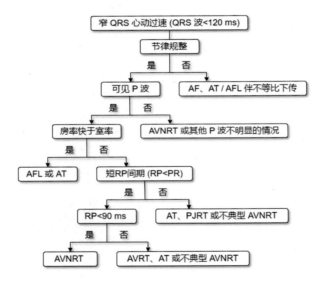

病例 4 图 2　室上性心动过速鉴别诊断流程

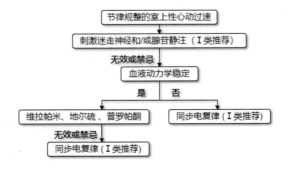

病例 4 图 3　室上性心动过速治疗流程

第 2 步：评估 PSVT 严重程度，是否有血流动力学不稳定，如果血流动力学不稳定推荐同步直流电复律；血流动力学稳定，可考虑刺激迷走神经。

第 3 步：药物选择，迷走神经刺激无效时，窄 QRS 波群和宽 QRS 波群静息心电图无预激情况下均推荐快速静脉推注腺苷；如果刺激迷走神经动作和腺苷无效，应考虑静脉应用维拉帕米或地尔硫卓，或静脉给予艾司洛尔或美托洛尔，如上述药物无效，则给予直流电复律。

第 4 步：导管消融术是 PSVT 首选且有效的治疗方法。病情稳定后排除手术禁忌尽快行导管消融治疗。详见房室结折返性心动过速慢性期的治疗（病例 4 图 4）和房室折返性心动过速慢性期的治疗（病例 4 图 5）。

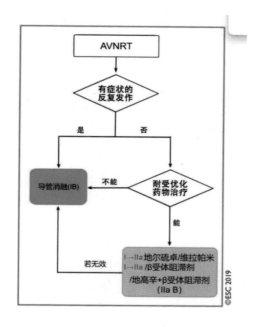

病例 4 图 4　房室结折返性心动过速慢性期的治疗

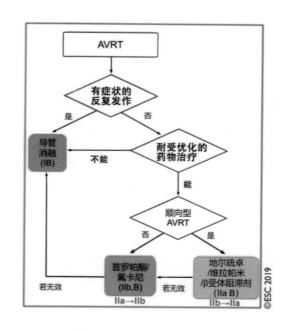

病例 4 图 5　房室折返性心动过速慢性期的治疗

（三）鉴别诊断

1. 心房扑动　当心房扑动呈现 2∶1 传导时，心率多为 150bpm 左右，患者症状及临床表现同阵发性室上速，心电图经仔细测量可以提示存在 F 波，可在心动过速时通过物理方法，或通过应用上述抗心律失常药物减慢心室率，使 F 波显现更清晰帮助诊断，发作时经食管电极有助于识别 P 或 F 波。

2. 窦性心动过速　窦速多由于心外因素引起（贫血、发热、甲亢、低血容量、服用抗精神病药物等），心率较少超过 150bpm，不具备突发突止的特点。心电图上表现为窦速的 P 波为窦性特点，而室上速的 P 波为逆 P，不同于窦性 P 波。

3. 室性心动过速　伴有差异性传导或发生了同侧功能性束支阻滞的患者，需要与室性心动过速鉴别，心电图上应注意电轴有无室房分离、室性融和波、窦性夺获、胸前导联的同向性（特别是负向性）等表现，以及发作时血流动力学耐受情况，均有助于鉴别。

（四）治疗措施与方案

入院后化验血尿常规、凝血功能、肝肾功能、心肌酶、血生化、甲状腺功能、BNP等未见异常。心脏超声（山东大学齐鲁医院）示结构和功能未见明显异常。动态心电图（山东大学齐鲁医院）示平均心率71次/分，总心搏数91 043次，室上性总数10 385次，室上速277次/分，最长室上速心搏数13次/分，提示：频发房性早搏，阵发性室上性心动过速，短阵房性心动过速。给予降压、控制心室率、改善循环等治疗。于2012年1月17日行电生理检查，提示房室结折返性心动过速（AVNRT），给予导管射频消融术，手术顺利，术后心电监护示窦性心律，多次心电图检查示窦性心律（病例4图6），患者未再出现心悸及黑矇等不适，恢复良好出院。

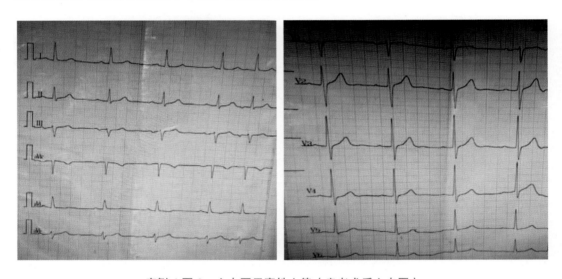

病例4图6　心电图示窦性心律（患者术后心电图）

（五）最终诊断

1. 心律失常

   阵发性室上性心动过速。

2. 高血压病（3级，很高危）。

三、经验分享

阵发性室上性心动过速（paroxysmal supraventricular tachycardia，PSVT）是一种规

律的、典型的窄 QRS 心动过速，特点是突发突止。心电图特征是心率 150 ~ 250 次 / 分，节律规则；QRS 波形态与时限均正常，但发生室内差异性传导或原有束支阻滞时，QRS 波形态异常。患者主要临床表现为心悸，严重者可有黑矇、晕厥等症状。其发作常无明显诱因。室上速极少引起真正的晕厥，但可引起近乎晕厥，多见于老年人、有基础心脏病者或 AVRT 发作。PSVT 其病因及发病机制包括房室结折返性心动过速（AVNRT）、有旁路的房室折返性心动过速（AVRT）和房性心动过速（AT）。AVNRT 是最常见的 SVT，通常见于没有结构性心脏病或缺血性心脏病的年轻人，> 60% 的患者为女性。心室率通常为 180 ~ 200 次 / 分。导管消融是治疗室上速，尤其 AVNRT，有症状患者目前首选的治疗方法。消融慢径路可有效治疗典型和不典型 AVNRT。在 Koch 三角下部右或左间隔进行消融，成功率 97%，复发率为 1.3% ~ 4%，且既往报道发生房室阻滞的风险 < 1%。导管消融后不需要长期药物治疗。在年龄 > 75 岁的患者，室上性心动过速的治疗方法应个体化。如果患者不接受导管消融或不可行，且已排除结构性或缺血性心脏病，可应用主要作用于旁道的 I c 类抗心律失常药物治疗。对于静息心电图无预激表现的顺向型 AVRT 患者，除 I c 类药物外，也可考虑使用 β 受体阻滞剂、地尔硫䓬。开始使用这些药物治疗时，应注意避免可能的心动过缓和低血压。地尔硫䓬和维拉帕米均应避免用于收缩性心力衰竭的患者。由于抗心律失常药物的临床获益有限和潜在的风险，长期应用缺乏足够的安全性和有效性，抗心律失常药物在急性发作期有效，但长期治疗疗效较差且不良反应较多。目前已经获得了大量的临床证据证实了导管消融术根治室上速心律失常的有效性和安全性。

参考文献

[1]manoeuvre for emergency treatment of supraventricular tachycardias（REVERT）：a randomised controlled trial[J]. Lancet，2015，386：1747-1753.

[2]Brugada J，Katritsis DG，Arbelo E，et al. 2019 ESC Guidelines for the management of patients with supraventricular tachycardia：The Task Force for the management of patients with supraventricular tachycardia of the European Society of Cardiology（ESC）[J]. Eur Heart J，2020，41：655-720.

[3] 李学斌. 2019 ESC 成人室上速管理指南解读 [J]. 临床心电学杂志，2020，29.（2）：81-95.

[4]Katritsis DG，Josephson ME. Differential diagnosis of regular，narrow-QRS tachycardias[J]. Heart Rhythm，2015，12：1667-1676.

[5]Appelboam A，Reuben A，Mann C，et al. Postural modification to the standard Valsalva manoeuvre for emergency treatment of supraventricular tachycardias（REVERT）：a randomised controlled trial[J]. Lancet，2015，386：1747-1753.

[6]Spector P，Reynolds MR，Calkins H，et al. Meta-analysis of ablation of atrial flutter and

supraventricular tachycardia[J]. Am J Cardiol，2009，104：671–677.

病例 5   CRT 术治疗慢性心力衰竭

一、病例摘要

（一）基础信息

患者女性，70 岁。

主诉： 因"阵发性心慌、憋气 2 年，加重 2 个月余"于 2014 年 10 月 6 日入院。

现病史： 缘于入院前 2 年无明显诱因出现心慌、憋气、胸闷症状，为阵发性，夜间较重，多不能平卧入睡，夜间时常憋醒，坐起休息后略有好转，日间活动可加重，伴乏力，无咳嗽、咳痰、咯血，无畏寒、发热，无胸痛，无腹痛、腹泻，无恶心、呕吐。于当地医院以"心力衰竭"住院治疗（具体不详），好转后出院，院外曾规律服药半年，症状改善不明显，后间断服药治疗（具体药物患者及家属描述不清）。近 2 个月上诉症状较前明显加重，活动耐量较前明显减低，院外未行特殊诊治。

既往史： 既往体健。否认高血压、糖尿病、肾病病史，否认肝炎、结核等传染病史，无心肌炎病史。20 年前曾行"子宫肌瘤切除术"，术中有输血，血型不详。无外伤史。否认毒物、放射性物质接触史。无烟酒等不良嗜好。配偶及其子女体健。

家族史： 无特殊。

（二）体格检查

体温 35.5℃，脉搏 64 次 / 分，呼吸 16 次 / 分，血压 120/67mmHg。神志清，精神可，全身浅表淋巴结未触及肿大，口唇无发绀，咽无充血，颈软，气管居中，颈静脉无怒张。双肺呼吸音清，未闻及干湿性啰音。心界不大，无震颤，心音可，心率 64 次 / 分，律齐，二尖瓣听诊区可闻及 II ～ III 级收缩期吹风样杂音。腹平软，无压痛、反跳痛，未触及包块，肝脾肋下未触及，双下肢无水肿，神经系统检查无特殊。

（三）辅助检查

2014 年 8 月 10 日心脏超声：左房左室增大，二尖瓣反流（中度），三尖瓣、主动脉瓣反流（轻度），左室前壁运动幅度减低，LVEF 0.29。2014 年 8 月 10 日腹部超声：肝胆胰脾肾未见异常，双侧胸腔积液。2014 年 10 月 6 日心电图（病例 5 图 1）：ST–T 改变，完全性左束支传导阻滞，QRS > 150ms。

（四）入院诊断

扩张型心肌病，心功能Ⅲ级（NYHA分级）。

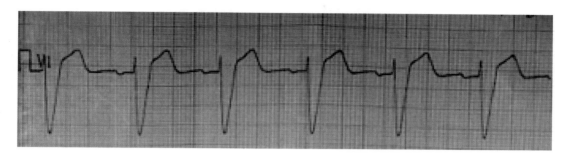

病例5图1　2014年10月6日心电图

注：完全性左束支传导阻滞，QRS > 150ms。

二、诊治过程

（一）诊断依据

1. 老年女性，病史较长，逐渐加重。

2. 主要表现为阵发性心慌、憋气、胸闷症状，为阵发性，夜间较重，多不能平卧入睡，夜间时常憋醒，坐起休息后略有好转，日间活动可加重。

3. 查体　心率64次/分，律齐，二尖瓣听诊区可闻及Ⅱ～Ⅲ级收缩期吹风样杂音。双下肢无水肿。

4. 辅助检查　①心脏超声：左房左室增大，二尖瓣反流（中度），左室前壁运动幅度减低，LVEF 0.29；②腹部超声提示双侧胸腔积液；③心电图：ST-T改变，完全性左束支传导阻滞，QRS > 150ms。

（二）诊断思路

1. 心衰的定义　《2018中国心力衰竭诊断和治疗指南》将心力衰竭定义为多种原因导致心脏结构和（或）功能的异常改变，使心室收缩和（或）舒张功能发生障碍，从而引起的一组复杂临床综合征，主要表现为呼吸困难、疲乏和液体潴留（肺瘀血、体循环瘀血及外周水肿）等。

2. 心衰的分类　根据左心室射血分数（left ventricular ejection fraction，LVEF），分为射血分数降低的心衰（heart failure with reduced ejection fraction，HFrEF）、射血分数保留的心衰（heart failure with preserved ejection fraction，HFpEF）和射血分数中间值的心衰（heart failure with mid-range ejection fraction，HFmrEF）。根据心衰发生的时间、速度，分为慢性心衰和急性心衰。多数急性心衰患者经住院治疗后症状部分缓解，而转

入慢性心衰；慢性心衰患者常因各种诱因急性加重而需住院治疗。

3. 心功能分级（病例5表1） 纽约心脏协会（New York Heart Association, NYHA）心功能分级常用于评价患者的症状随病程或治疗而发生的变化。

病例5表1 心功能分级

分级	症状
I	活动不受限。日常体力活动不引起明显的气促、疲乏或心悸
II	活动轻度受限。休息时无症状，日常活动可引起明显的气促、疲乏或心悸
III	活动明显受限。休息时可无症状，轻于日常活动即引起显著的气促、疲乏、心悸
IV	休息时也有症状，任何体力活动均会引起不适。如无需静脉给药，可在室内或床边活动者为IV a 级；不能下床并需静脉给药支持者为IV b 级

4. 心衰的诊断流程（病例5图2）

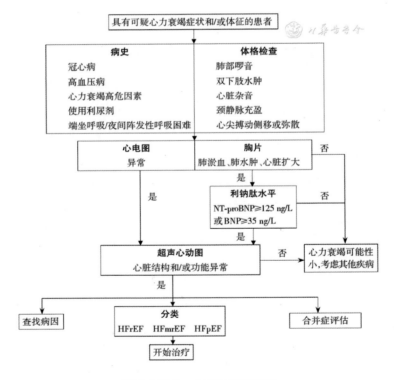

病例5图2 心衰的诊断流程

第1步：评估患者的心衰症状和体征。详细的病史采集和体格检查可提供心衰的病因和诱因线索，明确患者存在的心血管疾病及非心血管疾病。由于心衰的代偿程度和受累心室不同，心衰患者的症状和体征有较大的个体差异，代偿良好的心衰患者可以无症状和体征。对特发性扩张型心肌病患者，应询问患者三代家族史以帮助确定家族性扩张型心肌病的诊断。体格检查应评估患者的生命体征和判断液体潴留的严重程度，注意有无近期体重增加、颈静脉充盈、外周水肿、端坐呼吸等。颈静脉压升高和心尖搏动位置改变对诊断心衰更为特异。

第 2 步：常规检查。①心电图：所有心衰及怀疑心衰患者均应行心电图检查，明确心律、心率、QRS 形态、QRS 宽度等。怀疑存在心律失常或无症状性心肌缺血时应行 24h 动态心电图；②X 线胸片：对疑似、急性、新发的心衰患者应行胸片检查，以识别 / 排除肺部疾病或其他引起呼吸困难的疾病，提供肺瘀血 / 水肿和心脏增大的信息；③经胸超声心动图：超声心动图是评估心脏结构和功能的首选方法，可提供房室容量、左右心室收缩和舒张功能、室壁厚度、瓣膜功能和肺动脉高压的信息。超声心动图是目前临床上唯一可判断舒张功能不全的成像技术。

第 3 步：生物标志物。①利钠肽［B 型利钠肽（B-type natriuretic peptide，BNP）或 N 末端 B 型利钠肽原（N-terminal pro-BNP，NT-proBNP）］测定：利钠肽检测推荐用于心衰筛查、诊断和鉴别诊断、病情严重程度及预后评估。出院前的利钠肽检测有助于评估心衰患者出院后的心血管事件风险。经住院治疗后利钠肽水平无下降的心衰患者预后差；②心脏肌钙蛋白（cardiac troponin，cTn）：推荐心衰患者入院时行 cTn 检测，用于急性心衰患者的病因诊断(如急性心肌梗死)和预后评估；③反映心肌纤维化、炎症、氧化应激的标志物：如可溶性 ST2、半乳糖凝集素 3 及生长分化因子 15 也有助于心衰患者的危险分层和预后评估，联合使用多项生物标志物对于病情进展和预后的评估可能是未来的发展方向。

第 4 步：实验室检查。血常规、血钠、血钾、血糖、尿素氮、肌酐或估算的肾小球滤过率（estimated glomerular filtration rate，eGFR）、肝酶和胆红素、血清铁、铁蛋白、总铁结合力、血脂、糖化血红蛋白、促甲状腺激素、利钠肽为心衰患者的初始常规检查。临床怀疑某种特殊病因导致的心衰（如心肌淀粉样变、嗜铬细胞瘤等）时，应进行相应的筛查和诊断性检查。

第 5 步：特殊检查。心衰的特殊检查用于需要进一步明确病因和病情评估的患者：①心脏磁共振（cardiac magnetic resonance，CMR）是测量左右心室容量、质量和射血分数的"金标准"；②冠状动脉造影：适用于经药物治疗后仍有心绞痛的患者，合并有症状的室性心律失常或有心脏停搏史患者，有冠心病危险因素、无创检查提示存在心肌缺血的心衰患者；③心脏 CT：对低中度可疑的冠心病或负荷试验未能明确诊断心肌缺血的心衰患者，可考虑行心脏 CT 以排除冠状动脉狭窄；④负荷超声心动图：用于心肌缺血和（或）存活心肌、部分瓣膜性心脏病患者的评估；⑤核素心室造影及核素心肌灌注和（或）代谢显像可评估左心室容量和 LVEF；⑥心肺运动试验：可用于心脏移植和

（或）机械循环支持的临床评估，原因不明呼吸困难的鉴别诊断；⑦6分钟步行试验：用于评估患者的运动耐力。6分钟步行距离＜150米为重度心衰，150～450米为中度心衰，＞450m为轻度心衰；⑧其他：有创血流动力学检查、心肌活检、基因检测、生活质量评估。

5．心衰的治疗流程

第1步：对所有新诊断的心衰患者应尽早使用ACEI/ARB和β受体阻滞剂（除非有禁忌证或不能耐受），有瘀血症状和（或）体征的心衰患者应先使用利尿剂以减轻液体潴留。先用β受体阻滞剂和先用ACEI/ARB并无区别。当患者处于瘀血状态时，ACEI/ARB耐受性更好；若患者无明显水肿而静息心率比较快时，β受体阻滞剂耐受性会更好。部分心衰患者可同时给予小剂量β受体阻滞剂和ACEI/ARB。两药合用后可交替和逐步增加剂量，分别达到各自的目标剂量或最大耐受剂量。

第2步：患者接受上述治疗后应进行临床评估，根据相应的临床情况选择以下治疗：①若仍有症状，eGFR ≥ 30ml/（min·1.73m^2）、血钾＜5.0mmol/L，推荐加用醛固酮受体拮抗剂；②若仍有症状，血压能耐受，建议用ARNI代替ACEI/ARB；③若β受体阻滞剂已达到目标剂量或最大耐受剂量，窦性心率≥70次/分，LVEF ≤ 35%，可考虑加用伊伐布雷定；④若符合心脏再同步化治疗（cardiac resynchronous therapy，CRT）/植入式心脏复律除颤器（implantable cardioverter defibrillator，ICD）的适应证，应予推荐。以上治疗方法可联合使用，不分先后。

第3步：若患者仍持续有症状，可考虑加用地高辛。

第4步：经以上治疗后病情进展至终末期心衰的患者，根据病情选心脏移植、姑息治疗、左心室辅助装置的治疗。优化药物过程中应根据用药指征合理选择药物及起始剂量，逐渐滴定至各自的目标剂量或最大耐受剂量，以使患者最大获益，治疗中应注意监测患者症状、体征、肾功能和电解质等。

第5步：治疗后随访内容。①监测症状、NYHA心功能分级、血压、心率、心律、体重、肾功能和电解质；②神经内分泌拮抗剂是否达到最大耐受或目标剂量；③调整利尿剂的种类和剂量；④经过3～6个月优化药物治疗后，是否有ICD和CRT指征；⑤针对病因的治疗；⑥合并症的治疗；⑦评估治疗依从性和不良反应；⑧必要时行BNP/NT-proBNP、胸片、超声心动图、动态心电图等检查，通常在规范化治疗后3个月、临床状况发生变化以及每6个月1次的病情评估时进行；⑨关注有无焦虑和抑郁；⑩心脏专科医生应每年与患者进行1次病情讨论，审查当前的治疗方案，评估预后，制订后续治疗方案或植入心脏辅助装置或进行心脏移植。病情和治疗方案稳定的慢性心衰患者可在社区或基层医院进行随访。

第6步：进行健康宣教。通过教育能提高患者的自我管理能力和药物依从性，有助于其改善生活方式。主要内容需涵盖心衰的基础知识、症状的监控、药物治疗及依从性、饮食指导和生活方式干预等。

6. CRT 的适应证　充分的证据表明，心衰患者在药物优化治疗至少 3 个月后仍存在以下情况应该进行 CRT 治疗，以改善症状及降低病死率：①窦性心律，QRS 时限 ≥ 150ms，左束支传导阻滞（left bundle branch block，LBBB），LVEF ≤ 35% 的症状性心衰患者（Ⅰ，A）；②窦性心律，QRS 时限 ≥ 150ms，非 LBBB，LVEF ≤ 35% 的症状性心衰患者（Ⅱa，B）；③窦性心律，QRS 时限 130 ~ 149ms，LBBB，LVEF ≤ 35% 的症状性心衰患者（Ⅰ，B）；④窦性心律，130ms ≤ QRS 时限 < 150ms，非 LBBB，LVEF ≤ 35% 的症状性心衰患者（Ⅱb，B）；⑤需要高比例（> 40%）心室起搏的慢性患者（Ⅰ，A）；⑥对于 QRS 时限 ≥ 130ms，LVEF ≤ 35% 的房颤患者，如果心室率难控制，为确保双心室起搏可行房室结消融（Ⅱa，B）；⑦已植入起搏器或 ICD 的慢性患者，心功能恶化伴高比例右心室起搏，可考虑升级到 CRT（Ⅱb，B）。

（三）鉴别诊断

本病应注意的鉴别诊断如下：

1. 支气管哮喘　心源性哮喘多见于老年人有高血压或慢性心瓣膜病史，支气管哮喘多见于青少年有过敏史；前者发作时必须坐起，重症者肺部有干湿性啰音，甚至粉红色泡沫痰，后者并不一定强迫坐起，咳白色黏痰后呼吸困难常可缓解，肺部听诊以哮鸣音为主。

2. 心包积液、缩窄性心包炎　由于腔静脉回流受阻同样可以引起肝大、下肢水肿等表现，应根据病史、心脏及周围血管体征进行鉴别，超声心动图检查可得以确诊。

（四）治疗措施与方案

入院后化验 B 型钠尿肽 2125pg/ml，三大常规、凝血系列、肝肾功能、血生化、心肌酶、血脂、甲状腺功能结果均未见明显异常。2014 年 10 月 9 日复查心脏超声：心肌病变，左心扩大（左房 46mm，左室 74mm），提示心肌致密化不全，二尖瓣反流（重度），主动脉瓣硬化伴反流（轻度），三尖瓣反流（轻度），左室收缩及舒张功能减低，左室舒张末期内径 74mm、室间隔 9mm、LVEF 0.17。24 小时动态心电图检查结果：窦性心律，偶发房性早搏，短阵房性心动过速，偶发多源性室性早搏，ST-T 改变，完全性左束支传导阻滞（QRS 160ms）。

依据患者病情特点临床诊断：①扩张型心肌病；②心力衰竭，心功能Ⅲ级（NYHA 分级）；③二尖瓣反流（重度）。本患者病史超过 2 年，期间一直口服抗心衰药物治疗，并曾经标准化抗心衰药物治疗半年，效果欠佳，近 2 个月病情进展明显，心功能逐渐降低。本患者 QRS 波时限延长 > 150ms，完全性左束支传导阻滞，经标准化和优化的药物治疗后仍持续有憋喘症状，且 LVEF 0.17%。因此，在继续给予患者 β 阻滞剂、ACEI、醛固酮受体拮抗剂和利尿剂的基础上，患者符合心脏再同步化治疗适应证（CRT），于2014年10月21日给予 CRT 治疗。术中将左室电极植入左室侧后静脉，右室电极植入右室心尖部，左右心室电极起搏感知功能良好（病例5图2）。术后心电图示起搏心律，QRS 波时限 110ms（病例5图3）。术后调整倍他乐克阻滞剂剂量控制心室率，使双心室起搏比例＞98%。患者术后1周复查血 BNP 值降至 1369pg/ml。心脏超声示：左房37mm，左室59mm，二尖瓣反流（重度），主动脉瓣硬化伴反流（轻度），三尖瓣反流（轻度），LVEF 0.22。患者术后1个月，通过电话随访，患者自觉胸闷、憋喘症状明显改善，活动耐力增加，并适当开始进行有氧活动，如每日完成一定距离的散步。术后3个月门诊随访复查 BNP 值降至 567pg/ml。心脏超声示：左房36mm，左室50mm，二尖瓣反流（重度），主动脉瓣硬化伴反流（轻度），三尖瓣反流（轻度），LVEF 0.32。患者在优化药物治疗的基础上，通过左右心室收缩的再同步化治疗，左室舒张末期直径较手术前明显降低，同时心功能明显改善。

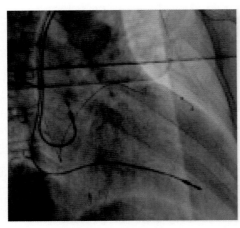
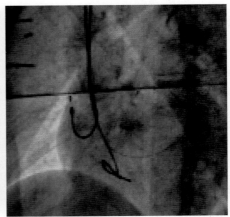

病例5图2　2014年10月21日 CRT 术中左右心室电极植入位置

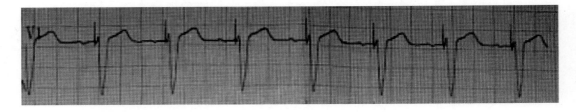

病例5图3　2014年10月22日 CRT 术后心电图示 QRS 波时限 110ms

（五）最终诊断

1. 心力衰竭

心功能Ⅲ级（NYHA 分级）。

2．扩张型心肌病。

3．二尖瓣重度反流。

三、经验分享

心力衰竭（heart failure，HF）是各种心脏疾病的严重表现或晚期阶段，死亡率和再住院率居高不下。全球心衰患病率约为2%，而我国每年就有上百万人因CHF死亡。我国人口老龄化加剧，冠心病、高血压、糖尿病、肥胖等慢性病的发病呈上升趋势，医疗水平的提高使心脏疾病患者生存期延长，导致我国心衰患病率呈持续升高趋势。截至2015年底，我国≥60岁的老年人口已达2.22亿，其中≥80岁者占13.9%，其中≥80岁的人群心衰患病率可近12%。老年心衰患者发生心衰恶化和再入院的风险高，高龄是心衰患者预后差的危险因素。目前，在药物治疗往往效果不佳情况下，心脏再同步治疗作为药物治疗的辅助和替代，是心衰治疗史上的又一里程碑，给心衰患者尤其是严重心衰患者带来了新的希望。CRT作为非药物治疗慢性心衰的一种手段，可使病死率显著降低。CRT主要通过在右心房，左、右心室植入起搏系统，使房室、室间以及室内收缩同步，显著改善患者的临床症状、心脏结构和功能，提高生活质量和改善预后。

关于CRT治疗影响最大的CARE-HF研究，入选人群为NYHA分级Ⅲ和Ⅳ级，LVEF ≤ 35%，QRS波时限≥120ms，无普通起搏器植入指征，无房性心律失常。结果显示，一级复合终点是死亡率或主要因心血管疾病导致的首次住院治疗，与药物治疗组相比，CRT组复合终点事件减少37%。二级终点是全因死亡率，与药物组相比，CRT组降低36%。因此，在《2018中国心力衰竭诊断与治疗指南》中，将窦性心律，QRS时限≥150ms，左束支传导阻滞，LVEF ≤ 35%的症状性心衰患者列入CRT的ⅠA适应证。

本患者已经优化治疗3个月以上，NYHA分级Ⅲ级，心电图显示QRS波时限延长＞150ms提示存在心室收缩不同步，LVEF 17%，符合CRT治疗的ⅠA适应证。在左右心室显著不同步的心衰患者，CRT可恢复正常的左右心室及心室内的同步激动，减轻二尖瓣反流，增加心输出量，改善心功能。患者经过CRT治疗后短期效果显著，胸闷、憋喘症状明显减轻，半年后复查射血分数提升至35%，降低了完全性左束支传导阻滞带来的多个不确定危险因素。

老年心衰患者CRT治疗的经验分享：①目前关于老年心衰患者非药物治疗的循证医学证据较为缺乏，大部分的临床试验纳入的患者为58～67岁，关于老年人的极少。虽然循证医学证据不足，但从文献回顾和我们的临床经验来看，在与病患及家属充分沟通的基础上，排除明显禁忌证，只要老年心衰患者符合心脏再同步化治疗的一类适应证，就应该植入；②高龄老年人面临合并症多、预期寿命缩短、手术风险增加等问题，选择非药物治疗需严格掌握适应证，仔细评估风险收益比；③老年心衰患者 CRT 术后的心脏康复治疗：多数指南认为心衰患者进行规律的有氧运动和心肺运动试验是安全的，而且有助于改善心衰症状和心脏功能，对稳定的 HFrEF 患者进行长期规律的有氧运动还可以减少心衰再住院的风险。高龄、心衰均不应该成为停止有氧运动的理由。因此，老年心衰患者术后根据病情评估应适当合理地进行有氧运动，最终提高老年心衰患者的生活质量；④老年患者面临更多的经济、社会问题，就医和随访难度大，医生需结合其生活状态选择恰当的方式，适当运用电话随访和远程心电监护，鼓励患者家庭监测和社区随访。

参考文献

[1]Coles AH，Fisher KA，Darling C，et al. Recent trends inpost-discharge mortality among patients with an initial acute myocardial infarction[J]. Am J Cardiol，2012，110（8）：1073-1077.

[2]Abbasi A，Ghezeljeh TN，Farahani MA. Effect of these if management education program on the quality of life in people with chronic heart failure：a randomized con-trolled trial[J]. Electron Physician，2018，10（7）：7028-7037.

[3] 黄峻. 中国心力衰竭流行病学特点和防治策略 [J]. 中华心脏与心律电子杂志，2015，2（2）：81-82.

[4]Antoniadis AP，Sieniewicz B，Gould J，et al. Erratum to：updates in cardiac resynchronization therapy for chronicheart failure：review of multisite pacing[J]. Curr Heart Fail Rep，2017，14（5）：384.

[5]Bristol MR，Saxon LA，Boehmer J，et al. Cardiacresynchronizaton therapy with or without an implatable defibrillator in advanced chronic heart failure[J]. N Engl J Med，2004，350（21）：2140-2150.

病例 6　冠状动脉粥样硬化性心脏病 急性前壁 ST 段抬高型心肌梗死（很高危）心律失常

一、病例摘要

（一）基础信息
患者男性，86 岁。

主诉: 因"发热 7 天,间断性心前区疼痛 31 小时,喘憋 1 小时"于 2015 年 9 月 23 日入院。

现病史: 患者 7 天前于受凉后出现发热,体温 38.2℃,为非刺激性咳嗽,无痰,无气促、畏寒、发热,无胸闷、胸痛、心悸,无鼻塞、流涕、咽痛,无午后潮热出汗、夜间盗汗、咯血,无腹痛、腹泻,无恶心、呕吐,无脱发、口腔溃疡,无关节酸痛,自服莲花清瘟颗粒,体温降至正常范围。31 小时前间断发作 3 次心前区压榨性疼痛,无后背胀痛,伴出汗,无大汗淋漓,无头痛、头晕,无恶心、呕吐,每次持续 30 分钟左右,含服速效救心丸 10 粒可渐缓解。近 1 小时出现胸闷、喘憋、不能平卧,伴大汗,尿量明显减少,血压下降(血压 79/56mmHg),四肢湿冷。

既往史: 既往冠心病病史 30 年,近 3 年曾出现心电图 ST-T 明显改变,应用拜阿司匹林 100mg qd、倍他乐克 23.75 ~ 47.5mg qd。原发性高血压病史 30 年,血压控制在 160 ~ 180/70mmHg,目前应用缬沙坦氨氯地平 1 片 qd。2 型糖尿病病史 30 年,应用诺和灵 30R 20U 皮下注射,早晚餐前半小时,空腹血糖控制于 6 ~ 9mmol/L,餐后 2 小时血糖 9 ~ 15mmol/L。2 年前因糖尿病足感染行手术治疗。否认肝炎、结核等传染病史,无外伤、输血史,否认毒物、放射性物质接触史,否认烟酒嗜好,无冶游史。配偶及其子女体健。

家族史: 无特殊。

(二)体格检查

体温 38.7℃,脉搏 106 次 / 分,呼吸 26 次 / 分,血压 79/56mmHg。烦躁,端坐位,喘憋貌,大汗,神志清楚,精神疲乏。全身浅表淋巴结未触及肿大,口唇无发绀,咽无充血,颈软,气管居中,颈静脉无怒张,颈动脉无异常搏动。双肺呼吸音低,以左肺为著,双肺可闻及干湿性啰音。心尖搏动无明显弥散,未触及异常心尖搏动,心界向左下扩大,心率 112 次 / 分,律绝对不齐,心音强弱不一,均明显低钝,各瓣膜听诊区未闻及病理性杂音。腹平软,无压痛,无反跳痛,未触及包块,肝脾肋下未触及,双下肢无水肿,四肢湿冷,神经系统检查无特殊。

(三)辅助检查

心肌酶损伤系列:超敏肌钙蛋白 119.85ng/ml(0 ~ 0.06ng/ml)(发病 32 小时),肌酸激酶同工酶 129.8ng/ml(0.3 ~ 4ng/ml),CK 2124U/L(17 ~ 59U/L)。NT-proBNP 26 268pg/ml(≥ 1800pg/ml)。血常规:白细胞 14.42[(3.5 ~ 9.5)× 10^9/L],中性粒细胞 % 90.7%(40% ~ 75%),血红蛋白 113g/L(130 ~ 175g/L)。降钙素原 0.655ng/ml(< 0.1ng/ml)。血生化:K 4.61mmol/L(3.6 ~ 5mmol/L)、Na 133mmol/L。肾功能:血尿素氮 14.42mmol/L、肌酐 146μmol/L、内生肌酐清除率 34.1ml/min。血气分析:PCO_2 26mmHg、PO_2 66mmHg、pH 7.38。心电图:心房颤动,多源室早,短阵室速,

Ⅰ、aVL、Ⅱ、Ⅲ、aVF ST 段下移，aVR、$V_1 \sim V_5$ ST 段弓背抬高（病例 6 图 1）。床旁心脏超声：LV 64mm、LVPW 8mm，室间隔近心尖及心尖部动度减低，呈矛盾运动；左室下壁、后壁动度减低；提示室间隔近心尖部室壁瘤形成，估测 LVEF 0.3，E ≥ 2A。

（四）入院诊断

1. 冠状动脉粥样硬化性心脏病

   急性前壁 ST 段抬高型心肌梗死；

   心律失常；

   阵发性室性心动过速；

   频发多源室性早搏；

   心房颤动；

   心源性休克；

   心功能Ⅳ级（killip 分级）。

2. 原发性高血压（2 级，极高危）。

3. 2 型糖尿病

   糖尿病足。

4. 肺部感染

   Ⅰ型呼吸衰竭。

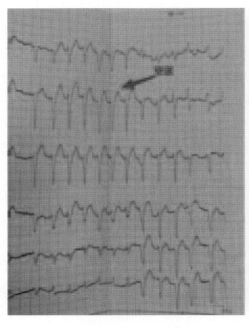
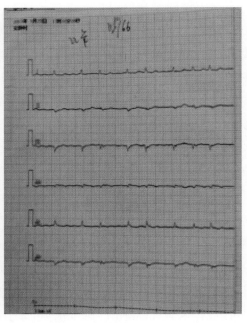

病例 6 图 1　2015 年 9 月 23 日心电图

注：可见前壁心肌梗死图形、阵发性室性心动过速、心房颤动。

二、诊治过程

（一）诊断依据

1. 冠心病多种高危因素（高龄、各脏器退化、男性、高血压、2型糖尿病、血压血糖控制均欠佳）并存。冠心病病史30年，近3年曾出现心电图ST-T明显改变。急性起病，进展迅速。

2. 流行病学史无特殊。

3. 主要表现为受凉后出现发热，后频繁发作的心前区压榨性疼痛，且持续时间半小时左右。后进展迅速，出现烦躁、胸闷、喘憋、不能平卧，伴大汗，尿量明显减少，血压下降（血压79/56mmHg），四肢湿冷。

4. 查体　体温38.7℃，脉搏106次/分，呼吸26次/分，血压79/56mmHg。烦躁，端坐位，喘憋貌，大汗，神志清楚，精神疲乏。双肺呼吸音低，以左肺为著，双肺肩胛骨下可闻及干湿性啰音。心尖搏动无明显弥散，未触及异常心尖搏动，心界向左下扩大，心率112次/分，律绝对不齐，心音强弱不一，均明显低钝，各瓣膜听诊区未闻及病理性杂音。双下肢无水肿，四肢湿冷。

5. 实验室和辅助检查　心肌酶损伤系列：超敏肌钙蛋白119.85ng/ml（0～0.06ng/ml），肌酸激酶同工酶129.8ng/ml（0.3～4ng/ml），CK 2124U/L（17～59U/L）。NT-proBNP 26 268pg/ml（≥1800pg/ml）。血常规：白细胞14.42［（3.5～9.5）×10^9/L］，中性粒细胞% 90.7%（40%～75%）。血气分析：PCO_2 26mmHg，PO_2 66mmHg，pH 7.38。心电图：心房颤动，多源室早，短阵室速，Ⅰ、aVL、Ⅱ、Ⅲ、aVF、ST段下移，aVR、V_1～V_5 ST段弓背抬高。床旁心脏超声：心肌梗死超声心动图改变，节段性运动不良，左心扩大，收缩及舒张功能减低，提示室间隔近心尖部室壁瘤形成，估测LVEF 0.3，E≥2A。

（二）诊断思路

2019年德国慕尼黑ESC大会：

1. 急性心肌梗死定义　由于心肌缺血导致心肌细胞死亡。

心肌梗死标准为：血清心肌标志物（主要是肌钙蛋白）升高（至少超过99%参考值上限），并至少伴有以下一项临床指标：

（1）缺血症状。

（2）新发生的缺血性ECG改变［新的ST-T改变或左束支传导阻滞（LBBB）］。

（3）ECG病理性Q波形成。

（4）影像学证据显示有新的心肌活性丧失或新发的局部室壁运动异常。

（5）冠脉造影或尸检证实冠状动脉内有血栓。

2．临床分类及分层

1型：自发性心肌梗死。由于动脉粥样斑块破裂、溃疡、裂纹、糜烂或夹层，引起一支或多支冠状动脉血栓形成，导致心肌血流减少或远端血小板栓塞伴心肌坏死。患者大多有严重的冠状动脉病变，少数患者冠状动脉仅有轻度狭窄甚至正常。

2型：继发于心肌氧供需失衡的心肌梗死。除冠状动脉病变外的其他情形引起心肌需氧与供氧失平衡，导致心肌损伤和坏死，如冠状动脉内皮功能异常、冠状动脉痉挛或栓塞、心动过速/过缓性心律失常、贫血、呼吸衰竭、低血压、高血压伴或不伴左心室肥厚。

3型：心脏性猝死。心脏性死亡伴心肌缺血症状和新的缺血性心电图改变或左束支阻滞，但无心肌损伤标志物检测结果。

4a型：经皮冠状动脉介入治疗（PCI）相关心肌梗死。基线心脏肌钙蛋白（cTn）正常的患者在PCI后cTn升高超过正常上限5倍；或基线cTn增高的患者，PCI术后cTn升高≥20%，然后稳定下降。同时发生：①心肌缺血症状；②心电图缺血性改变或新发左束支阻滞；③造影示冠状动脉主支或分支阻塞或持续性慢血流或无复流或栓塞；④新的存活心肌丧失或节段性室壁运动异常的影像学表现。

4b型：支架血栓形成引起的心肌梗死。冠状动脉造影或尸检发现支架植入处血栓性阻塞，患者有心肌缺血症状和（或）至少1次心肌损伤标志物高于正常上限。

5型：外科冠状动脉旁路移植术（CABG）相关心肌梗死。基线cTn正常患者，CABG后cTn升高超过正常上限10倍，同时发生：①新的病理性Q波或左束支阻滞；②血管造影提示新的桥血管或自身冠状动脉阻塞；③新的存活心肌丧失或节段性室壁运动异常的影像学证据。

危险分层：①危险分层是一个连续的过程，需根据临床情况不断更新最初的评估；②高龄、女性、Killip分级Ⅱ～Ⅳ级、既往心肌梗死史、心房颤动（房颤）、前壁心肌梗死、肺部啰音、收缩压＜100mmHg、心率＞100次/分、糖尿病、cTn明显升高等是STEMI患者死亡风险增加的独立危险因素；③溶栓治疗失败、伴有右心室梗死和血流动力学异常的下壁STEMI患者病死率增高。合并机械性并发症的STEMI患者死亡风险增大。冠状动脉造影可为STEMI风险分层提供重要信息。

3．评估急性心肌梗死患者的心功能状态（病例6表1）。

病例6表1　Killip心功能分级法

分级	症状与体征
Ⅰ	无明显的心力衰竭
Ⅱ	有左心衰竭，肺部啰音＜50%肺野，奔马律，窦性心动过速或其他心律失常，静脉压升高，有肺瘀血的X线表现

续表

分级	症状与体征
Ⅲ	肺部啰音＞50%肺野，可出现急性肺水肿
Ⅳ	心源性休克，有不同阶段和程度的血流动力学障碍

4. 实验室检查

（1）心电图：对疑似 STEMI 的胸痛患者，应在首次医疗接触（FMC）后 1 分钟记录 12 导联心电图［下壁和（或）正后壁心肌梗死时需加做 $V_3R \sim V_5R$ 和 $V_7 \sim V_9$ 导联］。典型的 STEMI 早期心电图表现为 ST 段弓背向上抬高（呈单向曲线）伴或不伴病理性 Q 波、R 波减低（正后壁心肌梗死时，ST 段变化可以不明显）。超急期心电图可表现为异常高大且两支不对称的 T 波。首次心电图不能明确诊断时，需在 10 ~ 30 分钟后复查。与既往心电图进行比较有助于诊断。左束支阻滞患者发生心肌梗死时，心电图诊断困难，需结合临床情况仔细判断。建议尽早开始心电监测，以发现恶性心律失常。

（2）血清心肌损伤标志物：cTn 是诊断心肌坏死最特异和敏感的首选心肌损伤标志物，通常在 STEMI 症状发生后 2 ~ 4 小时开始升高，10 ~ 24 小时达到峰值，并可持续升高 7 ~ 14 天（病例 6 图 2）。肌酸激酶同工酶（CK-MB）对判断心肌坏死的临床特异性较高，STEMI 时其测值超过正常上限并有动态变化。溶栓治疗后梗死相关动脉开通时 CK-MB 峰值前移（14 小时以内）。CK-MB 测定也适于诊断再发心肌梗死。肌红蛋白测定有助于 STEMI 早期诊断，但特异性较差。超敏肌钙蛋白 0.02 ~ 0.13μg/L，＞0.2 为临界值，＞0.5 可以诊断为 AMI（第 8 版《诊断学》）。

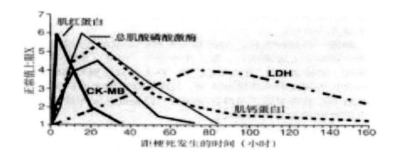

病例 6 图 2　心梗时心肌损伤标志物趋势

（3）影像学检查：超声心动图等影像学检查有助于对急性胸痛患者的鉴别诊断和危险分层（Ⅰ，C）。

5. 急性 ST 段抬高型心肌梗死（STEMI）的诊治思路

第 1 步：判断 STEMI 诊断是否成立。对于临床疑似 CAP 患者，要注意与主动脉夹层等症状类似、处理却存在相悖之处的疾病进行鉴别。

第 2 步：对 STEMI 进行分类、分层，并发症诊断，心功能诊断；完善其他疾病诊断。

第 3 步：根据诊断及当时情况确定治疗方案。①一般治疗（吸氧；心电血压和血氧饱和度监测；及时发现和处理心律失常、血流动力学异常和低氧血症）。伴剧烈胸痛患者应迅速给予有效镇痛剂，如静脉注射吗啡 3mg，必要时间隔 5 分钟重复 1 次，总量不宜超过 15mg；控制输液速度）；②病因治疗［溶栓和或 PCI（SYNTAX–Ⅱ 评分，CHA2DS2–VASc 评分］、CABG 血运重建；③ STEMI 标准及个体化药物治疗，如抗栓、抗凝、减少心肌耗氧量、延缓心肌重构、调脂等）、并发症治疗（尽早血运重建。心力衰竭：利尿、减轻前后负荷、高压吸氧、呼吸机辅助通气、小剂量应用多巴胺改善肾脏血流量、STEMI 发病 24 小时内不主张使用洋地黄制剂、合并快速房颤时可选用胺碘酮治疗；心源性休克：正性肌力药多巴胺或去甲肾上腺素、IABP、经皮左心室辅助装置；机械性并发症：IABP 或左心室辅助装置下尽早外科手术；恶性心律失常：电除颤、电复律、β 受体阻滞剂和 / 或胺碘酮治疗、临时起搏器）、预防处理（注意保持患者大便通畅，必要时使用缓泻剂，避免用力；保护胃黏膜、监测肝肾功能、保持血钾 4 ~ 5mmol/L 及血钠正常范围）、控制高危因素（避免低血糖）、去除诱因（控制感染）。

第 4 步：密切监测病情变化，合理安排进一步检查，出院前再进行病情评估。

第 5 步：出院后指导。根据具体情况制订详细、清晰的出院后随访计划，包括药物治疗的依从性和剂量调整、定期随访、饮食干预、心脏康复锻炼、精神护理、戒烟计划，以及对心律失常和心力衰竭的评估等。出院后应积极控制心血管危险因素，进行科学合理的二级预防和以运动为主的心脏康复治疗，以改善患者的生活质量和远期预后。

非药物治疗：建议在 STEMI 后 40 天（非完全血运重建）或必要时 90 天（血运重建）后再次评估心脏功能和猝死风险，必要时植入心脏除颤器（ICD）。ICD 可以显著降低此类患者心脏性猝死的发生率及总死亡率。对 STEMI 心脏性猝死患者，植入 ICD 者的一级预防适应证为 STEMI 40 天后经最佳药物治疗仍存在心力衰竭症状和预期寿命 1 年以上者，或者 STEMI 40 天后虽经最佳药物治疗仍存在轻度心力衰竭症状（NYHA 心功能Ⅰ级）且 LVEF ≤ 0.30 和预期寿命 1 年以上者。ICD 二级预防适应证为有明确的左心室功能不全、存在血流动力学不稳定的持续性室速或非急性期内发生室颤存活的患者，置入 ICD 可显著获益。

药物治疗：①拜阿司匹林 75 ~ 100mg/d，有禁忌证者可改用氯吡格雷（75mg/d）代替。接受 PCI 治疗的 STEMI 患者术后应给予至少 1 年的双联抗血小板治疗；② β 受体阻滞剂，ACEI 或 ARB（Ⅰ，B），应控制血压 < 140/90mmHg（收缩压不低于 110mmHg）；③服用他汀类和 / 或贝特类、依折麦布，控制 LDL–C < 1.8mmol/L；④控制血糖：糖化血红蛋白（HbA1c）非老年人控制在 7% 以下，老年人 < 8.0%。心衰治疗：传统金三角，

β 受体阻滞剂＋ ACEI 或 ARB ＋醛固酮拮抗剂，且 LVEF ＜ 0.40 者也可直接启用新金三角即 β 受体阻滞剂＋ ARNI ＋醛固酮拮抗剂治疗，但须密切观察相关不良反应（特别是高钾血症）；⑤健康宣教＋康复锻炼。

（三）鉴别诊断

本病应注意的鉴别诊断如下：

1. 主动脉夹层　向背部放射的严重撕裂样疼痛伴有呼吸困难或晕厥，但无典型的 STEMI 心电图变化者，应警惕主动脉夹层。

2. 急性心包炎　表现发热、胸膜刺激性疼痛，向肩部放射，前倾坐位时减轻，部分患者可闻及心包摩擦音，心电图表现 PR 段压低、ST 段呈弓背向下型抬高，无镜像改变。

3. 肺栓塞　常表现为呼吸困难，血压降低，低氧血症。

4. 气胸　可以表现为急性呼吸困难、胸痛和患侧呼吸音减弱。

5. 消化性溃疡　可有胸部或上腹部疼痛，有时向后背放射，可伴晕厥、呕血或黑便。

6. 急性胆系感染　可有类似 STEMI 症状，但有右上腹触痛。

上述这些疾病均不出现 STEMI 的心电图特点和演变过程。

（四）治疗措施与方案

1. 入院后间断复查心肌酶损伤标志物、NT-proBNP、肝肾功能血脂血糖电解质、血常规、凝血系列、血气分析等，评估病情。

2. 依据患者诊断及临床特点、家属意见，给予无创呼吸机通气、IABP 及去甲肾上腺素维持血压、血氧，激素退热抗炎，镇静，左西孟旦（2ml/h）强心扩冠脉，新活素（2.7ml/h 持续）改善心功能及利尿，AMI 基础药物治疗（ABCD），美罗培南抗感染，补液，营养支持，保护胃黏膜及控制血糖等综合治疗。

3. 病情稳定后给予行 PCI 术进行部分血运重建（病例 6 图 3、病例 6 图 4）。

4. 出院前进行再次评估　心室率 65 次 / 分左右，Bp 130/60mmHg 左右。心电图（病例 6 图 5）：心房颤动，$V_1 \sim V_4$ ST 段稍抬高。心脏超声：LA 54mm、LV 58mm、LVPW 8mm、IVS 近心尖部 9mm，室间隔近心尖及心尖部动度减低，呈矛盾运动，LVEF 0.4（估测）。化验结果：超敏肌钙蛋白 0.1ng/ml（0 ～ 0.06ng/ml），肌酸激酶同工酶 4.7ng/ml（0.3 ～ 4ng/ml），CK 82U/L（17 ～ 59U/L）。NT-proBNP 4024pg/ml（≥ 1800pg/ml）。血常规：白细胞 7.31 [（3.5 ～ 9.5）× 10^9/L]，中性粒细胞 % 75.8%（40% ～ 75%）。PCT 0.057ng/ml（＜ 0.1ng/ml）。血气分析：PCO_2 40mmHg，PO_2 133mmHg，pH 7.47。血生化：K 3.88mmol/L（3.6 ～ 5mmol/L）、Na 139mmol/L。肾功能：血尿素氮 3.6mmol/L、肌酐 93μmol/L、内生肌酐清除率 49.95ml/min。

5. 制订出院后随访计划、药物治疗方案及非药物治疗建议。

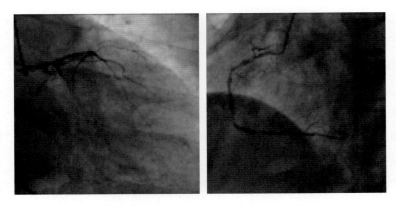

病例 6 图 3　冠脉造影

注：LAD 近中段 50% ～ 80%；LCX 闭塞；RCA 近中段 60% ～ 85% 中远段 60% ～ 90%。

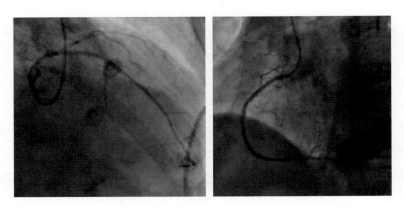

病例 6 图 4　PCI 治疗后

注：LAD 及 RCA 狭窄处置入支架，因 LCX 为慢性闭塞，手术风险过高，进行部分血运重建。

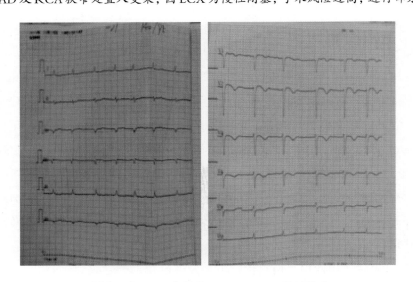

病例 6 图 5　心房颤动，V_1 ～ V_4 ST 段稍抬高

（五）最终诊断

1. 冠状动脉粥样硬化性心脏病

   急性前壁 ST 段抬高型心肌梗死（很高危）；

   心律失常；

   阵发性室性心动过速；

   频发多源室性早搏；

   心房颤动；

   心源性休克；

   心功能Ⅳ级（killip 分级）。

2. 原发性高血压（2 级，很高危）。

3. 2 型糖尿病

   糖尿病足。

4. 肺部感染

   Ⅰ型呼吸衰竭。

三、经验分享

急性心肌梗死（AMI）是冠状动脉急骤、持久缺血、缺氧导致心肌坏死，是冠心病分类中最严重的临床类型，它发病急，预后差，可发生于任何年龄，不同年龄段的临床表现各有特点。老年急性心肌梗死一般指 65 岁以上心肌梗死患者，老年人心肌梗死症状不典型，临床叙述不准确，合并症多，极易误诊，延误早期溶栓及急诊 PCI，且由于自然衰老过程，他们的器官功能恶化，生理储备减少，故在平时正常检测范围的脏器功能可以在 AMI 时迅速出现功能衰竭，从而危及生命，使预后及死亡率较中青年更差。中国已经进入人口老龄化，预计 2030 年将成为世界第一。因此探讨老年人急性心肌梗死的特点，总结经验，减少并发症，降低死亡率，提高患者的生活质量，减少社会和家庭负担，具有十分重要的意义。

1. 老年急性心肌梗死患者的特点

（1）女性患病率和死亡率增幅大于男性。国内外研究其原因不尽相同，国外认为女性患者容易得急性高血压和缺少导管介入诊断，且接受溶栓治疗较少有关，雌激素对心血管系统具有保护作用，而老年患者绝经后卵巢合成和分泌雌激素的功能衰减，血中雌二醇水平明显降低。国内则认为，女性高血压、糖尿病、高脂血症的发病率，以及 Killip 心功能分级均比男性高，发病至入院时间、空腹血糖、严重心律失常和急性左心功能不全是预测女性急性心肌梗死患者近期死亡的独立预测因素。

（2）多种疾病、高危因素共存，如高血压、糖尿病、吸烟、血脂异常、肥胖等，上述情况均可导致动脉硬化，后者也是急性心梗重要病理基础。老年急性心梗患者中高血压发生率最高，其次为糖尿病。其中高血压患者脉压增宽、左室肥厚，从而易出现心力衰竭和心律失常是老年急性心梗的特点，其主要发病基础系老年人大动脉顺应性减退，大动脉中层弹性纤维减少，胶原纤维增多，动脉中层钙化沉着及内膜粥样硬化，使得大动脉弹性降低，动脉缓冲能力下降。左室收缩压力传至大动脉系统，使收缩压升高，舒张时大动脉又无足够弹性回缩，故舒张压不高，脉压增宽。长期的后负荷增加及交感神经、RAAS 系统兴奋，导致左室先是代偿期的向心性肥厚，后为失代偿期的离心性扩大。另外，男性糖尿病患冠心病是非糖尿病患者（正常人）的 2 倍，女性患者是正常人的五倍，有 50% 的糖尿病患者合并冠心病，由心脑血管疾病引起的死亡者约占糖尿病死亡率的 80%，而冠心病占到死因的 55%。糖尿病合并冠心病有其特有的临床特点，如无症状的心绞痛发作，无明显的心前区疼痛。有 20% ~ 40% 的糖尿病心肌梗死患者以其他症状就诊，如意识模糊、气急、恶心、呕吐、腹泻、休克等。容易使临床医生误诊误治。糖尿病导致的无症状心肌缺血可能机制有：①心脏神经病变引起痛觉减弱、神经感受器受损，"报警系统"受损，导致心肌缺血时不产生疼痛；②糖尿病患者痛阈提高，从而对疼痛不敏感；③糖尿病患者血中 β – 内啡肽水平升高，由于内啡肽强有力的镇痛作用，导致心肌缺血时对疼痛不敏感；④糖尿病患者自主神经功能紊乱，并累及心脏传入神经，从而阻断痛觉感受器到大脑皮质的传导通路，由于糖尿病患者往往注重血糖控制的达标，忽视了无症状冠心病的客观存在，在临床工作中出现糖尿病患者心源性休克猝死的患者屡见不鲜。因此，应积极宣传，有效控制高血压、糖尿病、调脂、戒烟，降低老年急性心梗发病率。

（3）大部分老年人急性心梗发病时无明显诱因。这一点与休息或睡眠（特别是清晨时段）时交感神经兴奋性增高，交感性心脏神经引起冠脉痉挛而致心肌缺血有关。且休息及睡眠状态时机体血流变得缓慢，血液相对处于高凝状态，血小板容易聚集也致血栓易于形成。

（4）老年急性心梗以多支病变为主，所以缺血范围广泛，心肌重构明显。大规模的临床试验已证实，病变累及冠状动脉支数是判断心梗患者预后一个独立危险因素。非 Q 波急性心梗多见，也是老年性急性心梗一个特点。其机制可能有：①衰老导致血管壁普遍纤维化、动脉硬化；②同时合并高血压、糖尿病者居多。糖尿病血管病变的发病机制和糖尿病脂代谢紊乱有直接关系。40% ~ 50% 的 2 型糖尿病患者存在血脂代谢异常，具体表现为 TC、TG 上升，HDL–C 降低，LDL 正常或者上升。高血压、脂质代谢紊乱等会加剧冠状动脉粥样硬化病变，使患者的冠状动脉病变更加严重和广泛。

（5）易出现心力衰竭、心源性休克、室性心动过速、出血等严重并发症。这与老年人起病隐匿且多病共存及治疗受限相关。如：①未发现心绞痛症状，致二级预防、冠脉血运重建不及时；②同时存在老年心肌纤维化和窦房结及传导功能退化、高血压心脏病、糖尿病心肌病、缺血性心肌病等多种心肌重构，从而易出现心脏功能及结构的失代偿；消化系统；③因高龄、多病且易出现并发症、不良反应等，致其生存率低、生存期短，从而限制药品、手术及器械性的辅助诊疗的使用。如肾功能看似正常范围，但因老年肾功能退化、糖尿病肾病、高血压肾病等的影响，则易出现造影剂肾病、肾功能的急剧恶化，甚至需要肾脏替代疗法。

（6）随访、二级预防依从性差、预后不良。主要因为老年人就诊困难、沟通不良、心脑肺肾消化系统等重要器官贮备功能下降。其年龄越大、复发次数越多、心外并发症越多，则再住院率、死亡率越高。

2. 老年急性心梗治疗体会

（1）急性心梗的治疗原则：尽快恢复心肌的血液灌注，以挽救濒死的心肌、防止梗死扩大及缩小心肌缺血范围，保护和维持心脏功能，及时处理严重心律失常、泵衰竭和各种并发症，防止猝死，使患者不但能度过急性期，且康复后还能保持尽可能多的有功能的心肌。老年人急性心梗的治疗也不例外。应积极、专业地与家属沟通，克服一切困难，尽早进行血运重建，将心肌坏死量降到最低。目前再灌注心肌治疗的手段主要有：①溶栓治疗；②介入治疗（PCI）；③紧急主动脉 - 冠状动脉旁路移植术（CABG）。目前已有部分医院尝试院前溶栓，是值得开展并推广的。我国自 1984 年开展 PCI 以来取得迅速发展，其对冠心病的治疗价值及与药物治疗或 CABG 疗效的比较已经过多个随机临床试验所证实。

（2）重在预防

一级预防：应进一步普及心脑血管疾病的知识，去除多种危险因素，及早进行诊断与治疗。如 5 年以上的糖尿病患者进行冠脉 CTA 的体检，以尽早发现无症状性心肌缺血并进行早期治疗，从而改善心肌供血、保护缺血心肌，减少急性心肌梗死的发病率。

二级预防：主要分为 4 部分，①反复多次、重点与患者及家属沟通交流，使其了解 AMI 的严重性、随访和依从的重要性及良好控制后能提高生活质量、延长生命的希望；②标准、个体化的药物治疗方案，根据指南及个体特点，及时进行新型更有效药品的使用；③适时、适当的器械性辅助诊疗，如发病早期应用 IABP、临时起搏器、无创呼吸机辅助通气为患者赢取进行血运重建、度过危险期的机会；出院后密切随访，符合 ICD或 CRT、CRTD 指征的行永久性起搏器置入术，从而降低患者的猝死率、改善生活质量，延长生命；④流程式的随访监督、康复后处理：制订标准的随访流程，帮助患者按时按需来院就诊，并接受饮食、活动等各方面的康复后指导。如借助 6min 步行试验指导患者的运动量；嘱咐控制血糖，但血糖标准明显宽于无心脑血管病的患者（空腹血糖 7 ~

9mmol/L，餐后 2 小时血糖 9 ~ 11mmol/L），避免出现低血糖、低血钾（4 ~ 5mmol/L）诱发的心肌缺血及恶性心律失常；避免饮食过快过饱、大便用力引起的心肌耗氧量增加、供氧量不足、避免憋尿时间过长导致的迷走反射及腹压的迅速下降等不良事件的发生。

　　总之，我国现在正处于人口老龄化的上升阶段，老年心肌梗死发病率仍持续升高，研究显示心功能 Killip 分级、完全性房室传导阻滞、肾功能不全、是否行急诊植入支架及 MI 类型为超高龄 AMI 患者院内死亡的独立预测因素，对超高龄 AMI 患者在掌握适应证的前提下行 PCI 可提高其住院存活率。因此，面对老年人，特别是老老年，我们更应该积极预防，尽早诊断评估，准确、规范、个体化、谨慎的治疗，流程式、标准、有的放矢的随访，从而降低老年急性心肌梗死的发病率、住院率、死亡率，改善其生活质量，延长生命。

参考文献

[1]Reddy K，Khaliq A，Henning RJ. Recent advances in the diagnosis and treatment of acute myocardial infarction. World J Cardiol，2015，7（5）：243-276.

[2] 苏懿，王磊，张敏州 . 急性心肌梗死的流行病学研究进展 [J]. 中西医结合心脑血管病杂志，2012，10（4）：467-469.

[3]Johanne N，Jennifer A．Predictors of excess mortality after myocardial infarction in women［J］．Ulster Med J，2008，77（2）：89-96.

[4]Vernon VS，Annika R，SteVen MS，et al．Sex-based short-and long-term sUrViVal in Patients following comPlicated myocardial infarction[J]．EUr Heart J，2006，27：2177-2183.

[5]Stramba-Badiale M，Fox K，Priori S，et al．CardioVascUlar diseases in women：A statement from the Policy conference of the EUroPe-an Society of Cardiology[J]．EUr Heart J，2006，27：994-1005.

[6]Jiang Shiliang，Ji XiaoPing，Zhao YUxia，et al．Predictors of in hosPital mortality difference between male and female Patients with acUte myocardial infarction［J］．Am J Cardiol，2006，98：1000-1003.

[7] 李博宇，华琦，李静，等 . 老年女性急性心肌梗死患者近期死亡的影响因素分析［J］. 中华老年心脑血管病杂志，2010，12（8）：701-704.

[8]Godoy LC，Tavares CAM，Farkouh ME. Weighing Coronary Revascularization Options in Patients With Type 2 Diabetes Mellitus. Can J Diabetes，2019，S1499-2671（19）30590-30598.

[9]Wu ZQ. The clinical and pathological characteristics of coronary artery disease in elderly patients with type 2 diabetes mellitus. Journal of Bethun Medical Science，2015，13（6）627-628.

[10]Zhao WS，Li KB，Zhang Y，et al. The in-hospital mortality and its determinants for very elderly

patients with acute myocardial infarction. Journal of Internal Medicine of China，2011，50（12）：1023-1025.

病例 7　老年冠脉钙化病变处理策略的探讨

一、病例摘要

（一）基础信息

患者男性，83 岁。

主诉：因"阵发性心前区疼痛 1 个月余"于 2014 年 6 月 23 日入院。

现病史：患者 1 个月余前于剧烈活动或情绪激动时出现阵发性心前区疼痛，伴下颌部紧缩感。平素上三层楼后即可出现上述症状，自服速效救心丸后约 10 余分钟可逐渐缓解。夜间可平卧，无咳嗽、咳痰，无胸闷、憋喘，无肩背部及左上肢放射痛，疼痛与咳嗽、用力呼吸和身体转动等无关。为进一步诊治来我院就诊，门诊以"冠状动脉粥样硬化性心脏病、心绞痛"收住院。

既往史：高血压病史 16 年，血压最高达 180/100mmHg，口服拜新同治疗，控制在正常范围内。糖尿病病史 10 余年，口服拜唐平、诺和龙治疗，自述血糖控制好。

否认肝炎、结核等传染病史及密切接触史。2012 年 8 月 16 日因"病态窦房结综合征"行心脏起搏器植入术。否认其他重大手术及外伤史，否认毒物、放射性物质接触史，无烟酒等不良嗜好，无冶游史。配偶及其子女体健。

家族史：否认家族遗传病及传染病史。

（二）体格检查

体温 36.9℃，脉搏 70 次 / 分，呼吸 18 次 / 分，血压 133/66mmHg。老年男性，神志清楚，精神正常，发育正常，营养中等，自主体位，查体合作。全身浅表淋巴结未触及肿大。口唇无发绀，咽无充血，颈软，气管居中，颈静脉无怒张。胸廓对称无畸形，双肺呼吸音清，未闻及干湿性啰音及胸膜摩擦音。心前区无隆起，心界无扩大，心率 70 次 / 分，律不齐，可闻及早搏，各瓣膜听诊区未闻及病理性杂音。腹部膨隆，触软，无压痛，无反跳痛，未触及包块，肝脾肋下未触及。双下肢无水肿，神经系统检查未见异常。

（三）辅助检查

2014 年 7 月 4 日肌钙蛋白 I 0.10ng/ml、NT-ProBNP 406.5pg/ml。2014 年 7 月 1 日

心电图：Ⅲ AVF 导联 Qs 波，$V_4 \sim V_6$ 导联 ST-T 改变（病例 7 图 1）。2014 年 6 月 29 日心脏彩超：LVEF 正常，室间隔局部增厚（病例 7 图 2）。2014 年 6 月 26 日胸部 CT：①左肺下叶局部炎症；②冠状动脉钙化（病例 7 图 3）。

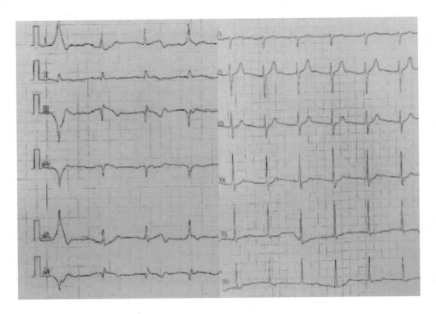

病例 7 图 1　心电图

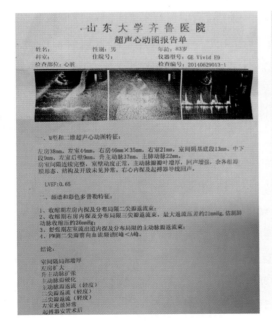

病例 7 图 2　超声

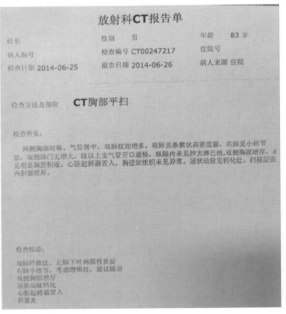

病例 7 图 3　放射科 CT

（四）入院诊断

1. 冠状动脉粥样硬化性心脏病

   不稳定性心绞痛；

   心功能Ⅱ级（NYHA 分级）。

2. 心律失常

   病态窦房结综合征；

   心脏起搏器植入术。

3. 高血压（3 级，很高危）。

4. 2 型糖尿病。

二、诊治过程

（一）诊断依据

1. 老年男性，有高血压、糖尿病等高危因素。

2. 此次因"阵发性心前区疼痛 1 个月余"入院。疼痛发生在心前区；诱因多为剧烈活动或情绪激动，平素上三层楼后即可出现上述症状；伴随症状为下颌部紧缩感；自服速效救心丸后约 10 余分钟可逐渐缓解。

3. 查体　心前区无隆起，心界无扩大，心率 70 次/分，律不齐，可闻及早搏，各瓣膜听诊区未闻及病理性杂音。

4. 实验室和辅助检查　肌钙蛋白 I、NT–ProBNP 无明显异常；ECG 提示：下壁导联异常 Q 波，$V_4 \sim V_6$ 导联 ST–T 改变。

（二）诊断思路

不稳定性心绞痛（UA）是指介于稳定性心绞痛和急性心肌梗死（AMI）之间的一组临床心绞痛综合征，其中包括如下亚型：

1. 初发劳力型心绞痛　病程在 2 个月内新发生的心绞痛（从无心绞痛或有心绞痛病史但在近半年内未发作过心绞痛）。

2. 恶化劳力型心绞痛　病情突然加重，表现为胸痛发作次数增加，持续时间延长，诱发心绞痛的活动阈值明显减低，硝酸甘油缓解症状的作用减弱，病程在 2 个月之内。

3. 静息心绞痛　心绞痛发生在休息或安静状态，发作持续时间相对较长，含硝酸甘油效果欠佳，病程在 1 个月内。

4. 梗死后心绞痛　指 AMI 发病 24 小时后至 1 个月发生的心绞痛。

5. 变异型心绞痛　休息或一般活动时发生的心绞痛，发作时心电图显示 ST 段暂时性抬高。

UA 临床诊治思路：

1. UA 的诊断应根据心绞痛发作的性质、特点、发作时体征和发作时心电图改变以及冠心病危险因素等，结合临床综合判断，以提高诊断的准确性。

2. 心绞痛发作时心电图 ST 段抬高和压低的动态变化最具诊断价值，应及时记录发作时和症状缓解后的心电图，动态 ST 段水平型或下斜型压低 ≥ 1mm 或 ST 段抬高（肢体导联 ≥ 1mm，胸导联 ≥ 2mm）有诊断意义。若发作时倒置的 T 波呈伪性改变（假正常化），发作后 T 波恢复原倒置状态；或以前心电图正常者近期内出现心前区多导联 T 波深倒，在排除非 Q 波性 AMI 后结合临床也应考虑 UA 的诊断。当发作时心电图显示 ST 段压低 ≥ 0.5mm 但 < 1mm 时，仍需高度怀疑患本病。

3. UA 急性期应避免做任何形式的负荷试验，这些检查宜放在病情稳定后进行。

UA 患者具有以下情况时应视为冠状动脉造影的强适应证：

1. 近期内心绞痛反复发作，胸痛持续时间较长，药物治疗效果不满意者可考虑及时行冠状动脉造影，以决定是否急诊介入性治疗或急诊冠状动脉旁路移植术（CABG）。

2. 原有劳力型心绞痛近期内突然出现休息时频繁发作者。

3. 近期活动耐量明显减低，特别是低于 Bruce Ⅱ 级或 4 METs 者。

4. 梗死后心绞痛。

5. 原有陈旧性心肌梗死，近期出现由非梗死区缺血所致的劳力型心绞痛。

6. 严重心律失常、LVEF < 40% 或充血性心力衰竭。

（三）鉴别诊断

本病应注意的鉴别诊断如下：

1. 急性心肌梗死　疼痛部位与心绞痛相仿，但性质更剧烈，持续时间多超过 30 分钟，可长达数小时，可伴有心律失常、心力衰竭或（和）休克，含用硝酸甘油多不能使之缓解，心电图中面向梗死部位的导联 ST 段抬高，及（或）同时有异常 Q 波（非 ST 段抬高性心肌梗死多表现为 ST 段下移或 T 波改变），实验室检查示白细胞计数增高、红细胞沉降率增快，心肌坏死标志物（肌红蛋白、肌钙蛋白 I 或 T、CK-MB 等）增高。

2. 胆绞痛　常突然发病，疼痛较剧烈，一般位于右上腹。如有胆囊炎症，右上腹可有压痛，有时疼痛位于上腹部、心前区，可放射到右肩胛下区，或沿肋缘放射到背部。可伴有巩膜黄染、发热、白细胞增高，腹部 B 超常可明确诊断。

3. 反流性食管炎　由于食管下端括约肌松弛，酸性胃酸反流，引起食管炎症、痉挛，表现为胸骨后烧灼感，并可向背部放射而疑似心绞痛。但本病常于饭后平卧位时发生，抗酸药使之缓解。

4. 肋间神经痛和肋软骨炎　前者疼痛常累及 1 ~ 2 个肋间，但并不一定局限在胸前，为刺痛或灼痛，多为持续性而非发作性，咳嗽、用力呼吸和身体转动可使疼痛加剧，沿神经行径处有压痛，手臂上举活动时局部有牵拉疼痛；后者则在肋软骨处有压痛。

5. 心脏神经官能症　患者常诉胸痛，但为短暂（几秒钟）的刺痛或持续（几小时）的隐痛，患者常喜欢不时地吸一大口气或作叹息性呼吸。胸痛部位多在左胸乳房下心尖部附近，或经常变动。症状多在疲劳之后出现，而不在疲劳的当时，轻度体力活动反觉舒适，有时可耐受较重的体力活动而不发生胸痛或胸闷。含用硝酸甘油无效或在10多分钟后才"见效"，常伴有心悸、疲乏、头晕、失眠及其他神经症的症状。

（四）治疗措施与方案

入院后查血常规、凝血四项、肝肾功能、生化正常，LDL-C 2.48mmol/L，Glu 6.54mmol/L。尿、便常规正常。给予抗血小板、调脂、降糖、控制血压及营养心肌等治疗，并于2014年6月23日行冠脉造影示RCA次全闭塞合并严重钙化，对RCA进行旋磨后置入支架（详见手术记录），术后患者心绞痛症状明显好转，心电图$V_4 \sim V_6$导联ST-T较入院时改善（病例7图4），于2014年7月9日好转出院。

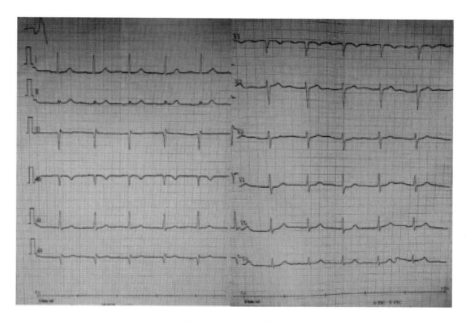

病例7图4　心电图

手术记录：患者多体位冠状动脉造影示，LM可见明显钙化影，中段局限性狭窄30%；LAD近中段及远段可见明显钙化影，近中段血管迂曲，弥漫性狭窄80%；LCX内膜不光滑；RCA近中段及远段可见明显钙化影，中远段次全闭塞。向患者及家属讲明病情，患者及家属同意行冠脉内斑块旋磨术及PCI术。追加肝素4000U，6FSA1.0指引导管置入右冠开口，Runthrough导丝无法通过病变处，更换PILOT50导丝通过病变到达血管远端，1.25mm×15mm RUJIN 球囊局部扩张，难以通过病变到达远端，FINCROSS 微导管更换 ROTALINK 旋磨导丝到达 PD 远端，1.25mm ROTALINK BURR 于狭窄局部 150 000 转 / 秒旋磨三次，重复造影，局部狭窄较前明显减轻，2.0mm×20mm VOYAGER 球囊于狭窄处扩张，于狭窄处置入 2.8mm×28mm PROMUS ELEMENT 支架 1 枚，支架远端串联支架置入 2.5mm×13mm Firebird 2 支架 1 枚，重复造影示支架内无残余狭窄，血流 TIMI 3 级。

（五）最终诊断

1. 冠状动脉粥样硬化性心脏病

   不稳定性心绞痛；

   心功能 Ⅱ 级（NYHA 分级）。

2. 心律失常

   病态窦房结综合征；

   心脏起搏器植入术。

3. 高血压（3 级，很高危）。

4. 2 型糖尿病。

三、经验分享

冠脉钙化病变是指在冠状动脉粥样硬化斑块中的钙盐沉积，而动脉粥样硬化是动脉内膜钙盐沉积的主要原因。冠状动脉钙化病变约占冠状动脉介入治疗病例的 20% 左右，而病理解剖检查发现，约 80% 的冠脉病变有不同程度的钙化，血管内超声检查可发现 60% ~ 70% 的病变合并钙化。目前认为，冠状动脉粥样硬化斑块的钙化是一种与新骨形成极为相似的受调控的主动性代谢过程，其钙盐的主要成分是羟磷灰钙。

钙化病变由于血管顺应性较差，球囊扩张后置入支架时支架展开往往不对称或不完全。同时，因常常需要高压力扩张，容易造成严重内膜撕裂，导致急性血管闭塞甚至发生球囊破裂导致冠脉穿孔；另外，由于钙化病变较硬，容易出现球囊和支架通过病变比较困难。局部支架对称性较差且分布不均匀。严重的冠状动脉钙化病变仍然是冠状动脉介入治疗的难点，表现在治疗的成功率低、并发症的发生率显著增加；另外，严重而弥漫的钙化病变也是冠状动脉搭桥手术成功率低的重要原因。

治疗过程如病例 7 图 5 至图 7 所示：

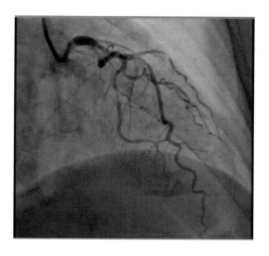

病例 7 图 5　严重狭窄合并钙化的冠脉血管

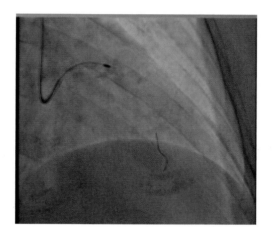

病例 7 图 6　旋磨探头对钙化狭窄部位进行旋磨术

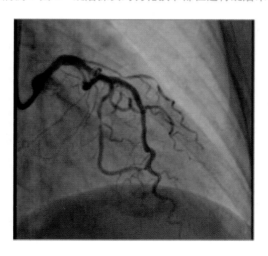

病例 7 图 7　进过旋磨后顺利植入冠脉支架，狭窄消失

冠脉旋磨术用于治疗重度钙化病变，可以增加器械和支架运送成功率和手术即刻成功率，是斑块修饰的重要工具。斑块修饰强调通过旋磨头打磨钙化斑块之后形成新的通道。一方面冠脉旋磨开通的管腔方便后续治疗器械通过；另一方面冠脉旋磨能有效修饰钙化病变，有利于支架扩张和贴壁，减少钙化病变对药物洗脱支架上药物的剐蹭。冠脉旋磨有效改变钙化斑块的顺应性，从而方便支架的输送和扩张，结合药物洗脱支架，可改善远期预后。

该患者高龄，长期高血压病史，造影示冠状动脉明显钙化影，冠脉钙化是预测冠心病的危险因素之一。而且该患者冠脉钙化程度高，累及三支冠脉血管，介入手术风险增加。因此，在球囊不能通过病变时及时行冠脉旋磨术，最终成功置入支架。

冠脉严重钙化病变由于其高发生率、高处理难度，目前依然是心脏介入医生所面临的主要挑战之一。而且，随着社会老龄化趋势的进展，更增加了 PCI 中冠脉严重钙化病变的比率。在探讨最优的病变处理策略的同时，探寻现有的技术手段和器械在严重冠脉钙化病变中的应用可能和前景，从而为患者提供更优的治疗和更佳的远期预后。

参考文献

[1]Madhavan，et al. Coronary Artery Calcification. Journal of the American College of Cardiology，2014，63（17）：1703-1714.

[2]Lee MS，Kim MH，Rha SW. Alternative Rota-Flush Solution for Patients With Severe Coronary Artery Calcification who Undergo Rotational Atherectomy. J Invasive Cardiol，2017，29（1）：25-28.

[3] 张剑，韩雅玲，荆全民，等 . 冠状动脉钙化积分与冠心病危险因素的相关性 [J]. 中国介入心脏病学杂志，2011，19（6）：318-321.

[4]Vavuranakis M，Toutouzas K，Stefanadis C，et al. Stent deployment in calcified lesions：can we overcome calcific restraint with high-pressure balloon inflations？ Catheter Cardiovasc Interv，2001，52：164-172.

[5]Virmani R，Farb A，Burke AP. Coronary angioplasty from the perspective of atherosclerotic plaque：morphologic predictors of immediate success and restenosis. Am Heart J，2004，127：163-179.

病例 8　经皮房颤射频消融术后心房食道瘘的诊治

一、病例摘要

（一）基本资料

患者男性，60 岁。

主诉： 因"发作性一侧肢体麻木乏力伴发热 2 天"于 2018 年 11 月 21 日入院。

现病史： 2 天前早餐后出现右上肢麻木乏力，伴大汗，无肢体活动障碍，10 ~ 20 分钟后症状消失。1 天前再次出现上述症状，伴寒战高热，体温 39.4℃，服用散利痛可缓解。就诊于外院急诊科行血常规化验，WBC 10.92×10^9/L，N% 89.8%，Hb 136g/L，PLT 45×10^9/L。血沉 34mm/h。C 反应蛋白 151.64mg/L。颅脑磁共振：多发脑梗死，累及前后循环。胸部强化 CT：未见明显异常。心脏超声检查未见明显异常。患者述吞咽疼痛，急诊检查期间呕血 1 次，为鲜红色，量约 50mL。经 120 转运我院。无咳嗽、咳痰，无流鼻涕，无胸痛、胸闷，无腹胀、腹痛等。

既往史： 40 天前行持续性房颤射频消融术，10 天前复查窦性心律，服用利伐沙班抗凝药。

家族史： 无家族遗传病史。

（二）体格检查

体温 36.3℃，心率 76 次 / 分，呼吸 19 次 / 分，血压 104/mmHg，脉搏 67 次 / 分。神志清楚，查体配合，语言流利。浅表淋巴结未触及肿大。双肺呼吸音清，无干湿性啰音。心率 76 次 / 分，律齐，未闻及病理性杂音。腹部平软，无压痛、反跳痛。肝脾肋下未及。双下肢无水肿。右上肢肌力Ⅳ级，其余肌力Ⅴ级。

（三）辅助检查

内镜进镜，见食管内少量新鲜血迹。食管中段管腔宽大，略向前壁凸出。距门齿 32cm 可见食管前壁裂隙样瘘道形成，瘘口约 0.5cm，吸引少量新鲜血液持续流出。瘘口周围食管黏膜略充血，但无明显水肿及炎症表现。贲门松弛，少量反流。诊断：食管中段瘘道形成。

相关检查如病例 8 图 1 至图 3 所示。

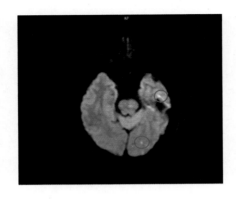

病例 8 图 1　颅脑磁共振示多发脑梗塞，累及前后循环

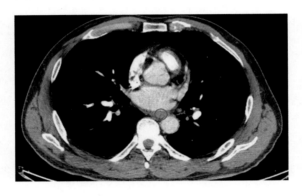

病例 8 图 2　胸部强化 CT 未见明显异常

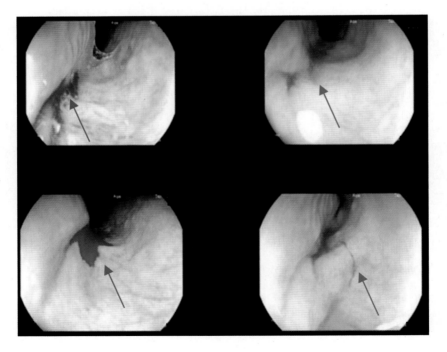

病例 8 图 3　急诊胃镜

急诊胃镜见距门齿 32cm 可见食管前壁裂隙样瘘道形成，瘘口约 0.5cm，吸引少量新鲜血液持续流出。

（四）入院诊断

1. 心房食道瘘。

2. 脑梗死。

3. 持续性房颤射频消融术后。

二、诊治过程

（一）诊断依据

1. 既往史射频消融术，报道心房食道瘘发生时间术后 2 ~ 60 天。

2. 因肢体发作性麻木入院，伴寒战高热、呕血。

3. 体温 39.4℃，右上肢肌力Ⅳ级。

4. 食道超声确诊。

（二）诊断思路

患者因为神经系统、消化系统和全身症状入院，40 天前有房颤射频消融术手术史，术后 39 天发病。本次发病是否与手术相关，是多病共存还是单一原因。因为患者有房颤射频消融手术史，需排除手术相关的并发症。心房食道瘘是房颤消融治疗的一种罕见而死亡率非常高的并发症，这一种并发症可以解释患者所有的症状和体征。所以接诊患者第一要务需排除本并发症。

（三）鉴别诊断

1. 感染性心内膜炎　感染性心内膜炎患者发热伴全身栓塞表现需与心房食道瘘鉴别，心脏超声发现心脏瓣膜赘生物，另外心脏杂音、奔马律等。但患者很少联合消化道溃疡、消化道出血。

2. 应激性溃疡　较少合并神经系统表现。

3. 房颤致脑栓塞　可以是多发性脑梗死，较少引起寒战高热并消化道出血。本例病人术后一直服用新型口服抗凝药规范抗凝治疗预防栓塞。

（四）治疗措施与方案

立即行全麻体外循环下左房心房食道瘘修补术。心外科与胸外科联合进行，手术过程顺利。由老年病科牵头成立由心内科、心外科、胸外科、心脏超声室、消化、神经内专家组成心房食道瘘多学科工作组负责诊治。术后预防感染，禁食营养支持治疗是关键。经营养支持、根据细菌培养和药敏给予抗感染等治疗 2 个月，复查结果显示食道瘘口愈合，恢复正常饮食病情好转出院。

（五）最终诊断

1．心房食道瘘。

2．脑梗死。

3．持续性房颤射频消融术后。

三、经验分享

心房颤动是临床中最常见的一种快速性心律失常。房颤的治疗除药物治疗外，经导管消融因其转复窦律的成功率高于药物，目前成为房颤治疗的重要措施。房颤的导管消融是最复杂的介入心电生理操作过程之一。因为消融需要在菲薄的心房肌进行，消融热损伤可能累及周围器官或组织。心房食道瘘是房颤消融手术的罕见并发症，有报道发生率 0.02% ~ 0.11%。因其多以神经系统疾病发病，患者往往就诊于神经内科，围绕神经系统疾病进行诊疗，距离手术时间较长，容易忽视了原发病，易误诊。多发性脑梗塞、发热和消化道出血系心房食道瘘的三联征，房颤消融术后 60 天内，出现三联征应首先排除心房食道瘘。因为心房食道瘘的死亡率非常高，死亡的原因主要是延误诊断，大面积脑梗，失去手术时机。心房食道瘘的早期确诊是临床工作中的一个难题，虽然食道镜或胃镜很容易确诊，却因为延误诊断和内镜检查期间需要充空气而导致空气栓塞加重，临床指南中未推荐，根据专家意见如果怀疑心房食道瘘需进行内镜检查建议将气源由空气改为二氧化碳，因二氧化碳可融入血液，可能减少由气体栓塞导致的脑梗。胸部强化 CT 可能有助于诊断，但是胸部强化 CT 如果阴性，仍不能排除心房食道瘘的诊断。

心房食道瘘的诊断原则：如果怀疑一定排除，不存侥幸。临床表现给予我们早期提示，临床思维的一元论适用于本病的诊断。及时手术得益于早期诊断。营养支持和预防感染是术后综合治疗的关键。

参考文献

[1]Calkins H，et al. 2017 HRS/EHRA/ECAS/APHRS/SOLAECE Expert Consensus Statement on Catheter and Surgical Ablation of Atrial Fibrillation[J]. Europace 2018，20（1）：e1–e160.

病例 9 主动脉瓣狭窄合并急性心衰、肾衰治疗

一、病例摘要

（一）基础信息

患者男性，84 岁。

主诉： 因"反复胸闷 4 个月，加重 1 天"于 2019 年 3 月 15 日入院。

现病史： 患者 4 个月前于我院普外科行右侧腹股沟疝修补术（李金斯坦术式），术后出现胸闷、胸痛伴乏力，程度较轻，每次持续 1 分钟，活动耐力减低，曾于我科住院治疗，查血 NT-proBNP 4570pg/ml，行心脏彩超：LVEF 0.44，主动脉瓣狭窄（重度），给予利尿、扩冠、优化心肌供能、抑制心肌重构等治疗，症状改善，建议行经导管主动脉瓣置换术（TAVI），与患者本人及家属充分沟通病情后，患者要求仅药物治疗出院。院外规律口服拜阿司匹林、单硝酸异山梨酯缓释片（依姆多）、倍他乐克缓释片、培哚普利、阿托伐他汀钙（立普妥）、螺内酯、呋塞米（速尿）等药物。1 天前夜间睡眠过程中出现胸闷、喘憋，伴大汗，症状持续不缓解，急诊入院。

既往史： 冠心病病史 10 余年，规律服用拜阿司匹林等药物，Ⅱ度Ⅱ型房室传导阻滞病史 10 余年，已行心脏起搏器置入术。高血压病史 10 余年，规律服用苯磺酸氨氯地平（络活喜）1.25mg，1 次 / 日；培哚普利（雅施达）4mg，1 次 / 日，血压控制在 130 ～ 150/70 ～ 90mmHg，前列腺增生病史多年，无特殊用药。无吸烟、饮酒等不良嗜好。

家族史：无特殊。

（二）体格检查

体温 36℃，脉搏 62 次 / 分，呼吸 18 次 / 分，血压 115/51mmHg，体重 78kg，身高 175cm。神志清楚，精神疲乏，全身浅表淋巴结未触及肿大，口唇无发绀，咽无充血，颈软，气管居中，颈静脉无怒张。双肺呼吸音粗，可闻及明显干湿性啰音。心率 62 次 / 分，律整，第一心音低钝，二尖瓣及主动脉瓣听诊区及 2/6 级收缩期杂音，双下肢轻度水肿，神经系统检查无特殊。

（三）辅助检查

血气分析：pH 7.33，PO_2 55mmHg，PCO_2 30mmHg，SO_2 88.4%，D-Di 1.72μg/ml。

肝肾功能：BUN 9.4mmol/L，Cr 119μmol/L，cTnI 0.26ng/L，NT-proBNP 10 011pg/ml。心脏彩超（2019年3月18日）：LA 45mm，LV 63mm，LVEF 0.38，主动脉瓣狭窄（重度，瓣口面积约 0.9cm²）。动态心电图（2019年3月16日至2019年3月17日）：平均心率 62 次 / 分，最小心率 58 次 / 分，24 小时室性早搏 14 418 次，频发多源室性早搏，有时成对，有时呈二联律，ST-T 改变。

（四）入院诊断

1. 心脏瓣膜病 主动脉瓣狭窄（重度） 二尖瓣硬化伴反流（中度）。
2. 冠状动脉粥样硬化性心脏病 不稳定型心绞痛 心功能Ⅳ级（NYHA 分级）。
3. 心律失常 Ⅱ度Ⅱ型房室传导阻滞 频发多源室性早搏 心脏起搏器植入术后。
4. 高血压（3 级，很高危）。
5. 前列腺增生。
6. 腹股沟疝修补术后。

二、诊治过程

（一）诊断依据

1. 老年男性，主动脉瓣狭窄病史，普通外科疝气手术术后出现心力衰竭。
2. 流行病学史无特殊。
3. 主要表现为反复胸闷、喘憋，不能平卧。
4. 查体 双肺呼吸音粗，可闻及明显干湿性啰音。心率 62 次 / 分，律整，第一心音低钝，二尖瓣及主动脉瓣听诊区及 2/6 级收缩期杂音，双下肢轻度水肿。
5. 实验室和辅助检查 2019 年 3 月 15 日 NT-proBNP 10011pg/ml。2019 年 3 月 26 日心脏彩超：LA 45mm，LV 63mm，LVEF 0.38，主动脉瓣狭窄（重度，瓣口面积约 0.9cm²）。

（二）诊断思路

主动脉瓣狭窄是一种常见的心脏瓣膜疾病。成人主动脉瓣口面积 ≥ 3.0cm²。一般认为，瓣口面积减小 50% 以上时会改变其血流动力学，出现跨瓣压力差。当主动脉瓣口面积 1.00 ~ 1.50cm² 为主动脉瓣轻度狭窄，0.75 ~ 1.00cm² 为中度狭窄，< 0.75cm² 或跨瓣压差 ≥ 70mmHg 为重度狭窄。据调查，65 岁以上人群中明显主动脉瓣钙化约 25%，70 岁以上约 35%，其中 10% ~ 20% 在 10 ~ 15 年后可进展为有血流动力学意义的主动脉瓣狭窄。轻度狭窄时，可定期复查或内科药物治疗；重度狭窄或有明显症状时，一般需手术治疗。目前，常用的手术方式有主动脉瓣成形术（aorticval vuloplasty，AVP）、外科主动脉瓣置换（surgicalaortic valve replacement，SAVR）、经皮穿刺球囊

主动脉瓣成形术（percutaneous balloon aortic valvulo-plasty，PBAV）、经导管主动脉瓣植入术（transcatheter aortic valve implantation，TAVI）。

（三）鉴别诊断

本病应注意的鉴别诊断如下：

1. 肥厚梗阻型心肌病 亦称为特发性肥厚性主动脉瓣下狭窄（IHSS），胸骨左缘第四肋间可闻及收缩期杂音，收缩期喀喇音罕见，主动脉区第二心音正常。超声心动图显示左心室壁不对称性肥厚，室间隔明显增厚，与左心室后壁之比＞1.3，收缩期室间隔前移，左心室流出道变窄，可伴有二尖瓣前瓣叶向交移位而引起二尖瓣反流。

2. 主动脉扩张 见于各种原因高血压、梅毒所致的主动脉扩张，可在胸骨右缘第二肋间闻及短促的收缩期杂音，主动脉区第二心音正常或亢进，无第二心音分裂。超声心动图可明确诊断。

3. 肺动脉瓣狭窄 可于胸骨左缘第二肋间隔闻及粗糙响亮的收缩期杂音，常伴收缩期喀喇音，肺动脉瓣区第二心音减弱并分裂，主动脉瓣区第二心音正常，右心室增厚肥大，肺动脉主干呈狭窄后扩张。

（四）治疗措施与方案

入院后急查化验检查，血气分析：pH 7.33，PO_2 55mmHg，PCO_2 30mmHg，SO_2 88.4%，D-Di 1.72μg/ml。肝肾功能：血尿素氮 9.4mmol/L，肌酐 119μmol/L，超敏肌钙蛋白 0.26microg/L，B 型钠尿肽 10011pg/ml。2019 年 3 月 16 日心脏彩超：LA 45mm，LV 63mm，LVEF 0.38，主动脉瓣狭窄（重度，瓣口面积约 0.9cm^2）。动态心电图示：平均心率 62 次/分，最小心率 58 次/分，24 小时室性早搏 14 418 次，频发多源室性早搏，有时成对，有时呈二联律，ST-T 改变。给予药物治疗：利尿、改善冠脉血流、优化心肌氧供、防治心律失常、无创呼吸机辅助通气等治疗，与患者及家属充分沟通后拟行 TAVI 手术，术前评估行冠脉 CTA：右冠状动脉近段轻度狭窄，左冠状动脉多发轻-中度狭窄，病源性质考虑为动脉粥样硬化性，钙化影响管腔观察，必要时进一步 CAG 检查（病例 9 图 1）。冠脉造影后出现造影剂肾病，肾功能：Cr 212μmol/L，Ccr 22.60ml/min，同时心衰进一步加重，不能平卧，反复胸闷、喘憋发作，胸部 CT 提示双肺大量胸腔积液（病例 9 图 2），行床旁血液滤过，改善肾功能后行 TAVI 手术，在 TAVI 术后出现贫血（最低至 72g/L）、肺部感染（PCT 0.209ng/ml）、低蛋白血症（TP 53g/L，ALB 23.9g/L），患者高龄、多病共存（高血压、冠心病）、心脏外科手术、疼痛、多重用药、营养不良及床旁血滤治疗导致的长时间卧床加速了衰弱的发生、发展。包括日常生活活动在内的所有身体活动的能力明显受限，生理储备严重下降，也导致了术后康复治疗复杂化。根据临床衰弱评估量表，患者外科术后为 8 级，日常生活完全不能自理（病例 9 图 3）。

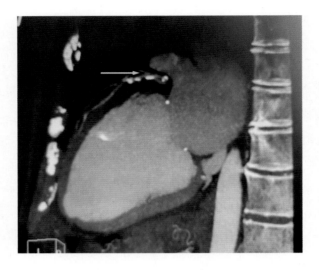

病例9图1　冠脉CTA

注：右冠状动脉近段轻度狭窄，左冠状动脉多发轻－中度狭窄，病源性质考虑为动脉粥样硬化性，钙化影响管腔观察，必要时进一步CAG检查。

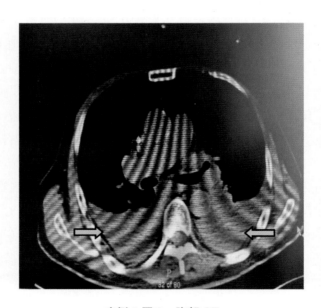

病例9图2　胸部CT

注：双肺纹理增多、双肺多发模糊片状影及少许纤维条索影、段以上支气管开口通畅，双侧肺门无增大，双侧胸腔积液。

Clinical Frailty Scale*

 1 Very Fit – People who are robust, active, energetic and motivated. These people commonly exercise regularly. They are among the fittest for their age.

 2 Well – People who have **no active disease symptoms** but are less fit than category 1. Often, they exercise or are very **active occasionally**, e.g. seasonally.

 3 Managing Well – People whose **medical problems are well controlled,** but are **not regularly active** beyond routine walking.

 4 Vulnerable – While **not dependent** on others for daily help, often **symptoms limit activities.** A common complaint is being "slowed up", and/or being tired during the day.

 5 Mildly Frail – These people often have **more evident slowing,** and need help in **high order IADLs** (finances, transportation, heavy housework, medications). Typically, mild frailty progressively impairs shopping and walking outside alone, meal preparation and housework.

 6 Moderately Frail – People need help with **all outside activities** and with **keeping house.** Inside, they often have problems with stairs and need **help with bathing** and might need minimal assistance (cuing, standby) with dressing.

 7 Severely Frail – **Completely dependent for personal care,** from whatever cause (physical or cognitive). Even so, they seem stable and not at high risk of dying (within ~ 6 months).

 8 Very Severely Frail – Completely dependent, approaching the end of life. Typically, they could not recover even from a minor illness.

 9. Terminally Ill – Approaching the end of life. This category applies to people with **a life expectancy <6 months,** who are **not otherwise evidently frail.**

Scoring frailty in people with dementia

The degree of frailty corresponds to the degree of dementia. Common **symptoms in mild dementia** include forgetting the details of a recent event, though still remembering the event itself, repeating the same question/story and social withdrawal.

In **moderate dementia,** recent memory is very impaired, even though they seemingly can remember their past life events well. They can do personal care with prompting.

In **severe dementia,** they cannot do personal care without help.

* 1. Canadian Study on Health & Aging, Revised 2008.
2. K. Rockwood et al. A global clinical measure of fitness and frailty in elderly people. CMAJ 2005;173:489-495.

© 2007-2009. Version 1.2. All rights reserved. Geriatric Medicine Research, Dalhousie University, Halifax, Canada. Permission granted to copy for research and educational purposes only.

DALHOUSIE UNIVERSITY *Inspiring Minds*

病例 9 图 3　患者术前临床衰弱评估量表变化

注：从术前的 7 级即个人生活完全不能自理，但身体状态较稳定，一段时间内不会有死亡的危险（6 个月），到术后 6 级即所有的室外活动均需要帮助，在室内上下楼梯、洗澡需要帮助，可能穿衣服也会需要辅助。

在营养、心理干预等对症支持治疗基础上，引入运动疗法，采用运动学、生物力学和神经发育学为基础，以作用力和反作用力为主要原理，采用"运动"这一机械的物理因子对患者进行有目的、有规律、持久的治疗方法。治疗过程中主要利用器械、徒手或患者自身力量进行躯干和四肢训练，包括关节功能训练、有氧训练、肌力训练、平衡训练等。通过某些运动方式（主动或被动运动等），使患者获得全身或局部的运动功能，恢复感知觉，达到改善躯体、生理和心理功能障碍的目的。患者病情逐渐改善（BMI 由术前 22.87 升至 24.48，人体体成分分析：骨骼肌质量由术前 30.1kg 升至 31.6kg，步速由术前无法配合至 0.5m/s），好转出院，出院后制订居家运动方案继续康复训练。

（五）最终诊断

1. 心脏瓣膜病 主动脉瓣狭窄（重度）心力衰竭Ⅳ级（NYHA 分级）。

2. 急性肾衰竭。

3. 冠状动脉粥样硬化性心脏病 不稳定型心绞痛。

4. 心律失常 Ⅱ度Ⅱ型房室传导阻滞 频发多源室性早搏 心脏起搏器植入术后。

5. 高血压（3 级，极高危）。

6. 低蛋白血症。

7. 前列腺增生。

8. 腹股沟疝修补术后。

三、经验分享

75 岁以上重度主动脉瓣狭窄的患者有 33% 因外科手术风险不能行外科主动脉瓣置换术。对这类患者可考虑行经皮主动脉瓣置换术（TAVI）。首例人体经皮主动脉瓣置换术 2002 年由 Cribier 教授实施，至今全球已有 80 000 余人行该手术，我院已经开展经皮主动脉瓣置换术。主动脉瓣狭窄干预的时机对预后也有重要意义（病例 9 图 4）。干预措施可选择经导管主动脉瓣置换术（TAVI）。TAVI 起源于治疗手术风险高的高危患者，国外对存在外科手术禁忌或风险高危的患者，比较行 TAVI 与 SAVR 治疗后疗效的多中心大型临床研究，其对病人进行 5 年随访。结果显示两组均无人工瓣膜功能的退行性改变发生。TAVI 组和 SAVR 组中、重度瓣膜反流发生率分别为 14% 和 1%（$P < 0.0\,001$），中、重度的瓣膜反流与 TAVI 后病人的 5 年死亡风险相关。其还比较 TAVI 组和保守治疗组，术后 5 年死亡率（全因死亡率）分别为 71.8% 和 93.6%。TAVI 组术后心功能明显改善。86% 的病人心功能可恢复至美国纽约心脏病学会心功能分级 Ⅰ～Ⅱ级，且无瓣膜退行性改变。结果显示 TAVI 比保守治疗有更大的获益。对于无法行外科换瓣术的病人，选择 TAVI 可改善生存时间和机体功能状态。TAVI 在近几年的发展尤为迅速，广泛用于主动脉瓣膜疾病中。其显著优点为创伤小、手术过程安全且快捷、预后稳定且良好，使无法接受外科手术治疗、只能承受病痛折磨的病人，生命得以延续、生活质量大大提高。这对于缓解目前我国老龄化问题所带来的一系列疾病防治有重大意义。

但对于高龄老人手术后衰弱症的筛查、防治也应该引起我们临床医师的重视，造影剂肾病在高龄老人术前也应兼顾考虑，2012 年美国及欧洲老年医学专家共识中明确提出所有 70 岁以上的老年人均应进行衰弱筛查，尤其伴有心衰、肿瘤、肾衰竭、HIV、糖尿病及需手术的患者，能从衰弱的早期筛查和干预中获益，同时对老年人群的评估，为老年病科临床医生制定治疗策略提供非常重要的依据。运动疗法是一种可靠的治疗方法，在国外衰弱综合征患者中的应用效果已得到证实，值得我们借鉴。鉴于体质差异，应积极探索适合我国衰弱综合征患者的运动疗法处方，并借鉴国外跨学科团队指导的运动模式，把运动疗法落实到患者的常规医疗和护理工作中，在实施运动疗法前，需对患者进行全面评估，根据其自身特点提供个性化的运动干预方式（病例 9 图 4）。

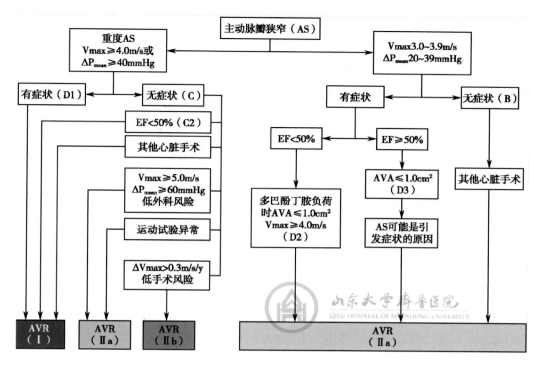

病例 9 图 4 主动脉瓣狭窄干预的时机

参考文献

[1]Kodali SK，Williams MR，Smith CR，et al．Two-year out-comes after transcatheter or surgical aortic-valve replace-ment[J]．N Engl J Med，2012，366（18）：1686-1695．

[2]Rockwood K，Song X，MacKnight C，et al．A global clinical measure of fitness and frailty in elderly people[J]．CMAJ，2005，173：489-495．

[3]Douglas PS，Leon MB，Mack MJ，et al．Longitudinal hemodynamics of transcatheter and surgical aortic valvesin the PARTNER trial[J]．JAMA Cardiol，2017，2（11）：1197-1206．

[4] 侯志涛．老年人抗阻训练健身方案制定和效果研究 [J]．北京：北京体育大学，2015．

[5]Chan DC，Tsou HH，Yang RS，et al．A pilot randomized controlled trail to improve geriatric frailty[J]．BMC Geriatr，2012，12（4）：58-70．

[6]Rockwood K，Song X，MacKnight C，et al．A global clinical measure of fitness and frailty in elderly people[J]．CMAJ 2005；173：pp．489-495．

病例 10 老年综合评估

一、病例摘要

（一）基础信息

患者男性，85 岁。

主诉： 因"发作性胸闷、胸痛 30 余年，加重 3 天"于 2019 年 11 月 21 日入院。

现病史： 患者于 30 余年前无明显诱因出现胸闷、胸痛，为心前区针扎样疼痛，持续数分钟，休息可缓解，无肩背部放射痛，无头晕、黑矇，无发热，于当地医院就诊，诊为"冠心病、心肌梗死"，分别于 2007 年、2014 年行冠状动脉造影＋支架植入术，共置入 7 枚支架，现口服氯吡格雷、单硝酸异山梨酯、瑞舒伐他汀治疗。3 天前患者胸闷加重，感乏力，无胸痛，无发热、咳嗽，无夜间阵发性呼吸困难，为进一步诊治来我院门诊就诊，门诊以"冠心病、不稳定性心绞痛"收入我科。患者自发病以来，睡眠尚可，小便正常，大便 2 天一次，近期体重无明显变化。

既往史： 高血压近 40 年，血压最高达 160/100mmHg，平时服用硝苯地平控释片治疗，血压控制在 140 ～ 150/70 ～ 90mmHg。路易体痴呆观察病史 4 年，目前规律口服盐酸多奈哌齐片、多巴丝肼片、盐酸普拉克索片治疗。脑梗死病史 4 年，遗留右侧肢体活动不灵，目前可缓步行走。前列腺增生病史 4 年，平素口服盐酸坦索罗辛缓释胶囊、非那雄胺片治疗。发现腹主动脉瘤、下肢动脉栓塞 3 年余，现时有双下肢疼痛。左眼白内障术后 2 年。缺铁性贫血病史 1 个月，曾行红细胞输注治疗，现口服多糖铁复合物治疗。否认肝炎、结核等传染病史。无重大外伤史。否认毒物、放射性物质接触史。吸烟史 50 余年，1 ～ 2 支 / 日，否认酒嗜好。无冶游史。配偶患有冠心病，其子女体健。

家族史： 无特殊。

（二）体格检查

体温 36.5℃，脉搏 84 次 / 分，呼吸 20 次 / 分，血压 150/85mmHg。老年男性，神志清，精神可，发育正常，营养一般。双肺呼吸音粗，未闻及明显干湿啰音。心率 84 次 / 分，节律规整，心音略低钝，各瓣膜听诊区未闻及病理性杂音，无额外心音及心包摩擦音。腹软，无压痛及反跳痛。双下肢无水肿。右上肢肌力Ⅳ级，左上肢肌力Ⅴ级，右下肢肌力Ⅳ级，左下肢肌力Ⅴ级。四肢肌张力齿轮样增高。双侧跟、膝腱反射正常，双侧 Babinski 征（＋），双侧 Hoffmann 征（＋），双侧 Chaddock（＋），脑膜刺激征（－）。

（三）辅助检查

2019 年 11 月 12 日心脏彩超：LVEF 57%，冠心病心肌梗死后改变。左室阶段性运动不良，左房左室扩大，升主动脉扩张，室间隔增厚，左室充盈异常（山东大学齐鲁医院）。

2019 年 11 月 12 日双下肢血管彩超：双下肢动脉硬化并斑块形成，左腘及胫后动脉栓塞，右侧肌间静脉石（山东大学齐鲁医院）。

（四）入院诊断

1. 冠状动脉粥样硬化性心脏病
   不稳定型心绞痛；
   陈旧性心肌梗死；
   心功能 Ⅲ 级（NYHA 分级）。
2. 高血压病（2 级，很高危）。
3. 陈旧性脑梗死。
4. 路易体痴呆观察。
5. 缺铁性贫血。
6. 下肢动脉硬化闭塞症。
7. 腹主动脉瘤。
8. 前列腺增生。
9. 白内障术后。

二、诊治过程

（一）诊断依据

1. 老年男性，既往冠心病、高血压、路易体痴呆、脑梗死等多种慢病史。
2. 主要表现为发作性胸闷、胸痛。
3. 查体　心肺查体无明显异常，双下肢无水肿。
4. 实验室和辅助检查　心脏彩超：LVEF 57%，左室阶段性运动不良。

（二）诊疗思路

患者既往冠心病、高血压、贫血病史，此次主因发作性胸闷入院，结合患者辅助检查，考虑诊断冠心病、不稳定性心绞痛。此例患者高龄，多种慢病，多药合用、反复住院，为提供最合理方案，在常规医疗评估诊断之外又进行了老年综合评估。综合评估主要从躯体功能评估、心理评估、社会能力评估三个大方面进行。

老年综合评估主要内容及该患者评估结果如下：

1. 日常活动能力评估　基本日常生活活动能力 Barthel 指数（此患者 40 分，重度依赖）。

2. 平衡与步态评估　站起 – 行走计时测试 TUGT 法（此患者 > 30s，存在障碍）。

3. 跌倒风险评估　Morse 评分（此患者 75 分，跌倒高风险）。

4. 营养状况评估　MNA–SF 评分（此患者营养正常）。

5. 精神、心理状态评估　简易精神状态检查 MMSE 量表（21 分，轻度痴呆）；老年抑郁量表 GDS–15 量表（4 分，正常）；焦虑自评量表（SAS）（40 分，正常）。

6. 衰弱评估　Fried 衰弱综合征标准（此患者具备疲乏、行走速度下降、躯体活动度降低 3 条标准，诊断衰弱综合征）；衰弱筛查量表（FRAIL）（此患者具备疲乏、耐力减退、自由活动下降、5 种以上疾病 4 条标准，诊断衰弱）；临床衰弱量表（Rockwood）（此患者为中度衰弱）。

7. 疼痛评估　疼痛数字评定量表（NRS）评分（此患者 2 分，轻度疼痛）。

8. 压疮评估　Braden 评分（此患者 17 分，压疮低风险）。

9. 洼田氏饮水试验 1 级，吞咽功能正常。

10. 无尿便失禁及便秘；佩戴义齿，咀嚼功能正常；视力及听力下降，尚不影响生活；无睡眠障碍。

11. 社会支持评估　SSRS 评分（此患者 35 分，支持度较高）。

根据患者的入院诊断，结合老年综合评估结果，为患者制订个体化的治疗方案。

（三）鉴别诊断

本病应注意的鉴别诊断如下：

1. 心力衰竭　临床表现为气促、活动后呼吸困难、双下肢水肿、食欲不振等，查体：双肺底闻及明显湿性啰音，双下肢水肿。心脏彩超示心脏射血分数下降。

2. 慢性阻塞性肺疾病　既往有长期发作病史，临床表现为咳嗽、咳痰、胸闷、气促。查体：双肺呼吸音粗糙，双肺可闻及湿性啰音。胸部 CT 可见肺透亮度增大。

（四）治疗措施与方案

入院后化验结果示：血红蛋白 84.0 g/L，HCT% 27.4，CRP 21.64mg/L。凝血系列、肝肾功能、血脂、血生化、心肌酶、B 型脑钠肽均未见明显异常。依据患者病情特点及既往病史，此次胸闷主要临床诊断为：①冠状动脉粥样硬化性心脏病 不稳定型心绞痛 陈旧性心肌梗死 心功能Ⅲ级（NYHA 分级）；②贫血。

治疗方面给予吸氧、氯吡格雷抗血小板聚集、调脂、扩冠、控制血压、改善微循环、补铁及支持治疗，患者胸闷症状减轻，病情好转。

患者躯体功能障碍，予协助坐起、站立、上下床、进食、穿衣、定时如厕等；跌倒高度风险，予床旁挂标识牌，加强陪护，向患者及家属行防跌倒宣教，将用物放于患者方便取用的位置，指导患者使用呼叫器，协助患者行走；患者轻度痴呆，既往诊断路易体痴呆观察，此次入院后请神经内科会诊，评估目前病情并制订治疗方案；患者轻度疼痛，考虑与其下肢动脉硬化闭塞有关，在治疗原发病基础上，鼓励其进行行走、伸踝及屈膝动作；患者现存衰弱综合征，请康复科会诊，为患者制订运动锻炼方案，在做好保护的基础上增加了阻抗运动，并予补充维生素 D 及钙剂协助改善下肢功能及力量。根据衰弱老人用药合理评估 START 标准对患者目前用药进行评估，以做到合理用药。

该患者经过规律药物治疗、康复训练及支持治疗，病情好转出院。

（五）最终诊断

1. 冠状动脉粥样硬化性心脏病

    不稳定型心绞痛；

    陈旧性心肌梗死；

    心功能 Ⅲ 级（NYHA 分级）。

2. 高血压病（2 级，很高危）。

3. 陈旧性脑梗死。

4. 路易体痴呆观察。

5. 缺铁性贫血。

6. 下肢动脉硬化闭塞症。

7. 腹主动脉瘤。

8. 前列腺增生。

9. 白内障术后。

三、经验分享

医学评估仅限于疾病本身，不能全面反映患者功能、心理及社会问题，老年综合评估主要是指通过多维度跨学科的诊断，为老年患者制订科学、系统的治疗、康复、照护和长期随访计划，其内容主要有精神心理评估、医学评估和生活质量评估等，是一种新型的以老年人为中心的现代医学模式。

老年综合评估的目标人群包括有多种慢性疾病、多种老年问题或老年综合征，伴有不同程度的功能损害，能通过评估和干预而获益的衰弱老年患者，而健康老人或严重疾病的患者（如疾病晚期、严重痴呆、完全功能丧失）则不适合，此例患者多种慢病但未完全功能丧失，因此在慢病评估的同时进行了老年综合评估。综合评估的主要内容包括全面的医疗评估、躯体功能评估、心理功能评估，以及社会能力评估四个方面。

老年综合评估涉及多学科讨论，需通过仔细的评估，明确目前的健康问题，针对影响预后的可治性问题、功能状态拟定一个合理可行综合的防治方案，通过药物、饮食、运动、康复、心理、环境等综合干预，避免不同专业的治疗重复和冲突，优先安排主要措施（短期内明显见效的治疗方法），为老年人提供切实、可行的防治计划。此病例中，患者除冠心病、不稳定性心绞痛、脑梗死、路易体痴呆等疾病外还合并躯体功能障碍、衰弱等老年综合征，因此我们给予患者规律药物治疗的同时联合康复会诊，为患者制定运动锻炼方案，在做好保护的基础上增加了阻抗运动，协助改善下肢功能及力量，为患者制订了系统的治疗及康复方案，患者经过系统治疗，胸闷、胸痛症状缓解，且日常活动量较前增加，住院期间无跌倒事件发生。

老年患者因为同时存在多种疾病，所使用的药物种类很多，药物之间的相互作用及不良反应发生率随之上升，此例患者入院前口服 10 余种药物，入院后我们进行了综合评估同时兼顾患者的经济和社会背景，停止使用了雷贝拉唑、麝香保心丸，有效地降低处方药的种类，为患者制订最优的个体化治疗方案。

参考文献

[1] 陈旭娇，严静，王建业，等. 中国老年综合评估技术应用专家共识[J]. 中华老年病研究电子杂志，2017，4（2）：1-6.

[2] 张艳，顾艳荭. 老年人综合评估相关工具研究进展 [J]. 中国全科医学，2017，20（17）：2150-2154.

[3] 于普林，王建业. 加强老年人衰弱综合征的防治研究 [J]. 中华老年医学杂志，2015，34（12）：128.

[4] CleggA，YoungJ，IliffeS，eta1. Frailty in elderly people[J]. Lancet，2013，381（9868）：752-762.

病例 11 抗肿瘤药物心脏毒性

一、病例摘要

（一）基础信息

患者男性，82 岁。

主诉： 因 "前列腺癌术后化疗后 9 天，乏力 1 天" 于 2019 年 6 月 9 日入院。并于我科给予升血小板治疗。

现病史： 入院后第 8 天，患者自觉活动后胸闷、心慌，含服速效救心丸及硝酸甘油仍不缓解，无心前区压榨性疼痛，无肩背部放射痛，无恶心、呕吐。心电图检查示 Ⅱ、Ⅲ、aVF 及 $V_{3\sim6}$ 导联 ST 下斜型压低，与入院心电图相比有动态变化。血清高敏肌钙蛋白 I 164.85ng/L。血常规：血红蛋白 71g/L。给予扩冠、营养心肌、纠正贫血等治疗，胸闷心慌症状好转。入院后第 22 天患者再次出现心慌，自测脉搏达 110 次/分，无胸闷、胸痛，无头晕、头痛，无恶心、呕吐等不适，心电图检查示心房扑动。

既往史： 高血压病史 20 年，最高达 188/98mmHg，既往口服贝那普利治疗，近 1 年未应用药物，血压波动在 130 ～ 140/70 ～ 80mmHg。2 型糖尿病 20 年，目前口服二甲双胍治疗，空腹血糖控制在 7 ～ 8mmol/L，餐后血糖情况不详。冠心病病史 14 年，2005 年 3 月 22 日因 "不稳定型心绞痛" 于左回旋支及前降支各植入支架 1 枚，2005 年 4 月 1 日再次因 "不稳定型心绞痛" 于右冠状动脉植入支架 3 枚，术后规律口服阿司匹林、氯吡格雷、倍他乐克等药物治疗，未再有胸闷等症状发作。心房颤动病史 1 年，于 2018 年 6 月 28 日行心内电生理检查和射频消融术，术后心房颤动复发，于 2018 年 7 月 5 日行电复律。右耳听力下降 12 年，左耳听力下降 7 年。脑梗死病史 3 年余，无肢体活动不灵等后遗症。5 年前因 "甲状腺结节" 行一侧甲状腺切除术，目前口服优甲乐 75μg。前列腺癌病史 3 年余，2016 年 7 月 13 日行腹腔镜前列腺癌根治术，术后规律行前列腺癌内分泌治疗。2017 年 8 月 24 日 PET-CT：全身骨、肺等多发转移，口服阿比特龙方案（阿比特龙 1000mg qd，泼尼松 5mg q12h），2019 年 5 月 30 日多西他赛化疗 1 次。否认输血史及重大外伤史，否认药物过敏史，否认烟酒等不良生活嗜好。配偶及子女体健，甲状腺切除术后 5 年，前列腺癌根治术后 3 年，心房颤动射频消融术后 1 年。

家族史： 否认家族史。

（二）体格检查

体温 36.2℃，脉搏 73 次/分，呼吸 17 次/分，血压 134/58mmHg。老年男性，贫血貌，神志清，精神差，发育正常，营养中等，自主体位，查体合作。全身皮肤黏膜未见黄染皮疹及出血点。全身浅表淋巴结未触及异常肿大。睑结膜苍白。口唇苍白，咽部无充血。胸廓对称，两侧呼吸动度均等，双肺呼吸音粗，未闻及干湿性啰音。心前区无隆起及异常搏动，心界不大，心率 73 次/分，律规整，心音低钝，各瓣膜听诊区未闻及病理性杂音及额外心音。腹部平坦，未见胃肠型及蠕动波，腹软，无压痛及反跳痛，肝、脾肋下未触及，Murphy 征（−），叩鼓音，肝、肾、脾区无叩痛（−），移动性浊音（−），肠鸣音正常。双下肢无水肿。神经系统查体无异常。

（三）辅助检查

入院前辅助检查：

2017 年 8 月 24 日（山东大学齐鲁医院）PET-CT：前列腺癌根治术后、内分泌治疗后，全身多处骨骼骨密度增高，上纵隔、腹膜后及盆腔多发肿大淋巴结，左肾上腺结节，右肺多发结节，PDG 代谢增高，符合前列腺癌治疗后上述部位多发转移。

2018 年 7 月 15 日（山东大学齐鲁医院）动态心电图检查示：窦性心律；窦性停搏（> 2.0s 的 R-R 间期共 163 阵，最长为 2.95s）；偶发房性早搏，有时成对；短阵房性心动过速；偶发多源室性早搏；ST-T 改变；QT 间期延长（见于心率慢时）。

2019 年 6 月 9 日（胜利油田中心医院）血常规：白细胞 14.7×10^9/L，中性粒细胞 % 67.4%，中性粒细胞 9.9×10^9/L，血红蛋白 95g/L，血小板 45×10^9/L。

入院后辅助检查：

2019 年 6 月 12 日血常规：白细胞 11.66×10^9/L，中性粒细胞比值 81.8%，红细胞 2.91×10^{12}/L，血红蛋白 86g/L，血小板 54×10^9/L。2019 年 6 月 12 日肝功能：谷丙转氨酶 15U/L，谷草转氨酶 41U/L，白蛋白 45.8g/L。肾功能：尿素氮 11.6mmol/L，肌酐 144μmol/L，胱抑素 C 1.22mg/L。N 端脑钠肽前体 1414pg/ml，血清高敏肌钙蛋白 I 164.85ng/L，CK-MB 2.8ng/ml，LDH 474U/L。

2019 年 6 月 9 日心电图：V_{5-6} 导联 ST 改变。

（四）入院诊断

1. 前列腺癌术后化疗后
   骨髓抑制；
   血小板减少症；
   中度贫血。

2. 抗肿瘤药物心脏毒性
   心肌梗死；
   心律失常 心房扑动；
   心功能Ⅲ级（NYHA 分级）。

3. 冠状动脉粥样硬化性心脏病
   陈旧性心肌梗死；
   心功能Ⅱ级（NYHA 分级）；
   PCI 术后。

4. 心律失常
   心房颤动；
   射频消融术后。

5. 高血压病（3级，很高危）。

6. 2型糖尿病。

7. 陈旧性脑梗死。

8. 甲状腺结节切除术后。

三、诊治过程

（一）诊断依据

1. 老年男性。既往有冠心病、心房颤动、高血压、糖尿病、前列腺癌等病史。

2. 2019年5月30日因前列腺癌行多西他赛化疗1次。化疗后10余天出现血小板减少、胸闷等症状，化疗后30天出现心慌。

3. 查体 贫血貌。全身皮肤黏膜未见黄染皮疹及出血点。睑结膜苍白，口唇苍白，咽部无充血。心前区无隆起及异常搏动，心界不大，心率73次/分，律规整，心音低钝，各瓣膜听诊区未闻及病理性杂音及额外心音。腹部查体无异常。

4. 辅助检查 2019年6月9日（胜利油田中心医院）血常规：白细胞$14.7 \times 10^9/L$，中性粒细胞%67.4%，中性粒细胞$9.9 \times 10^9/L$，血红蛋白95g/L，血小板$45 \times 10^9/L$。2019年6月12日N端脑钠肽前体1414pg/ml，血清高敏肌钙蛋白I 164.85ng/L，CK-MB 2.8ng/ml。

（二）诊断思路

根据《蒽环类药物心脏毒性防治指南（2013版）》中对抗肿瘤药物性心脏毒性的定义，定义为具有下面一项及多项：①左心室射血分数（LVEF）降低的心肌病，表现为整体功能降低或室间隔运动明显降低；②充血性心衰（CHF）相关的症状；③CHF相关的体征，如第三心音奔马律、心动过速，或两者都有；④LVEF较基线降低至少5%至绝对值<55%，伴随HF的症状或体征；或LVEF降低至少10%至绝对值<55%，未伴有症状或体征。

诊断思路：

第1步：判断抗肿瘤药物心脏毒性是否成立。

第2步：对心脏毒性进行分级。目前，临床上主要是根据美国纽约心脏协会（NYHA）关于心脏状态的分类评估或不良事件评定标准（CTCAE 4.0）进行心脏毒性分级的评定。

第3步：根据分级进行治疗。

（三）鉴别诊断

本患者需与以下其他疾病进行鉴别：

1. 不稳定型心绞痛　患者有发作性胸痛，通常有诱因，持续数分钟至 10 余分钟，含服硝酸甘油可缓解，血清心肌损伤标准物无升高。本患者有发作性胸闷、血清高敏肌钙蛋白 I 升高，不符合该诊断。

2. 扩张型心肌病　患者早期可无症状，后期出现劳累性呼吸困难和活动耐量下降，心脏超声可表现为心腔扩大，室壁运动减弱，心肌收缩功能下降。

（四）治疗措施与方案

入院后给予升血小板、纠正贫血等治疗。患者血小板低，暂未给予抗血小板治疗，给予低分子肝素（抗凝）、立普妥（调脂）、曲美他嗪、磷酸肌酸（改善心肌能量代谢）、胺碘酮（抗心律失常），后因患者出现血压降低，难以耐受，行电复律治疗。复查心电图及心肌损伤标准物均好转，患者出院。

（五）最终诊断

1. 前列腺癌术后化疗后

   骨髓抑制；

   血小板减少症；

   中度贫血。

2. 抗肿瘤药物心脏毒性

   心肌梗死；

   心律失常 心房扑动；

   心功能Ⅲ级（NYHA 分级）。

3. 冠状动脉粥样硬化性心脏病

   陈旧性心肌梗死；

   心功能Ⅱ级（NYHA 分级）；

   PCI 术后。

4. 心律失常

   心房颤动；

   射频消融术后。

5. 高血压病（3 级，很高危）。

6. 2 型糖尿病。

7. 陈旧性脑梗死。

8. 甲状腺结节切除术后。

三、经验分享

多西他赛是一种新型的抗微管装配的抑制剂，通过促进小管聚合成稳定的微管并抑制其解聚从而使游离小管的数量显著减少，从而影响有丝分裂间期的细胞功能。多西他赛抗瘤谱广，临床上广泛用于乳腺癌、前列腺癌、非小细胞肺癌等多种肿瘤的治疗。常见的不良反应有骨髓抑制、过敏反应、神经毒性及心脏毒性等。Ⅰ期临床试验也证实多西他赛最常见的心脏毒性是无症状的心动过缓，还可出现室性心动过速、房室束传导阻滞、心肌缺血和心肌梗死等。抗肿瘤药物导致的心脏毒性通常呈现进展性和不可逆性，并且具有累积性，往往影响抗肿瘤治疗和患者生活质量，严重者甚至可能危及患者的生命。老年患者多器官功能减退，多存在衰弱、冠心病、高血压等多病共存的情况，对抗肿瘤药物的耐受性差。因此，抗肿瘤药物治疗前对老年患者进行衰弱及心血管风险评估尤为重要。

肿瘤治疗相关的心血管疾病通常存在一些危险因素，目前公认的肿瘤患者心血管病相关风险有：已知存在的心血管疾病，既往蒽环类药物应用，既往有纵隔 / 胸腔放疗史，年龄 < 18 岁或 > 50 岁使用曲妥单抗、> 65 岁使用蒽环类，早发心血管疾病家族史，合并有高血压、糖尿病、高胆固醇血症，吸烟史等。对肿瘤患者抗肿瘤治疗前应全面评估患者的危险因素，识别高危人群，并积极、有效地监测患者的心脏功能变化，可以有助于指导临床用药、优化治疗方案（化疗 / 靶向药物、剂量强度和密度等）。

对心血管病风险高的肿瘤患者，在应用化疗药物前应该做到早预防、早保护。具体有以下几种策略：

1. 优化化疗方案

（1）降低化疗药物的累积剂量是降低心脏毒性最简单的措施。

（2）调整给药管理：通过修正和调整给药管理可以在不降低抗肿瘤效应的前提下最大限度地保护心脏，减少化疗药物的心脏毒性。

（3）使用低毒剂型。

2. 应用心脏保护剂

（1）右丙亚胺是对化疗导致心脏损伤的最佳预防药物，文献报道右丙亚胺能够将肿瘤化疗引起的心力衰竭发生率降低 80% 以上。

（2）选用具有心脏毒性保护效应的心血管药物，比如卡维地洛和美托洛尔等 β 受体阻滞剂、卡托普利等血管紧张素转换酶抑制剂、磷酸肌酸等优化心肌能量代谢的药物、黄芪注射液等中药制剂。

3. 早监测心功能变化　应用抗肿瘤药物期间及结束后对患者进行心功能及生物标

志物的监测。近年来，随着影像新技术的发展，心肌摄取 ^{99m} 锝－甲氧异腈相对定量值（MRQ）、三维斑点追踪成像（3D-STI）技术等在心脏毒性的早期监测上具有较高的敏感度。

　　因此，对老年肿瘤患者，临床医生应对患者行综合评估，评估患者心理、身体、疾病及社会等各方面。在开始抗肿瘤之前，应充分评估老年患者的心血管风险，做到早预防、早监测、早保护。提高老年患者对抗肿瘤药物的耐受性，降低抗肿瘤药物的心脏毒性。

参考文献

[1]Seidman A1，Hudis C，Pierri MK，et al. Cardiac dysfunction in the trastuzumab clinical trials experience[J]. J Clin Oncol，2002，20（5）：1215-1221.

[2]Dalen EC，Caron HN，Dickinson HO. Cardioprotective interventions for cancer patients receiving anthracyclines[J]. Cochrane Database Syst Rev，2011，2011（6）：CD003917.

[3] 韩尽斌，吴宁，花永强，等 . 肿瘤化疗药物心脏毒性的预防策略 [J]. 中国癌症杂志，2018，28（1）：75-79.

[4] 陈娜，郑慧，许芳芳，等 . 基于 3D-STI 技术应用心肌综合指数评价化疗对肺癌患者的心脏毒性 [J]. 医学影像学杂志，2019，29（10）：1700-1702.

病例 12 LGI1 脑炎

一、基本资料

（一）基础信息

患者男性，69 岁。

主诉：因"发作性上肢抽动、记忆力减退 4 个月余，加重半个月"于 2018 年 4 月 16 日入院。

现病史：患者 4 个月余前无明显诱因出现发作性左上肢不自主抽动、麻木，5 ~ 6 次 / 天，持续 2 ~ 3 秒 / 次，伴睡眠增多，轻度近事遗忘，注意力减退，话语多，偶有答非所问，于当地医院就诊，行颅脑 MRI 示双侧放射冠及半卵圆中心缺血、梗死灶，诊断为"脑梗死、直立性低血压、神经变性病（路易体痴呆）可能性大"。给予抗血小板、调脂、改善认知、稳定情绪等治疗，效果差。半个月前患者出现阵发性面部及双上肢抽动，伴面部恐惧感，持续数秒恢复，发作约 30 次 / 天，有视幻觉，自诉见到植物，有时见虫子在爬行，睡眠中有双手不自主抓握，并多次站立时摔倒，并言语不利、表达困难、反应迟钝、记忆力明显减退，不认识亲属。于当地医院行腰椎穿刺化验脑脊液抗 LGI1 抗体 IgG 1 ∶ 32 阳性。考虑"癫痫、自身免疫性脑炎？"，给予丙戊酸钠、长春胺治疗，效果差。

既往史：有高血压、糖尿病、冠心病病史。否认肝炎、结核等传染病史。无外伤、手术史。否认毒物、放射性物质接触史。否认吸烟嗜好，饮酒 30 余年，白酒约 50g/ 天。无冶游史。配偶及其子女体健。

家族史：无特殊。

（二）体格检查

体温 36.7℃，心率 64 次 / 分，呼吸 18 次 / 分，血压 164/74mmHg。意识模糊，精神淡漠，双肺呼吸音粗，未闻及明显干湿性啰音。心率 64 次 / 分，律齐，未闻及病理性杂音。腹软，无压痛及反跳痛，双下肢无水肿。神经系统检查：构音障碍，记忆力、计算力、定向力、判断力减退，双侧瞳孔等大等圆，对光反应存在，眼球运动可，双侧口角对称，伸舌居中。四肢肌力、肌张力正常，四肢腱反射（++），双侧 Babinski 征（+），双侧 Chaddock 征（+），脑膜刺激征（−）。

（三）辅助检查

颅脑 MRI：双侧放射冠及半卵圆中心缺血、梗死灶（2017 年 11 月 21 日）。心脏和颈动脉超声：二尖瓣少量反流，肺动脉瓣少量反流，左室假腱索，双侧颈总、颈内动脉硬化，右颈总动脉斑块形成（2017 年 12 月 1 日）。卧立位脑血流监测：卧立位试验 W 波消失，且监测过程中发现心律失常的存在（2017 年 12 月 11 日）。脑脊液抗 LGI1 抗体 IgG 1 ： 32 阳性（2018 年 4 月 12 日）。

（四）入院诊断

自身免疫性脑炎。

三、诊治过程

根据患者面部及上肢不自主抽动的特点，考虑面 – 臂肌张力障碍发作（faciobrachial dystonic seizure，FBDS），定位至大脑皮层和皮层下区域；近记忆力减退为主的认知障碍、精神行为异常定位至大脑皮层、边缘系统可能；体位性低血压血压定位至自主神经系统。定性诊断考虑代谢、炎症、肿瘤、感染可能。

入院后测量卧位血压 148/89mmHg，心率 115 次 / 分，立位 1min 血压 89/65mmHg，心率 65 次 / 分。化验血常规、血糖、男性肿瘤系列、甲状腺功能、同型半胱氨酸、风湿系列等均无明显异常。血钠 134mmol/L（135 ～ 145mmol/L）。脑电图：电压低，间有低幅慢波。颅脑 MRI 平扫及增强：双侧内侧颞叶异常信号，无明显强化。胸腹盆 CT 示双肺纤维灶及少许炎症，冠状动脉钙化，纵隔淋巴结略大，双侧腋窝小淋巴结，纵隔及腋窝脂肪间隙模糊，胆囊炎，胃壁略厚，部分肠管积气，腹腔及腹膜后小淋巴结，腹腔脂肪间隙模糊，膀胱壁略厚，脂肪间隙略大，胸骨及椎体密度欠均匀。脑脊液白细胞数 2 个 /mm³，糖、蛋白、氯化物均正常，脑脊液寡克隆带阴性，血寡克隆带阴性。血抗 LGI1 抗体 IgG 1 ： 100 阳性。

（一）诊断依据

1. 老年男性，亚急性起病，进行性加重。

2. 既往病史无特殊。

3. 主要表现为发作性肢体不自主运动、近记忆力减退、视幻觉、睡眠行为异常、反复站立后跌倒。

4. 查体　意识模糊，精神淡漠，构音障碍，记忆力、计算力、定向力、判断力减退，双侧 Babinski 征（＋），脑膜刺激征（－）。卧立位血压和心率测定提示直立性低血压。

5. 实验室和辅助检查　卧立位脑血流监测：卧立位试验 W 波消失，颅脑 MRI：双侧内侧颞叶异常信号。血及脑脊液抗 LGI1 抗体 IgG 阳性。

（二）诊断思路

《中国自身免疫性脑炎诊治专家共识（2017 版）》推荐抗 LGI1 抗体相关脑炎诊断要点如下：

1. 急性或者亚急性起病，进行性加重。

2. 临床符合边缘性脑炎，或者表现为 FBDS。

3. 脑脊液白细胞数正常或者呈轻度淋巴细胞性炎症。

4. 头颅 MRI：双侧或者单侧的颞叶内侧异常信号，或者无明显异常。

5. 脑电图异常。

6. 血清和（或）脑脊液抗 LGI1 抗体阳性。

（三）鉴别诊断

本病应注意的鉴别诊断如下：

1. 路易体痴呆　主要的临床特点为波动性认知障碍、反复出现的视幻觉和类似帕金森病的运动症状，患者的认知障碍常在运动症状之前出现。也可有快动眼睡眠行为障碍，妄想，自主神经功能异常，患者经常出现反复跌倒和原因不明的知觉丧失。

2. Creutzfehh-Jakob 病（Creutzfeldt-Jakob disease，CJD）　患者通常表现为快速进展性痴呆、肌阵挛、共济失调、锥体束或锥体外系的体征、无动性缄默等，典型脑电图为周期性尖－慢复合波，脑脊液 14-3-3 蛋白阳性或脑脊液 RT-QulC 阳性。缺乏有效治疗手段，预后差。

3. 中枢神经系统肿瘤　老年患者也可表现为认知障碍、精神症状、癫痫发作等，可无明显头痛、恶心、呕吐的颅高压症状，尤其是弥漫性或多灶性脑肿瘤，如原发性中枢神经系统淋巴瘤、转移癌等。

（四）治疗措施与方案

给予人免疫球蛋白 30g/d 静脉滴注 qd 5 天，甲强龙 1000mg/ 天静脉滴注 qd 3 天，甲强龙 500mg/d 静脉滴注 qd 3 天，甲强龙 80mg po qd，并给予丙戊酸钠、左乙拉西坦、喹硫平等药物治疗，患者肢体不自主动作、认知障碍、精神症状等明显减轻，好转出院。

（五）最终诊断

抗 LGI1 抗体相关脑炎。

三、经验分享

自身免疫性脑炎（autoimmune encephalitis，AE）泛指由自身免疫机制介导的脑炎，约占脑炎病例的 10% ~ 20%。自 2007 年抗 N- 甲基 -D- 天冬氨酸受体（NMDAR）脑炎被发现以来，一系列抗神经元细胞表面或突触蛋白的抗体陆续被发现。抗 LGI1 抗体相关脑炎发病率仅次于抗 NMDAR 脑炎。

抗 LGI1 抗体相关脑炎多见于 50 岁以上的中老年人群，男性多于女性，呈急性或亚急性起病，本例患者的年龄、性别及起病形式均符合。FBDS 是该病特征性的临床症状，表现为短暂、频繁的单侧手臂及面部乃至下肢的肌张力障碍样不自主动作。癫痫发作以各种形式的颞叶癫痫常见。关于 FBDS 是癫痫发作还是锥体外系反应的争议一直存在。几乎所有的患者均存在认知障碍，以近事记忆力减退为主。半数以上的患者可有精神行为异常，主要表现为幻视、幻听、焦虑抑郁、重复动作等。本例患者 FBDS、认知障碍及精神行为异常与文献报道相一致。抗利尿激素不适当分泌所致的顽固性低钠血症是该病另一个特征性改变，发生率约 60%。本例患者院外的生化检测情况不明确，但入我院时化验有轻度低钠血症。除边缘叶症状外，患者也可有睡眠障碍、意识障碍。另外，还可见窦性心动过速或心动过缓、低血压、中枢性发热等自主神经功能障碍。本例患者同时存在意识障碍、睡眠行为异常及严重的体位性低血压。

本例患者具有双颞叶内侧的 T_2WI 及 FLAIR 高信号（病例 12 图 1），符合抗 LGI1 抗体相关脑炎的典型颅脑 MRI 表现，文献中也有部分为单侧受累、基底节受累或 MRI 无明显异常。脑脊液化验白细胞轻度增多或寡克隆区带阳性。脑电图可有异常癫痫放电或慢波节律。虽然国外有自身抗体阴性的可能 AE 诊断标准，但目前国内 AE 的确诊仍需要自身抗体阳性的证据。

由于本病好发于中老年人，患者有认知障碍、精神行为异常、睡眠障碍、自主神经症状、低钠血症等表现，容易被误诊为多系统萎缩、额颞叶痴呆等神经系统变性疾病、代谢病或 CJD 等特殊感染感染性疾病。如本例患者有明显的认知障碍、幻觉、体位性低血压，甚至反复出现晕厥或晕厥前状态，曾被误诊为路易体痴呆。该病有 5% ~ 10% 合并肿瘤，以胸腺瘤为主。

抗 LGI1 抗体相关脑炎患者的总体预后是良好的。糖皮质激素与静脉注射人免疫球蛋白（IVIg）是目前临床上治疗 AE 的一线方法。本例患者早期规律服用抗癫痫药物，但 FBDS 改善不明显，诊断明确加用激素及人免疫球蛋白治疗后 FBDS 明显减少，患者的认知、精神症状及体位性低血压等情况也明显好转。

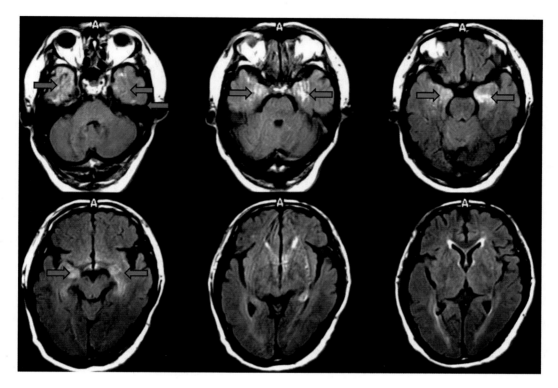

病例 12 图 1　颅脑 MRI 的 FLAIR 序列

注：双侧内侧颞叶异常高信号病灶（红色箭头所示）。

因此，中老年患者出现认知障碍、癫痫发作、精神症状、低钠血症及自主神经症状时，应注意筛查抗 LGI1 抗体相关脑炎，确诊后尽早启动免疫治疗，规范用药，以最大程度改善患者生活质量。

参考文献

[1] 中华医学会神经病学分会 . 中国自身免疫性脑炎诊治专家共识 [J]. 中华神经科杂志，2017，50（2）：91-98.

[2]Dalmau J，Graus F. Antibody-Mediated Encephalitis[J]. N Engl J Med，2018，378（9）：840-851

[3]Graus F，Titulaer MJ，Balu R，et al. A clinical approach to diagnosis of autoimmune encephalitis[J]. Lancet Neurol，2016，15（4）：391-404.

[4]Irani SR，Alexander S，Waters P，et al. Antibodies to Kv1 potassium channelcomplex proteins leucine-rich，glioma inactivated 1 protein and contactinassociated protein-2 in limbic encephalitis，Morvan's syndrome and acquired neuromyotonia[J]. Brain，2010，133：2734-2748

[5] 唐佳茜，徐丽，于之瑶，等. 抗 LGI1 抗体相关边缘性脑炎临床分析 [J]. 中国现代神经疾病杂志，2019，19（4）：271-276.

病例 13　神经元核内包涵体病

一、病例摘要

（一）基础信息

患者女性，77 岁。

主诉：因"头晕、恶心呕吐伴胡言乱语 5 小时"于 2018 年 3 月 4 日入院。

现病史：患者入院 5 小时前无明显诱因出现头晕，诉非旋转性，表现为头部昏胀感，伴有恶心、呕吐，呕吐胃内容物，约半小时后患者出现胡言乱语，不能与家人交流，于我院急诊科行颅脑 CT 示双侧皮质下白质多发缺血变性灶，未予溶栓，急诊以"脑梗死"收入病房。

既往史：发现皮质下白质病变 7 ~ 8 年，颈椎病病史 40 余年。发病前 3 天余有咳嗽、流涕等感冒病史，无发热。否认高血压、糖尿病、冠心病病史，否认肝炎、结核等传染病史。无外伤、手术史。否认毒物、放射性物质接触史。否认吸烟饮酒。无冶游史。育有 1 子，配偶及其子女体健。

家族史：无特殊。

（二）入院查体

体温 36.6℃，心率 80 次 / 分，呼吸 20 次 / 分，血压 169/78mmHg。内科系统查体：全身浅表淋巴结未触及肿大，口唇无发绀，咽无充血，颈软，气管稍左偏，颈静脉无怒张。桶状胸，双肺呼吸音粗，未闻及明显干湿性啰音，未闻及痰鸣音及胸膜摩擦音。心率 80 次 / 分，律齐，未闻及病理性杂音。腹平软，无压痛、反跳痛，未触及包块，肝脾肋下未触及，双下肢无水肿。神经系统查体：意识模糊，查体不配合。颅神经（-），伸舌不配合。四肢肌张力偏高，肌力查体不配合，但四肢均可见自主活动。四肢腱反射（++），双侧病理征（-），脑膜刺激征（-），感觉及共济查体不配合。

（三）辅助检查

血常规：WBC 10.18×10^9/L，N% 71.3%，Hb 123g/L，PLT 376×10^9/L；凝血全套：未见异常，传染病三项阴性；脑脊液各项化验结果：脑脊液免疫球蛋白球蛋白（+），

IgGC 55.4mg/L ↑，IgAC 5.07mg/L ↑，糖、氯化物、蛋白定量：Glu 4.78mmol/L，CL 126mmol/L，PRO 0.65g/L ↑，糖、氯化物、蛋白定量：Glu 4.78mmol/L，CL 126mmol/L，PRO 0.65g/L ↑；女性肿瘤系列：正常；NT-PROBNP 152.30pg/ml；甲状腺功能：A-TG 5.53（＜4.11）U/ml，余正常；糖化血红蛋白 5.60%。影像检查，见病例 13 图 1。

（四）入院诊断

1. 头晕待查？

   脑梗死？

2. 皮质下白质病变。

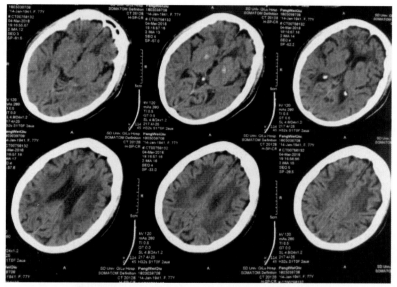

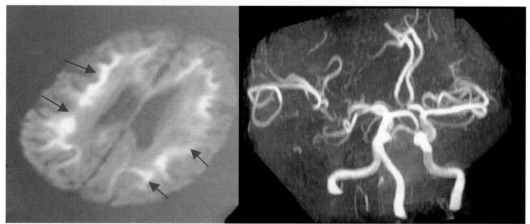

病例 13 图 1　2018 年 3 月 5 日颅脑 CT

　　注：颅脑 CT 课件皮质下大片低密度灶，MRI 示 DWI 相课件皮髓交界区对称性绸带样高信号征，MRA 示多发脑动脉狭窄，以右侧大脑中动脉狭窄为著。

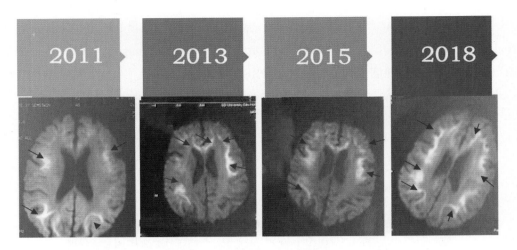

病例 13 图 2　患者颅脑 7 年来 MRI 的变化

注：DWI 皮髓交界区对称性绸带样高信号征逐渐增多，并逐渐融合。

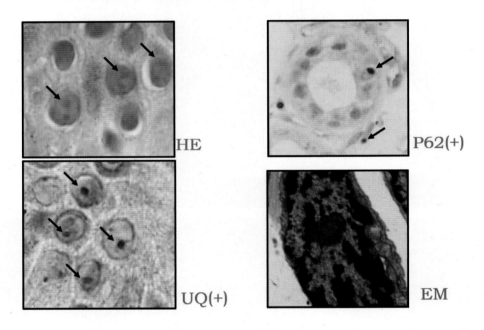

病例 13 图 3　患者皮肤活检病理

注：HE. 皮脂腺细胞核旁可见淡红色嗜酸性包涵体存在；P62. 脂肪细胞及皮脂腺细胞 P62 阳性包涵体；UQ. 皮脂腺细胞泛素化包涵体；EM. 皮脂腺细胞电镜下呈相。

二、诊治过程

（一）诊断依据

1. 老年女性，急性起病。

2．流行病学史无特殊。

3．主要表现为突发的头晕、恶心呕吐及胡言乱语。

4．神经系统查体：意识模糊，查体欠配合。

5．实验室和辅助检查：血常规，WBC WBC 10.18×10^9/L、N 88.50%，PCT 0.188ng/ml；MRI 示 DWI 相课件皮髓交界区对称性绸带样高信号征，此为神经元核内包涵体病的特征性影像学表现。

6. 入院后病情变化：患者入院 2 小时后出现发热，体温达 37.9℃，给予头孢哌酮舒巴坦进行抗感染治疗，体温波动在 37 ～ 38℃；入院后 24 小时神志转清，对答切题，体温正常；进一步补充病史：此患者近 2 年来记忆力明显减退，活动范围基本局限在家里，可进行基本的自我照料；初步的高级智能检查（大学学历）：远近记忆力均减退，计算力减退（100−7 ＝？不能完成），定向力差，理解力尚可。

（二）诊断思路

见病例 13 图 4、病例 13 图 5。

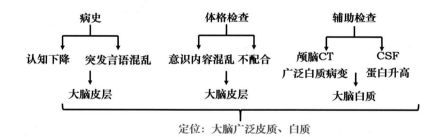

病例 13 图 4　定位诊断

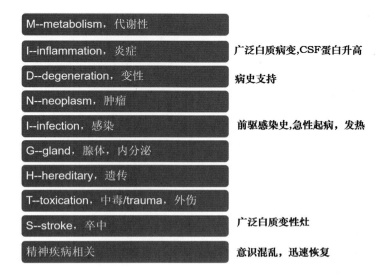

病例 13 图 5　定性诊断："mdinights"原则

此患者的影像学表现具有特征性：DWI 相示皮髓交界区高信号，不以时间发展而消失，DWI 相的皮髓区对称性绸带样高信号征，随病情进展逐渐在额、顶、颞、枕皮层扩展，这种特征性的影像就可疑诊神经元核内包涵体病（neuronal intranuclear inclusion disease，NIID）。

（三）鉴别诊断

1. 脆性 X 相关震颤 / 共济失调综合征（fragile X-associated tremor/ataxia syndrome，FXTAS）　其临床症状和病理学表现和 NIID 类似。亦可出现 DWI 上的皮髓交界区高信号，但目前尚无 FXTAS 核内包涵体皮肤病理的相关文献报道，如发现 X 染色体智能低下 1 型（fragile X mental retardation 1，FMR1）基因突变可确诊 FXTAS。

2. 其他需要鉴别的疾病还包括多系统萎缩、脊髓性小脑共济失调、齿状核红核苍白球丘脑底核萎缩、Creutzfeldt-Jakob 病和代谢性脑病等。需要特别注意的是，仅活检发现存在神经元核内包涵体并不能诊断 NIID，因其亦可见于亨廷顿病、脊髓小脑性共济失调、阿尔茨海默病等多种神经退行性疾病，仍需结合临床和影像学改变，甚至基因检测结果。

（四）治疗措施与方案

对症支持为主，本病例给予奥拉西坦、艾地苯醌等营养神经、改善代谢药物，定期静脉输注神经节苷脂，但是患者症状持续进展，行走已需要人搀扶，认知功能逐步下降，患者依从性差，持续电话随访中。

（五）最终诊断

神经元核内包涵体病。

三、经验分享

神经元核内包涵体病（neuronal intranuclear inclusion disease，NIID）是一种罕见的慢性进展性神经系统变性疾病，如果以其为关键词在 pubmed 上搜索，仅能搜索到 101 篇相关文献（截止到 2020 年 1 月 15 日）。目前中国收集的病例不足百例，有皮肤活检结果的非常少，此病例为我院确诊的第一例，也是山东省确诊的第一例。

1968 年 Lindenberg 在 1 例表现为精神发育迟滞，进行性痉挛和共济失调的 28 岁男性患者的脑和内脏细胞内发现了核内包涵体，提出了"神经元核内包涵体病（NIID）"的诊断。病理特征为神经系统（包括中枢、外周和自主神经系统）和内脏器官细胞核内存在嗜酸性透明包涵体，为位于核周 1.5 ~ 10 μm 的圆形物质，泛素（＋）P62（＋），电镜下由无膜纤维组织组成。

NIID 通常为亚急性或慢性起病，病程 1 ~ 44 年不等，患者从 2 ~ 78 岁均有报道，男女比例约为 1：2。根据发病年龄可分为儿童型、青少年型和成人型。其临床表现复杂多样，缺乏特异性。儿童及青少年患者常以共济失调或精神行为异常为首发表现，而成年起病者常以痴呆或肢体无力为早期症状。此外，本病也可出现假性肠梗阻、蛋白尿、狼疮肾炎等非神经系统表现。2016 年，Sone 等对 57 例成人型 NIID 进行研究，根据是否存在家族聚集现象将其分为散发型与家族型，根据早期临床表现的不同将其分成痴呆型和肢体（多为下肢）无力型，发现散发型多以痴呆起病，而家族型以痴呆起病和以肢体无力起病的比例相近。成人型 NIID 中以肢体无力起病者可在病程 20 年以后出现痴呆症状，而痴呆起病者中肢体无力症状少见。或可认为，两个亚型只是症状出现的先后顺序不同。回顾国内外现有的病例报道，归纳成人型 NIID 主要症状包括：①中枢神经系统受累：痴呆、共济失调、发作性意识障碍、行为异常、亚急性脑炎样表现、强直、震颤、癫痫发作、卒中样发作；②周围神经受累：感觉障碍、远端肌力下降；③自主神经受累：瞳孔缩小、尿失禁、呕吐、晕厥。

NIID 的发病机制不明。在 2019 年，不同的研究团队分别使用长读长测序和短读长测序，发现 NIID 与 NOTCH2NLC 基因附近的重复扩增有关。来自湘雅的唐北沙教授和沈璐教授团队首次揭示了 NIID 与 NOTCH2NLC 基因中 GGC 异常重复扩增相关，并且提出了"NIID 相关疾病"（NIID related disorders）这一新概念。他们指出该组疾病由 NOTCH2NLC 基因 GGC 异常扩增所致，临床上可能并不罕见，在某些常见神经退行性疾病如阿尔茨海默病、帕金森综合征患者中同样存在。

目前普遍认为，皮髓交界区的弥散加权成像（diffusion-weighted imaging，DWI）高信号是 NIID 的特征性影像表现，国内陈为安等学者将该征象命名为皮质下绸带征（subcortical lace sign），如出现需高度怀疑本病诊断。本例患者中即出现典型的皮质下绸带征；T_2 和液体衰减反转恢复序列（fluid attenuated inversion recovery，FLAIR）上可见双侧弥漫对称白质高信号。近来有学者提出，小脑中脚及蚓部的 FLAIR 高信号也可提示 NIID 的诊断。此外，还有 MRI 上类似急性缺血样改变的报道。2014 年，Sone 等报道了 3 例通过皮肤活检确诊的成人型 NIID，发现其临床表现虽有所不同但 DWI 上均可见皮髓交界区高信号，首次提出该影像学特点可为诊断 NIID 提供线索，并能作为皮肤活检的先决条件。

临床展望：NIID 临床特征多变，极容易漏诊或误诊，以往该病确诊需通过尸检，目前通过皮肤活检即可确诊。目前 NIID 的临床、病理和影像等资料，均来源于个例报告及对其的总结，随着新病例的不断发现，NIID 的诊断、发病机制、治疗等各方面均会得到极大提高。

参考文献

[1]Sone J，et al. Long-read sequencing identifies GGC repeat expansions in NOTCH2NLC associated with neuronal intranuclear inclusion disease. Nat Genet，2019，51（8）：1215-1221.

[2]Ishiura H，et al. Noncoding CGG repeat expansions in neuronal intranuclear inclusion disease，oculopharyngodistal myopathy and an overlapping disease. Nat Genet，2019，51（8）：1222-1232.

[3]Sun QY，et al. Expansion of GGC repeat in the human-specific NOTCH2NLC gene is associated with essential tremor. Brain，2020，143（1）：222-233.

[4]Yu WY，et al. Identifying patients with neuronal intranuclear inclusion disease in Singapore using characteristic diffusion-weighted MR images. Neuroradiology，2019，61（11）：1281-1290.

[5]Sugiyama A，et al. MR Imaging Features of the Cerebellum in Adult-Onset Neuronal Intranuclear Inclusion Disease：8 Cases. AJNR Am J Neuroradiol，2017，38（11）：2100-2104.

[6]Sone J，et al. Neuronal intranuclear inclusion disease cases with leukoencephalopathy diagnosed via skin biopsy. J Neurol Neurosurg Psychiatry，2014，85（3）：354-356.

病例 14 帕金森病

一、病例摘要

（一）基础信息

患者女性，66 岁。

主诉： 动作迟缓、肢体震颤 6 年，加重 2 个月。

现病史： 患者 6 年前无明显诱因出现双上肢运动迟缓，表现为穿衣等动作变慢，持筷、系扣等动作变笨拙，伴有双手抖动，初始右上肢明显，后累及左上肢，安静时明显，紧张时加重，睡眠中消失，无头晕、头痛，无走路跌倒，无肢体感觉异常，无吞咽困难及饮水呛咳，无幻觉及认知功能下降，无二便异常。患者未予规律诊治，3 年前上述症状加重，出现行走缓慢，行走时小碎步、身体前倾，转身费力，偶有跌倒。就诊于我院门诊，考虑"帕金森病"，给予"美多巴 62.5mg tid、泰舒达 25mg bid"治疗，患者上述症状改善明显，此后患者规律门诊复诊，并逐渐调整药物为"美多巴 125mg tid、泰舒达 50mg bid"治疗。2 个月前患者自觉上述症状加重，肢体较前笨拙，伴有肩颈部僵硬感，并夜间睡眠欠佳。为进一步治疗收入我科病房。患者自发病以来，饮食可，睡眠如前所述，小便可，大便时有便秘，体重较前无明显变化。

既往史、个人史： 既往体健。否认高血压、糖尿病、冠心病等慢性病史。否认肝炎、结核等传染病史。否认 CO 中毒、重金属及毒物接触史，否认特殊用药史。否认手术及重大外伤史。否认输血史。否认药物及食物过敏史。否认烟酒等不良嗜好。月经 16 岁初潮，平素月经规律，55 岁绝经。适龄婚育，生有 2 子，配偶患有糖尿病，2 子均体健。

家族史： 无特殊。

（二）体格检查

体温 36.2℃，心率 80 次 / 分，呼吸 20 次 / 分，血压 128/67mmHg。内科查体未见明显异常。神经系统查体：神志清，精神可，面部表情减少，言语流利，对答切题，粗测高级智能正常。双侧瞳孔等大等圆，直径约 3mm，对光反射灵敏，双眼球扫视变慢，活动基本到位，无眼震，双侧鼻唇沟对称，伸舌居中，余颅神经（－）。四肢肌力 5 级，双上肢肌张力齿轮样增高，双下肢肌张力铅管样增高，四肢腱反射正常（++），双侧病理征（－）。双上肢静止性震颤，双手轮替动作稍笨拙。双侧指鼻试验、跟膝胫试验稳准，闭目难立征阴性。深浅感觉无异常。行走时小碎步，双上肢伴随动作减少，转身分解。脑膜刺激征阴性。

（三）辅助检查

颅脑 MRI：未见明显异常。

（四）入院诊断

帕金森病。

二、诊治过程

入院后完善三大常规、肝功能、肾功能、电解质、甲状腺功能、血清铜、铜蓝蛋白、叶酸＋维生素 B_{12}、肿瘤标志物等化验均未见明显异常。复查颅脑 MRI ＋ SWI 未见明显异常信号。完善残余尿超声：残余尿约 10ml。完善卧立位血压监测，无体位性低血压。依据患者病情特点临床诊断为帕金森病，给予多巴丝肼片（美多芭）125mg tid、普拉克索 0.25mg tid 等药物治疗，患者运动迟缓及肢体震颤较前好转。

（一）诊断依据

1. 老年女性，慢性起病，进行性加重病程 6 年。

2. 临床主要表现 ①运动症状：动作迟缓、笨拙，静止性震颤，小碎步，夜间翻身困难，上述症状服用抗帕金森药物可改善；②非运动症状：便秘、睡眠欠佳。

3. 既往史 否认 CO 中毒、重金属及毒物接触史，否认特殊用药史。余既往史、个人史、家族史无特殊。

4. 查体　面部表情减少，双眼球扫视变慢；双上肢静止性震颤，双手轮替动作稍笨拙，双上肢肌张力齿轮样增高，双下肢肌张力铅管样增高；行走时小碎步，双上肢伴随动作减少，转身分解。

5. 实验室和辅助检查　颅脑 MRI ＋ SWI、残余尿超声：未见明显异常。

（二）诊断思路

2015 年国际运动障碍病协会制订的帕金森病的诊断标准和 2016 版中国帕金森病的诊断标准如下：

诊断帕金森病必须具备以下核心运动症状：即必备运动迟缓和至少存在静止性震颤或肌强直 2 项症状的 1 项。

一旦患者存在上述核心运动症状，可按照以下标准进行临床诊断：

临床确诊的帕金森病需要具备：

1. 不存在绝对排除标准（absolute exclusion criteria）。

2. 至少存在两条支持标准（supportive criteria）。

3. 没有警示征象（red flags）。

临床诊断为很可能的帕金森病需要具备：

1. 不符合绝对排除标准。

2. 如果出现警示征象（red flags）则需要通过支持标准来抵消：如果出现 1 条警示征象，必须需要至少 1 条支持标准抵消；如果出现 2 条警示征象，必须需要至少 2 条支持标准抵消；如果出现 2 条以上警示征象，则诊断不能成立。

绝对排除标准包括：

1. 存在明确的小脑性共济失调，或者小脑性眼动异常（持续的凝视诱发的眼震、巨大方波跳动、超节律扫视）。

2. 出现向下的垂直性核上性凝视麻痹，或向下的垂直性扫视选择性减慢。

3. 在发病后 5 年内，患者被诊断为高度怀疑的行为变异型额颞叶痴呆或原发性进行性失语。

4. 发病 3 年后仍局限于下肢的帕金森样症状。

5. 多巴胺受体阻滞剂或多巴胺耗竭剂治疗诱导的帕金森综合征，其剂量和时程与药物性帕金森综合征相一致。

6. 尽管病情为中等严重程度（即根据 MDS–UPDRS，评定肌强直或运动迟缓的计分＞ 2 分），但患者对高剂量（不少于 600mg/d）左旋多巴治疗缺乏显著的治疗应答。

7. 存在明确的皮质复合感觉丧失（如在主要感觉器官完整的情况下出现皮肤书写觉和实体辨别觉损害），以及存在明确的肢体观念运动性失用或进行性失语。

8．分子神经影像学检查突触前多巴胺能系统功能正常。

9．存在明确可导致帕金森综合征或疑似与患者症状相关的其他疾病，或者基于全面诊断评估，由专业医师判断其可能为其他综合征，而非帕金森病。

警示征象（red flags）包括：

1．发病后 5 年内出现快速进展的步态障碍，以至于需要经常使用轮椅。

2．运动症状或体征在发病后 5 年内或 5 年以上完全不进展，除非这种病情的稳定是与治疗相关。

3．发病后 5 年内出现球麻痹症状，表现为严重的发音困难、构音障碍或吞咽困难（需进食较软的食物，或通过鼻胃管、胃造瘘进食）。

4．发病后 5 年内出现吸气性呼吸功能障碍，即在白天或夜间出现吸气性喘鸣或者频繁的吸气性叹息。

5．发病后 5 年内出现严重的自主神经功能障碍，包括：①体位性低血压旧引，即在站起后 3 分钟内，收缩压下降至少 30mmHg 或舒张压下降至少 20mmHg，并排除脱水、药物或其他可能解释自主神经功能障碍的疾病；②发病后 5 年内出现严重的尿潴留或尿失禁（不包括女性长期存在的低容量压力性尿失禁），且不是简单的功能性尿失禁（如不能及时如厕）。对于男性患者，尿潴留必须不是由前列腺疾病所致，且伴发勃起障碍。

6．发病后 3 年内由于平衡障碍导致反复（＞1 次／年）跌倒。

7．发病后 10 年内出现不成比例的颈部前倾或手足挛缩。

8．发病后 5 年内不出现任何一种常见的非运动症状，包括嗅觉减退、睡眠障碍（睡眠维持性失眠、日间过度嗜睡、快动眼期睡眠行为障碍）、自主神经功能障碍（便秘、日间尿急、症状性体位性低血压）、精神障碍（抑郁、焦虑、幻觉）。

9．出现其他原因不能解释的锥体束征。

10．起病或病程中表现为双侧对称性的帕金森综合征症状，没有任何侧别优势，且客观体检亦未观察到明显的侧别性。

支持标准包括：

1．患者对多巴胺能药物的治疗明确且显著有效。在初始治疗期间，患者的功能可恢复或接近至正常水平。在没有明确记录的情况下，初始治疗的显著应答可定义为以下两种情况：①药物剂量增加时症状显著改善，剂量减少时症状显著加重。以上改变可通过客观评分（治疗后 UPDRS–Ⅲ 评分改善超过 30%）或主观描述（由患者或看护者提供的可靠而显著的病情改变）来确定；②存在明确且显著的开／关期症状波动，并在某种程度上包括可预测的剂末现象。

2．出现左旋多巴诱导的异动症。

3．临床体检观察到单个肢体的静止性震颤（既往或本次检查）。

4. 以下辅助检测阳性有助于鉴别帕金森病与非典型性帕金森综合征：存在嗅觉减退或丧失，或头颅超声显示黑质异常高回声（> 20mm²），或心脏间碘苄胍闪烁显像法显示心脏去交感神经支配。

本例患者存在运动迟缓、静止性震颤和肌强直，具备 3 项核心运动症状，患者无绝对排除标准，无警示征象，存在 2 项支持标准（对多巴胺能药物的治疗明确且显著有效；临床体检观察到单个肢体的静止性震颤），符合临床确诊的帕金森病。

（三）鉴别诊断

帕金森病主要与继发性帕金森综合征、帕金森叠加综合征和表现为帕金森症状的遗传代谢病鉴别。

1. 继发性帕金森综合征　包括血管、中毒、代谢、药物等因素均可引起帕金森病样表现。①血管性帕金森综合征：存在卒中病史或者脑血管病危险因素，临床主要表现步态异常、肌张力增高，下肢症状重于上肢，静止性震颤少见，半数以上患者有假性球麻痹和锥体束征，对左旋多巴治疗反应欠佳。头颅影像学多可见基底节区多发缺血性病灶；②中毒相关帕金森综合征：包括 CO 中毒、重金属中毒等，患者多有明确的接触史，可有助于诊断；③代谢相关：包括维生素 B_1 缺乏、维生素 B_{12} 缺乏、甲状腺功能亢进、甲状腺功能减退等代谢异常均可引起帕金森样症状；④药物相关：包括多巴胺耗竭剂（利血平、降压零号、胃复安、氟桂利秦）和抗精神病药物等，可引起帕金森样表现。

2. 帕金森叠加综合征

（1）进行性核上性麻痹：属于帕金森叠加综合征的一种，其核心症状包括帕金森样少动表现、垂直性核上性眼肌麻痹、姿势不稳和认知障碍，影像上可见中脑萎缩，典型者呈"蜂鸟"征象，多数患者症状进展快，对左旋多巴类药物反应欠佳。本例患者仅表现为帕金森样少动症状，无眼肌麻痹、姿势不稳和认知障碍等表现，影像学未见明显异常，不支持进行性核上性麻痹。

（2）皮质基底节综合征：以不对称运动障碍和皮层功能障碍为主要特征，前者主要包括肌强直或运动减少、肌张力障碍、肌阵挛，后者包括失用、认知障碍、皮层感觉缺失或异己肢现象，头颅 MRI 显示非对称性额顶叶皮质萎缩。本例患者仅有肌强直和运动减少表现，无明显皮层功能障碍，不支持皮质基底节综合征表现。

（3）多系统萎缩：以进展性自主神经功能障碍，伴小脑性共济失调症状、帕金森症状及锥体束征为主要临床特征，其中以帕金森症状为主型称为 MSA-P 型，以小脑性共济失调症状为主型称为 MSA-C 型，前者易被误诊为帕金森病。颅脑影像学可见壳核、小脑、脑桥萎缩，表现为脑桥十字形增高影（十字征）、壳核外侧缘裂隙状高信号（裂隙征），多数患者对左旋多巴制剂反应欠佳。本例患者无自主神经功能障碍表现，不支持多系统萎缩。

（3）遗传代谢病：以帕金森样症状为主要表现的遗传代谢病主要包括肝豆状核变性、NBIAs 等。①肝豆状核变性：本例患者无肝功异常，基底节无异常信号，肝豆状核变性可能性不大，可完善腹部超声、血清铜、铜蓝蛋白等辅助鉴别；② NBIAs：可表现为帕金森病样表现，但除此之外，多合并有认知功能减退、精神心理异常等表现，部分患者颅脑 MRI 可见特征性铁沉积表现，如虎眼征等。本例患者不符合，可完善颅脑 SWI 辅助鉴别。

（四）治疗措施与方案

给予多巴丝肼片（美多芭）125mg tid、普拉克索 0.25mg tid 等药物治疗，患者运动迟缓及肢体震颤较前好转。

（五）最终诊断

帕金森病。

三、经验分享

帕金森病（Parkinson's disease）是一种常见的神经系统退行性疾病，在我国 65 岁以上人群的患病率为 1700/100 000，并随年龄增长而升高，给家庭和社会带来沉重的负担。该病的主要病理改变为黑质致密部多巴胺能神经元丢失和路易小体形成，其主要生化改变为纹状体区多巴胺递质降低。

临床症状包括运动症状和非运动症状，运动症状包括静止性震颤、肌强直、运动迟缓和姿势平衡障碍及中晚期出现的运动并发症，包括症状波动（剂末现象和开关现象）和异动症。非运动症状包括睡眠障碍（快速眼动期睡眠行为异常、不宁腿综合征、失眠、日间过度嗜睡等），自主神经功能障碍（便秘、膀胱功能障碍、多汗、体位性低血压、流涎等），感觉障碍（嗅觉减退、疼痛、感觉异常）和精神情绪异常（抑郁、焦虑、冲动控制障碍、强迫行为甚至幻觉、痴呆等）。

目前帕金森病的诊断主要依据 2015 年国际运动障碍病协会制定的《帕金森病的诊断标准》和《中国帕金森病的诊断标准（2016 版）》（如前诊断思路所述）。

帕金森病的治疗主要包括药物治疗（病例 14 图 1）、手术治疗、康复治疗、心理疏导等，其中药物治疗占有最重要的地位，用药原则应该以达到有效改善症状、提高工作能力和生活质量为目标。提倡早期诊断、早期治疗，坚持"剂量滴定"，尽可能以小剂量达到满意临床效果。

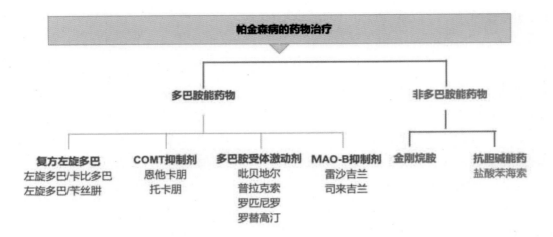

病例 14 图 1　帕金森病的药物治疗

　　本例患者存在运动迟缓、静止性震颤和肌强直，具备 3 项核心运动症状，患者无绝对排除标准，无警示征象，存在 2 项支持标准（对多巴胺能药物的治疗明确且显著有效；临床体检观察到单个肢体的静止性震颤），符合临床确诊的帕金森病。

　　本例患者属于早期帕金森病，给予美多芭、普拉克索等药物治疗，患者运动迟缓及肢体震颤较前好转。

参考文献

[1] 中华医学会神经病学分会帕金森病及运动障碍学组，中国医师协会神经内科医师分会帕金森病及运动障碍专业委员会. 中国帕金森病的诊断标准（2016 版）[J]. 中华神经科杂志，2016，49（4）：268-271.

[2]Postuma RB，et al. MDS clinical diagnostic criteria for Parkinson's disease[J]. Mov Disord，2015，30（12）：1591-1601.

[3] 中华医学会神经病学分会帕金森病及运动障碍学组. 中国帕金森病治疗指南（第三版）[J]. 中华神经科杂志，2014（6）：428-433.

[4]Armstrong MJ，Okun MS. Diagnosis and Treatment of Parkinson Disease：A Review[J]. JAMA，2020，323（6）：548-560.

病例 15 视神经脊髓炎

一、病例摘要

（一）基础信息

患者男性，96 岁。

主诉：因"双下肢乏力 1 年，左下肢活动不灵 1 周"于 2019 年 5 月 9 日入院。

现病史：患者 1 年前无明显诱因出现双下肢乏力，当时未诉明显感觉障碍及尿便障碍，行双下肢动静脉超声：双下肢动脉粥样硬化并斑块形成，双侧胫前动脉闭塞。7 个月前入老年内分泌科住院，诊断为"糖尿病周围神经病变、下肢动脉病变、腰椎间盘突出症"，给予降糖、改善循环、营养神经等治疗后，双下肢乏力好转出院。1 周前患者出现左下肢活动不灵，伴有排尿困难，当时无头晕头痛，无恶心呕吐，于外院行 CT 示："颅内脑梗死、软化灶；腰椎退行性改变、腰椎间盘突出。"为进一步治疗来我院。自发病来，饮食睡眠可，近 1 周排尿困难，大便失禁，体重无明显变化。

既往史：2 型糖尿病病史 30 余年，10 余年前发现血肌酐升高，高血压病史 30 余年，白内障病史多年。

22 年前因"右肾透明细胞癌"行右肾切除术，术后肝脏转移，应用干扰素治疗，家属诉肝脏转移灶消失，具体不详。

（二）体格检查

老老年男性，神志清，精神略差，双肺呼吸音粗，未闻及明显干湿啰音。心律规整，各瓣膜区未闻及明显杂音。腹软，肝脾肋下未及，无明显压痛及反跳痛。神经系统：双眼视力轻度下降，双侧瞳孔等大等圆，双侧对光反射及调节反射正常，双眼各方向运动可，无眼球震颤，双侧鼻唇沟对称，双耳听力轻度下降，伸舌偏右。双上肢肌力 5 级，肌张力正常。左下肢肌力 1 级，右下肢肌力 4 级，双下肢肌张力正常。左侧 Babinski 征（+），右侧 Babinski 征（+）。右侧 T_4 平面以下浅感觉减退，双侧下肢深感觉减退（左侧著）。脑膜刺激征（−）。

（三）辅助检查

胸部、腰椎间盘 CT：胸部慢性炎症，右肺结节影，腰椎椎间盘膨出，腰椎退行性变，左肾囊肿，右肾缺如。（2018 年 3 月 12 日）（外院）

双下肢动静脉超声：双下肢动脉粥样硬化并斑块形成，右侧隐股静脉瓣膜功能不全。（2018 年 3 月 12 日）（外院）

颈椎、胸椎 CT：颈椎退行性变；$C_{2/3}$ ~ $C_{5/6}$ 椎间盘突出，$C_{3/4}$、$C_{5/6}$ 左侧侧隐窝狭窄，胸椎退行性变。（2018 年 3 月 16 日）（外院）

肌电图：双下肢周围神经损伤（轴索损伤与脱髓鞘并存）。（2018 年 3 月 19 日）（外院）

肌电图：双上下肢周围神经损害，双侧腓总神经运动传导速度减慢、波幅减低。双侧正中神经感觉传导波幅减低。（2018 年 5 月 26 日）（外院）

颅脑、颈椎、胸椎、头部血管 MRI：脑内多发缺血变性、梗死灶；脑萎缩；符合脑动脉硬化并多阶段狭窄表现。$C_{2/3}$、$C_{3/4}$、$C_{4/5}$、$C_{6/7}$ 椎间盘突出并 $C_{3~7}$ 椎管狭窄、黄韧带肥厚。$T_{2~5}$ 水平脊髓条状异常信号，考虑脊髓炎，必要时强化扫描。颈胸椎退行性改变。（2018 年 5 月 26 日）（外院）

下肢超声：双下肢动脉粥样硬化并斑块形成，双侧胫前动脉闭塞。双下肢深浅静脉通畅。（2018 年 5 月 26 日）（外院）

泌尿系超声：左肾多发囊肿，右肾切除术后，前列腺增生，尿潴留。（2019 年 5 月 5 日）（外院）

颅脑、胸腹 CT：颅内梗死灶、软化灶；脑萎缩；支气管炎并感染，双肺纤维灶；腰椎退行性改变，腰椎间盘膨出。（2019 年 5 月 5 日）（外院）

（四）入院诊断

1. 脊髓病变。

2. 2 型糖尿病 糖尿病周围神经病变 糖尿病视网膜病变 糖尿病肾病（Ⅴ期） 糖尿病周围血管病。

3. 缺血性脑血管病 脑动脉多发狭窄、硬化。

4. 高血压病（2 级，很高危）。

5. 颈椎病。

6. 腰椎病。

7. 前列腺增生。

8. 尿潴留。

9. 白内障。

10. 右肾切除术后。

尿便障碍定位于脊髓的副交感神经受损。

结合患者胸椎 MRI 定位于胸髓 $T_2 \sim T_5$ 水平。

再进行定性诊断：

患者脊髓损害累及运动、感觉及自主神经考虑横贯性受累，且受累节段大于 3 个椎体，考虑长节段横贯性脊髓炎，考虑脱髓鞘可能性大。

第 2 步：通过对 AQP4-IgG 的检测作为诊断分层，并参考其他亚临床及免疫学证据做出诊断。

本患者通过 AQP4 检测，明确为血清 AQP4 阳性，结合长节段横贯性脊髓炎，做出视神经脊髓炎诊断。

第 3 步：需排除其他疾病可能。

第 4 步：根据患者病情给予急性期治疗、序贯治疗（免疫抑制治疗）、对症治疗和康复治疗。

本患者急性期给予人免疫球蛋白及静脉甲强龙治疗，序贯治疗给予吗替麦考酚酯免疫抑制治疗，对症治疗及康复针灸治疗促进恢复。

（三）鉴别诊断

本病应注意的鉴别诊断如下：

1. 其他炎性脱髓鞘病　多发性硬化（multiple sclerosis，MS）、急性播散性脑脊髓炎等；MS 以白种人多见，发病年龄较 NMO 更年轻，初次发病往往较 NMO 病情较轻，累及脊髓时多不超过 2 个椎体节段，且成部分性非对称损害，往往多伴有脑部多发病变，脑脊液检查可见寡克隆带阳性及 IgG 指数增高，AQP4 抗体罕见。

2. 系统性疾病　系统性红斑狼疮、白塞病、干燥综合征、结节病、系统性血管炎等；NMO 患者可合并有其他免疫抗体的异常，可与风湿性疾病发生共病。

3. 血管性疾病　缺血性视神经病、脊髓硬脊膜动静脉瘘、脊髓血管畸形；血管性疾病在老年人中常见，缺血性及出血性疾病均可累及脊髓，多急性病程，患者合并有高血压、糖尿病、高脂血症、抽烟、饮酒等危险因素，发病时出现急性肢体瘫痪、感觉障碍及尿便障碍等。通过影像学及腰穿检查多可明确诊断。

4. 感染性疾病　结核、艾滋病、梅毒、布氏杆菌感染等。

5. 代谢中毒性疾病　亚急性联合变性、肝性脊髓病、Wernick 脑病、缺血缺氧性脑病等。

6. 肿瘤及副肿瘤相关疾病　脊髓胶质瘤、室管膜瘤、脊髓副肿瘤综合征等。

7. 其他　颅底畸形、颈椎病及腰椎病引起的脊髓压迫症等。颈椎病及腰椎病在老年人中多见，其诱发的脊髓压迫症状多为慢性病程，除脊髓症状外，可出现神经根压迫而诱发明显的疼痛症状，影像学检查多可鉴别。

（四）治疗措施与方案

依据患者病情特点，给予降压、降糖、保护肾功能、改善贫血、改善下尿路症状、营养神经、改善循环、抗心律失常、护胃、补钙等基础及对症治疗，并给予人免疫球蛋白 10g 静脉滴注 5 天、低剂量甲强龙 120mg 静脉滴注 5 天冲击并序贯口服 40mg 泼尼松、吗替麦考酚酯 0.25g 每天 1 次口服治疗。给予康复锻炼及针灸治疗，患者病情稳定，下肢无力及尿便潴留症状改善后出院。随访 9 个月，患者未有疾病复发及机会性感染表现。

（五）最终诊断

1. 视神经脊髓炎。

2. 2 型糖尿病 糖尿病周围神经病变 糖尿病视网膜病变 糖尿病肾病（Ⅴ期） 糖尿病周围血管病。

3. 缺血性脑血管病 脑动脉多发狭窄、硬化。

4. 高血压病（2 级，很高危）。

5. 颈椎病。

6. 腰椎病。

7. 前列腺增生。

8. 尿潴留。

9. 贫血。

10. 低蛋白血症。

11. 冠心病

心律失常 频发室性早搏。

12. 白内障。

13. 右肾切除术后。

三、经验分享

视神经脊髓炎（neuromyelitis optica，NMO）是一种免疫介导的中枢神经系统炎性脱髓鞘疾病。NMO 临床上多以严重的视神经炎和纵向延伸的长节段横贯性脊髓炎为特征。AQP4 抗体是其特异性抗体。即使在老年人中，也有很高的特异性。该病女性居多，多于 30 ~ 40 岁发病。发病年龄 ≥ 50 岁被认为是晚发型。有文献报告 NMO 最晚发病年龄为 88 岁，本例患者发病年龄为 96 岁，目前尚未见其他更晚发病年龄报告。

晚发型 NMO 以脊髓炎更为多见，且老年人由于其年龄及多病共存的特点，NMO 往往难以早期识别，易误诊为骨关节炎、颈腰椎病、下肢血管病变及糖尿病并发症，甚至急性脑血管病等。而延迟治疗会带来复发风险及不良预后。本例患者为高龄，合并有

2 型糖尿病、高血压病，常见的下肢无力的原因多为周围血管病变、腰椎病变等，因此患者首次发病诊为下肢血管病变，后继续诊为糖尿病周围神经病、腰椎病，给予患者相应的治疗后效果不好，并且再次发病后才明确诊断。患者首次就诊的科室为内分泌科，并未给予详细及系统的神经系统查体。因此，无论患者年龄及既往病史，应根据临床症状进行详细查体，并进行神经系统的定位及定性诊断，如考虑患者存在脊髓的损害，怀疑脊髓炎的患者均应考虑 NMO 可能，并进行包括 MRI、脑脊液、电生理及 AQP4 抗体的检测。老年患者腰椎穿刺检查往往因骨质增生及配合程度欠佳而较困难，血清 AQP4 检查也能明确诊断且仍有较高敏感性和特异性。

NMO 似乎不随患者发病年龄而降低复发的风险，且晚发型 NMO 患者由于免疫耐受性较低和修复能力减小，可能更易导致残疾。老年常见并发症也会延缓病人的恢复。所以对于晚发型患者，也建议给以预防性药物治疗防止复发。但对于老老年患者，可能对免疫抑制剂的阳性反应较少，并可能出现更多的不良反应，如机会性感染等。对于本例老老年患者，已 96 岁高龄，患有高血压、2 型糖尿病、肾功能不全、冠心病等多种疾病，既往无文献支持及临床治疗经验，治疗非常困难。经仔细分析评估，可考虑急性期药物为人免疫球蛋白、静脉激素药物治疗。免疫球蛋白对老年人相对安全，但大量输注，尤其是快速输注后可诱发流感反应、皮疹、心律失常、低血压等，对于有心脑血管疾病、糖尿病、高血压的病人，也易诱发血栓事件、肾损害、电解质紊乱等。故权衡利弊，我们给予患者减量的人免疫球蛋白 10g × 5 天的治疗，输注时严格控制速度，积极避免诱发副反应。病人应用人免疫球蛋白后无特殊不适，凝血、肾功能、电解质、心肌酶等各项指标基本较前无明显变化。既往有文献报道，对于老老年发病的视神经脊髓炎可应用大剂量静脉激素治疗，综合考虑患者血糖、肾功能、贫血、潜在的骨质疏松和消化道损伤等情况，我们给予甲强龙 120mg 静脉输注 5 天治疗。在给予患者静脉激素治疗的同时，密切监测血糖，调整降糖方案，患者血糖基本保持稳定。

对于序贯治疗，可考虑应用口服的激素及免疫抑制剂。目前尚无对晚发型 NMO 患者长期口服激素及免疫抑制剂的治疗指南或专家共识。对于该患者我们在静脉输注甲强龙后，给予经验性的口服小剂量激素治疗并逐渐减量，小剂量维持。对于免疫抑制剂，常用的药物有硫唑嘌呤及吗替麦考酚酯。两者均为指南推荐一线用药。对于该患者，我们主要考虑其肾功能较差，故选用小剂量吗替麦考酚酯治疗。该患者给予小剂量口服激素及吗替麦考酚酯治疗后，病情基本稳定，随访 1 年未见脊髓炎复发，无明显药物相关的不良反应。

综合上述治疗方法，对于老年 NMO 患者，须仔细衡量免疫抑制治疗的风险及获益，并进行个体化治疗。

参考文献

[1]中国视神经脊髓炎谱系疾病诊断与治疗指南.中国神经免疫学和神经病学杂志,2016,23(03):155-166.

[2]Dahm L, Ott C, Steiner J, et al. Seroprevalence of autoantibodies against brain antigens in health and disease. Ann Neurol, 2014, 76 (1): 82-94.

[3]Mealy MA, Wingerchuk DM, Greenberg BM, et al. Epidemiology of neuromyelitis optica in the United States: a multicenter analysis. Arch Neurol, 2012, 69 (9): 1176-1180.

[4]Krumbholz M, Hofstadt-van Oy U, Angstwurm K, et al. Very late-onset neuromyelitis optica spectrum disorder beyond the age of 75.J Neurol, 2015, 262 (5): 1379-1384.

[5]Collongues N, Marignier R, Jacob A, et al. Characterization of neuromyelitis optica and neuromyelitis optica spectrum disorder patients with a late onset. Mult Scler, 2014, 20 (8): 1086-1094.

[6]Carnero Contentti E, Daccach Marques V, Soto de Castillo I, et al. Clinical features and prognosis of late-onset neuromyelitis optica spectrum disorders in a Latin American cohort. J Neurol, 2020.

[7]Mao Z, Yin J, Zhong X, et al. Late-onset neuromyelitis optica spectrum disorder in AQP4-seropositivepatients in a Chinese population. BMC Neurol, 2015, 15: 160.

[8]Suchdev K, Razmjou S, Venkatachalam P, et al. Late onset neuromyelitis optica mimicking an acute stroke in an elderly patient. J Neuroimmunol, 2017, 309: 1-3.

[9]Majed M, Fryer JP, McKeon A, et al. Clinical utility of testing AQP4-IgG in CSF: Guidance for physicians. Neurol Neuroimmunol Neuroinflamm, 2016, 3 (3): e231.

[10]Guo Y, Tian X, Wang X, et al. Adverse Effects of Immunoglobulin Therapy. Front Immunol, 2018, 9: 1299.

[11]Souza CS, Brooks JB, Oliveira CL, et al. Neuromyelitis optica with very late onset. Arq Neuropsiquiatr, 2013, 71 (8): 556-557.

病例 16　额颞叶痴呆——语义性痴呆

一、病例摘要

（一）基础信息

患者女性，72岁。

主诉：因"听理解障碍伴记忆力下降半年余"于 2017 年 3 月 6 日入院。

现病史：患者半年余年前出现听理解障碍，交流时理解对方的言语困难，找词困难，阅读困难，同时伴记忆力下降，以近期记忆为主，对刚刚发生的事、说过的话遗忘，定向力、计算力尚可，生活尚能自理，无性格改变，无行为异常，无幻听、幻觉等，于省中医院就诊，给予"多奈哌齐、艾迪苯醌、胞磷胆碱"等药物治疗，患者自觉胃肠道不适，停用多奈哌齐及艾迪苯醌，治疗后症状无明显改善，为进一步治疗来我院门诊就医，收入病房。患者发病以来饮食睡眠尚可，小便正常，大便便秘，体重无明显下降。

既往史：既往高血压病史 50 余年，最高 180/110mmHg，目前口服苯磺酸氨氯地平 5mg/d 治疗，自述血压控制可。关节炎病史 40 余年，遗留双侧膝关节轻度变形及活动障碍，便秘病史 8 年，经胃镜检查发现慢性非萎缩性胃炎、胃息肉半年。

（二）体格检查

体温 35.3℃，心率 80 次 / 分，呼吸 20 次 / 分，血压 142/79mmHg。神志清，精神可，查体合作，双肺呼吸音清，未闻及干湿啰音，心律齐，未闻及病理性杂音，腹软，无压痛、反跳痛，肝脾肋下未触及。神经科查体：言语流利，应答切题，部分找词困难，但可用描述性语言代替，双侧瞳孔等大等圆，d = 2.5mm，对光反射灵敏，眼球各方向运动可，未及明显眼震，双侧鼻唇沟对称，伸舌居中；右上肢肌力 4 级，左上肢肌力 5 级，双下肢肌力 4+ 级，肌张力正常，腱反射双侧对称（++）。双侧 Chaddock 征（+）。深浅感觉无明显异常，脑膜刺激征阴性，共济运动无异常。

（三）辅助检查

低密度脂蛋白胆固醇(LDL-C)3.56mmol/L，余血常规、二便常规、肝肾功能、电解质、糖化血红蛋白、甲状腺功能、肿瘤系列、风湿系列、维生素系列等数值均在正常范围以内。2017 年 3 月 7 日神经心理评估示：MMSE 总分 21 分（中度）：定向力（5/10），即刻回忆（2/3），计算力（5/5），延迟回忆（0/3），命名（2/2），复述（1/1），阅读（1/1），理解力（2/3），书写（1/1），视空间（1/1）；MoCA 12 分：视空间与执行功能（1/5），命名（0/3），注意力（5/6），语言（0/3），抽象（1/2），延迟回忆（0/5），定向力（5/6）。2017 年 3 月 7 日语言评估：波士顿命名测验（6/30），语言流畅度检测（9 分＜ 22 分，其中语义流畅度 2 分，语音流畅度 1 分，范畴流畅度 6 分），自发语言检测中患者的言语表达流畅，但实质内容缺乏，反复表示知道用途，但无法命名。2017 年 3 月 8 日颅脑 MRI ＋ MRA 示脑萎缩（病例 16 图 1），脑内少许缺血变性灶，脑动脉硬化并左侧大脑后动脉 P2 段轻度狭窄。2017 年 3 月 8 日胸腹盆 CT 示双肺少许炎症，双肺纤维灶，肺动脉高压不除外，心脏扩大，冠状动脉钙化，十二指肠水平段偏后部憩室，肠系膜脂膜炎，子宫多发钙化灶。2017 年 3 月 8 日脑电图示边缘状态。

（四）入院诊断

1. 认知障碍。

2. 高血压病（3级，很高危）。

3. 关节炎。

4. 非萎缩性胃炎。

5. 胃息肉。

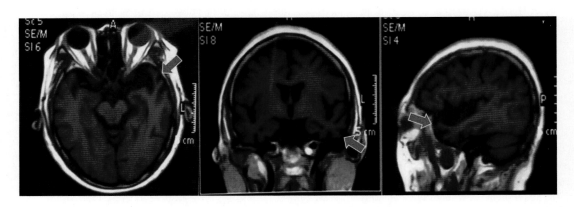

病例16图1　2017年3月8日颅脑磁共振

注：T$_1$左侧颞叶明显萎缩，以颞叶前部最为显著，左额叶亦有轻度萎缩。

二、诊治过程

（一）诊断依据

1. 老年女性，慢性起病。

2. 既往有高血压、关节炎、慢性胃炎病史等。

3. 主要表现为理解力下降，找词困难，阅读困难，同时伴记忆力下降，以近期记忆为主，定向力、计算力尚可，无性格改变，无精神行为异常，无幻听、幻觉等。

4. 查体　言语流利，应答切题，部分找词困难，但可用描述性语言代替。

5. 实验室和辅助检查　MMSE和MoCA检测示患者语言能力及延迟回忆能力严重下降，进一步行语言专项评估显示患者命名能力显著下降，实词理解能力降低，自发语言中患者的言语表达流畅，但实质内容缺乏，反复表示知道用途，但无法命名。

（二）诊断思路

定性：神经退行性病变。

定位：左侧额颞叶。

额颞叶痴呆（frontotemporal dementia，FTD）是以进行性额叶和（或）颞叶萎缩为病理基础的一组临床综合征，通常包括两大类：以人格和行为改变为主要特征的行为变异型FTD（behavioural variant FTD，bvFTD）和以语言功能隐匿性下降为主要特征的原发性进行性失语（primary progressive aphasia，PPA）。而PPA又可分为进行性非流利性失语（progressive nonfluent aphasia，PNFA）和语义性痴呆（semantic dementia，SD）。

SD也称语义变异型PPA，其特征为物体命名和语言理解障碍，而流畅性、复述和语法功能保留。患者言语流畅，但内容空洞，缺乏词汇，伴阅读障碍（可按发音读词，但不能阅读拼写不规则词）和书写障碍。重症和晚期患者视觉信息处理受损（面孔失认和物体失认）或其他非语言功能受损。

SD的诊断主要参考Gorno-Tempini等2011年标准：

Ⅰ．临床的SD诊断

必须存在以下两个核心特征：

1. 直接命名受损。

2. 单词理解受损。

必须存在以下其他诊断特征中的至少3个：

1. 对象语义理解受损，尤其是对于低频率或低熟悉度的对象。

2. 表层阅读障碍或书写困难。

3. 复述相对保留。

4. 言语产生相对保留（语法和动词）。

Ⅱ．影像支持的SD诊断必须具备以下两个标准：

1. 临床的SD诊断。

2. 影像学必须显示以下一个或多个结果。

a. 显著的颞叶和额叶萎缩。

b. SPECT或PET上表现为明显的颞叶前部低灌注或低代谢。

Ⅲ．病理确定的SD诊断必须具备以下第1点及第2、3点其中一项：

1. 临床的SD诊断。

2. 特定神经退行性病变的组织病理学证据（例如，FTLD-tau、FTLD-TDP、AD等）。

3. 存在已知的致病基因突变。

（三）鉴别诊断

行为变异型额颞叶痴呆（bvFTD）：是一种以人格、社会行为和认知功能进行性恶化为特征的临床综合征，约占FTD的70%，临床表现为进行性加重的精神行为异常，人际沟通能力、执行能力下降，伴情感反应缺失、自主神经功能减退等。

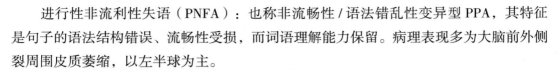

进行性非流利性失语（PNFA）：也称非流畅性/语法错乱性变异型PPA，其特征是句子的语法结构错误、流畅性受损，而词语理解能力保留。病理表现多为大脑前外侧裂周围皮质萎缩，以左半球为主。

（四）治疗措施与方案

1. 药物治疗　给予美金刚10mg qd治疗。

2. 非药物治疗　给予语言康复锻炼，定期于门诊随访。

（五）最终诊断

1. 额颞叶痴呆

 语义性痴呆。

2. 高血压病（3级，很高危）。

3. 关节炎。

4. 非萎缩性胃炎。

5. 胃息肉。

三、经验分享

SD是额颞叶痴呆中相对少见的一种亚型，患者往往对物体、人物等语义知识的记忆丢失，表现为严重的命名和理解障碍，早期以功能描述来替代实体词汇，随着病情进展，也会逐渐失去对物体功能的记忆。患者自发语言通常为流利性，但言语空洞，缺乏实词，常用空泛的指代代替具体的物体，用动作代替具体的功能，部分患者可伴有失读和失写。患者较少出现精神行为异常，多为刻板或强迫行为。随着疾病进展，逐渐出现其他认知领域损害，病程晚期常伴有运动不能、强直、震颤等。

SD患者在出现全面的认知功能衰退之前，其语言损害可持续2年以上。因此，对SD患者进行早期识别和干预极为重要。本例患者以听理解障碍伴记忆力下降半年余入院，在不能取得确定病理结果的情况下，我们通过认知及语言功能评估及影像学检查，确诊其为影像支持的SD。在鉴别诊断方面，根据其语言障碍、行为异常及全面认知衰退出现的先后顺序，可与与其他明显精神行为或语言障碍的疾病相鉴别。

SD目前缺乏特效治疗，患者对胆碱酯酶抑制剂通常反应较差，研究认为美金刚等兴奋性氨基酸拮抗剂对于其语言功能改善有一定的作用。对于出现刻板、冲动，或饮食异常的患者可以使用选择性5-HT再摄取抑制剂，对于易激惹、有攻击行为的患者可给予安定或非典型抗精神病药物，应注意从小剂量起始，缓慢加量。在非药物治疗方面，联合行为、物理和环境改善策略等非药物疗法可能缓解SD患者的病程进展，语言康复锻炼对早期患者的语言功能维持有一定的作用。

参考文献

[1]Gorno-Tempini ML，Hillis AE，Weintraub S，et al. Classification of primary progressive aphasia and its variants[J]. Neurology，2011，76（11）：1006-1014.

[2] 徐浚，郭起浩，汪凯等 . 额颞叶变性专家共识 [J]. 中华神经科杂志，2014，47（5）：351-356.

[3] 陈晓春，张杰文，贾建平，等 . 2018 中国痴呆与认知障碍诊治指南 [J]. 中华医学杂志，2018，98（13）：965-970.

病例 17　恶性综合征

一、病例摘要

（一）基础信息

患者男性，80 岁。

主诉：因"记忆力下降、行为异常近 2 年，发热伴震颤 10 余天"于 2017 年 9 月 1 日入院。

现病史：患者 2 年前出现记忆力下降，以近期记忆为主，比如忘记刚刚吃过饭、烧水烧干水壶等等，定向力、计算力尚可，生活尚能自理，并逐渐出现行为异常，多疑，莫名其妙发脾气，摔东西等，1 年余前曾于我院就诊，简易智能精神状态检查量表（MMSE）得分 20 分，蒙特利尔认知评估（MoCA）得分 17 分，老年痴呆量表 - 认知（ADAS-Cog）得分 13.7 分，颅脑 MRI 示双侧额颞叶萎缩，内侧颞叶萎缩视觉评定量表（MTA）2 级，诊断为阿尔茨海默病，目前口服丙戊酸镁 250mg bid、奥氮平 2.5mg qn、美金刚 20mg qd 等药物治疗，诉症状较平稳。10 余日前患者感冒，再次出现行为异常，言语混乱，于外院住院时出现发热，体温最高 39℃，伴发作性震颤，每次持续 10 余分钟至 1 小时，头孢类抗生素效果差，为进一步治疗转入我院。

既往史：2 型糖尿病病史 20 余年，目前口服西格列汀、阿卡波糖，注射甘精胰岛素治疗。消化道溃疡病史 10 余年。否认高血压、冠心病等相关病史。

家族史：否认家族性精神病史。

（二）体格检查

体温 38.3℃，心率 92 次 / 分，呼吸 20 次 / 分，血压 145/83mmHg。神志清，意识混乱，恐惧貌,答非所问。双肺呼吸音粗,左下肺呼吸音低,双肺底闻及湿啰音;心音低钝,律齐,各瓣膜未闻及病理性杂音;腹平软,未见胃肠型蠕动波,腹部鼓音,听诊肠鸣音亢进,可闻及气过水声。神经科查体:双眼球结膜轻度水肿,双侧瞳孔等大等圆,d = 3mm,对光反射灵敏,眼球活动不合作,双侧鼻唇沟对称,伸舌不合作;下颌不自主震颤,四肢肌张力高,四肢腱反射叩不出,双侧病理征(−),余查体不合作。患者入院后反复出现发作性震颤,每日 1 ~ 2 次,发作时体温 38.7 ~ 39.9℃,心率 110 ~ 130 次/分,呼吸 28 ~ 35 次/分,血压 150 ~ 170/70 ~ 90mmHg。双目紧闭,张口呼吸,口吐白沫,大汗淋漓,大小便失禁,意识不清,接触患者、对患者大声说话均会引起患者大叫、蜷缩等防御性反射,双侧瞳孔等大等圆,d = 3mm,对光反射均存在,四肢伸直状态,肌张力极高,下颌及双上肢不自主粗大震颤,双侧病理征阴性,余查体不合作。发作持续约 10 余分钟至 1 小时余,使用地西泮、肌松药物症状略有好转,发作间期神志尚清,能简单交流,行走缓慢,需人扶持,小步征。

(三)辅助检查

2017 年 9 月 2 日化验结果:白细胞 11.27×10^9/L,中性粒细胞百分比 84.2%,血红蛋白 123g/L,肌钙蛋白 50.73ng/L,肌酸激酶 912U/L,酮体阳性,降钙素原 0.176ng/ml,血糖 7.42mmol/L。颅脑及胸腹盆 CT 示颅内多发缺血变性灶,脑萎缩,双肺炎症,胆囊结石,左肾囊肿,前列腺增大,结肠直肠多发扩张,气液平面。

(四)入院诊断

1. 发作性震颤待查。
2. 发热
    肺部感染?
3. 肠梗阻?
4. 阿尔茨海默病。
5. 2 型糖尿病。

二、诊治过程

入院后给予左氧氟沙星及美罗培南抗感染治疗,给予美多巴 62.5mg tid 改善椎体外系症状。入院 3 天后患者仍有发热及发作性震颤,复查血常规:白细胞 12.82×10^9/L,中性粒细胞比率 69.6%,血红蛋白 149g/L,超敏肌钙蛋白 37.78ng/L,肌酸激酶 830U/L,PCT 0.919ng/ml。反复追问患者病史及用药史,患者家属提供外院住院病历,发现为对冲动行为进行干预,曾有多次频繁注射氟哌啶醇(每日 2.5mg,连续 4 天)用药史,以及 3 天内喹硫平自 50mg 加量至 200mg qn,并迅速撤药史。综合病史及临床表现,考虑恶性综合征诊断成立，给予停用奥氮平等所有抗精神病药物，给予溴隐亭 2.5mg qd 改善症状，对症支持治疗。患者肌强直情况明显减轻，震颤发作次数减少，肌张力降低，体温逐渐下降至 37.0 ~ 37.8℃。2017 年 9 月 12 日患者血培养回示人葡萄球菌阳性，血常规 23.85×10⁹/L，中性粒细胞比率 80.6%，血红蛋白 96g/L，血小板 107×10⁹/L，立即给予敏感抗生素利奈唑胺抗球菌治疗。2017 年 9 月 13 日患者多次出现黑色柏油样便，血红蛋白最低降至 53g/L，考虑应激性溃疡、消化道出血，给予禁饮食、凝血酶止血、质子泵抑制剂保护胃肠黏膜、输注红细胞、肠外营养支持治疗。输注红细胞 4 单位后血红蛋白恢复并稳定至 90g/L 左右。入院 20 余天后，患者体温逐渐恢复正常，未再出现震颤发作，神志清，精神好，能简单交流，四肢肌张力恢复正常，咳嗽咳痰情况好转，双肺呼吸音转清，排少量稀便，大便潜血阴性。复查白细胞 8.88×10⁹/L，血红蛋白 92g/L，肌酸激酶 28U/L。患者病情好转后出院。出院 1 个月后随访，患者夜间偶有躁闹现象，给予小剂量奥氮平及阿普唑仑治疗。目前随访 1 年余，患者口服奥氮平 1.25mg qn，阿普唑仑 0.2mg qn，美金刚 10mg qd，病情稳定，平素生活可自理，交流正常，未再出现躁闹、精神行为异常等症状。

（一）诊断依据

1. 老年男性，急性起病。

2. 既往有认知障碍病史，短期内大量抗精神病药物加量及撤药应用。

3. 主要表现为意识障碍、发热、肢体强直及震颤、肌酸激酶增高、大汗等。

4. 查体 发作时意识欠清，四肢伸直状态，肌张力极高，下颌及双上肢不自主粗大震颤。

5. 实验室和辅助检查 白细胞升高，血红蛋白下降，肌酸激酶升高。

（二）诊断思路

定性：药物相关性病变。

定位：中枢神经系统。

DSM- Ⅳ 研究用恶性综合征（Neuroleptic malignant syndrome，NMS）诊断标准：

1. 出现严重肌强直和体温升高等症状，且与服用抗精神病药物相关。

2. 有下列 2 个或 2 个以上症状 ①大量出汗；②吞咽困难；③震颤；④大小便失禁；⑤意识水平从意识模糊到昏迷等波动；⑥缄默；⑦心动过速；⑧血压升高或血压不稳定；⑨ WBC 增多；⑩有肌肉损伤的实验室证据，如 CPK 升高。

3. 前述 1 和 2 症状并不是由于其他物质（如苯环利定）、神经系统和躯体疾病所致（如病毒性脑炎）。

4. 前述 1 和 2 症状不能用任一精神障碍（如紧张症状的情感障碍）更好地解释。

（三）鉴别诊断

1. 恶性综合征　是一类急性发病的以意识障碍、发作性肌强直为特征的疾病总称，应注意鉴别。

2. 恶性高热症　是由吸入性麻醉药物引起的高热、肌强直、心率增快，代酸引起的血红蛋白尿、肌红蛋白增高及高血钾。可有术中高热家族史。

3. 5-HT综合征　5-HT能药物（三环类、MAO抑制剂等）引起，用药后数小时即起病，意识模糊、躁狂、共济失调、阵挛等更多见。

4. 致死性紧张症　精神障碍的进展所致，一般与医源因素无关。停用抗精神病药物无效或使症状加重。

（四）治疗措施与方案

1. 停抗精神病药物。

2. 给予物理降温，纠正水电解质紊乱、酸碱平衡紊乱等对症治疗。

3. 酌情给予药物治疗。

（1）苯二氮卓类：地西泮10~20mg注射，或氯硝西泮1~2mg口服，并根据其症状调整剂量。

（2）肌肉松弛剂：硝苯呋海因首剂量2mg/kg静脉注射，必要时每10分钟重复一次；每日剂量可达10mg/kg，大于此剂量可出现肝损害。一般24小时内见效。

（3）多巴胺受体激动剂：隐溴亭2.5~10mg/d。

4. 非药物治疗　电休克法、血液透析法。

（五）最终诊断

1. 恶性综合征。

2. 肺部感染。

3. 应激性溃疡。

4. 贫血。

5. 认知功能障碍。

6. 2型糖尿病。

三、经验分享

恶性综合征（neuroleptic malignant syndrome，NMS）由Delay等于1961年首先报道，是一种与抗精神病药治疗有关的严重并发症，以高热、肌强直、自主神经功能紊乱和精神状态改变为特征。恶性综合征目前发病机制不明，但大多认为与抗精神病药物对多巴胺通路的阻断相关。几乎所有的抗精神病药物均可引起恶性综合征，传统抗精神病药对多巴胺受体（尤其是多巴胺 D_2 受体）的阻断作用较强，更易引起症状的发生。另外，患者在更换抗精神病药物的种类或药物加量过程中以及合并用药时更容易出现恶性综合征的表现。

详细的用药史对于恶性综合征的识别极为关键，一旦确诊应立即停用所有抗精神病药物，给予物理降温，纠正水电解质紊乱、酸碱平衡紊乱等对症治疗，酌情给予药物治疗（苯二氮䓬类、多巴胺受体激动剂、肌肉松弛剂如硝苯呋海因等），对于重症患者可考虑电休克法、血液透析等非药物治疗手段。恶性综合征患者容易并发肺炎、脓毒血症、心搏骤停、肾衰竭等疾病，应予以警惕，及时对症处理。及时识别并有效对症治疗的恶性综合征患者大多预后良好，在其症状缓解后可考虑重新启动抗精神病药物治疗，但应注意尽量选用非典型抗精神病药物，小剂量起始，避免胃肠外大量、快速给药，避免骤增骤减药量。一旦出现疑似 NMS 症状，应立即停药。

参考文献

[1]Menon V，Thamizh JS，Rajkumar RP，et al. Neuroleptic malignant syndrome（or malignant extrapyramidal autonomic syndrome）：Time to revisit diagnostic criteria and terminology？ Aust N Z J Psychiatry，2017，51（1）：102.

[2]Gillman PK. Neuroleptic malignant syndrome：mechanisms，interactions，and causality. Mov Disord，2010，25（12）：1780-1790.

[3]蒋玲，矫杰，于涛，等.溴隐亭、赛庚啶治疗恶性综合征 1 例报道.中国临床药理学杂志，1999，（05）：72-74.

[4]Ahuja N，Palanichamy N，Mackin P，et al. Olanzapine-induced hyperglycaemic coma and neuroleptic malignant syndrome：case report and review of literature.J Psychopharmacol，2010，24（1）：125-130.

病例 18　脑栓塞

一、病例摘要

（一）基础信息
患者男性，70 岁。

主诉：因"左侧肢体活动不灵 1 个月余"于 2019 年 12 月 31 日入院。

现病史：患者 1 个月前无明显诱因突然出现左侧肢体活动不灵，左上肢持物困难，行走无力，伴肢体麻木，伴饮水呛咳、头部晕沉，无头痛、恶心、呕吐；无视物旋转；无精神行为异常。就诊于沂源县人民医院，行颅脑 CT 示：右额颞岛叶、放射冠出血性脑梗死；动脉硬化性脑白质病（轻）并脑内腔隙性脑梗死。行颅脑 MRI：①右额颞岛叶、放射冠急性脑梗死；②脑多发腔隙性缺血、梗死、软化灶；③双侧上颌窦炎。给予药物治疗（具体不详）后症状较前好转。为进一步治疗，收入我科。患者自发病以来，饮食、睡眠可，大小便未见异常，体重未见明显改变。

既往史：患者 1 年余前出现反复发作的意识丧失，发作时无目击者，具体情况不明，患者自述发作后出现胸闷，言语欠清，持续时间不详，1 年来共发作 4 次，就诊于当地医院，给予药物治疗（具体不详），遗留言语欠清。高血压 10 余年，收缩压最高 200mmHg，曾服用依那普利治疗，未规律用药；房颤病史 2 年余，未服用抗凝药物。否认肝炎、结核等传染病史。无外伤、手术史。否认毒物、放射性物质接触史。吸烟史 50 年余，1 盒 / 天，已戒烟 2 年，饮酒史 50 余年，白酒为主，约 1.5 斤 / 天。无冶游史。配偶及其子女体健。

家族史：无特殊。

（二）体格检查

体温 36.3℃，心率 89 次 / 分，呼吸 20 次 / 分，血压 117/91mmHg。神志清楚，精神疲乏，全身浅表淋巴结未触及肿大，口唇无发绀，咽无充血。颈软，气管居中，颈静脉无怒张。双肺可闻及少许湿啰音，未闻及痰鸣音及胸膜摩擦音。心率 106 次 / 分，未闻及病理性杂音。腹平软，无压痛，无反跳痛，未触及包块，肝脾肋下未触及，双下肢无水肿，

神经系统专科查体：老年男性，发育正常，营养可，自主体位，查体合作。双侧瞳孔等大等圆，对光反射灵敏，伸舌左偏。四肢肌张力正常，左上肢远端肌力Ⅳ级，余肢体肌力Ⅴ级。深浅感觉未见明显异常。双侧腱反射（++），病理征未引出。左侧快复动作欠灵活。脑膜刺激征阴性。

（三）辅助检查

2019 年 12 月 6 日颅脑 CT：右额颞岛叶、放射冠出血性脑梗死；动脉硬化性脑白质病并脑内腔隙性脑梗死。

2019 年 12 月 20 日颅脑 MRI：①右额颞岛叶、放射冠急性脑梗死；②脑多发腔隙性缺血、梗死、软化灶；③双侧上颌窦炎。（以上结果来自沂源县人民医院）

（四）入院诊断

1. 急性脑梗死（心源性）。

2. 高血压病（3 级 极高危）。

3. 持续性心房颤动。

二、诊治过程

入院后查血常规：红细胞 3.38×10^{12}/L，血红蛋白 108.00g/L。大便潜血弱阳性；小便常规正常；肝肾功能、电解质、血糖正常。头颈部 MRI（病例 18 图 1）：①右侧额顶叶脑梗死、右侧额叶出血性脑梗死，病灶显示强化；②右侧豆状核强化程度高于对侧，建议随诊；③双侧大脑半球多发缺血变性灶及软化灶；④脑萎缩；⑤脑动脉硬化并多发动脉狭窄；⑥甲状腺多发结节，建议超声。动态心电图示：①房性异位节律；②心房颤动，有时伴室内差异性传导；③ ST-T 改变；④ > 2.0s 的 R-R 间期共 3 阵，最长 2.12s。动态血压示：最高血压 160/109mmHg，平均血压 142/86mmHg。颈部血管超声示双侧颈动脉内膜中层增厚；双侧颈动脉粥样斑块形成。心脏超声示：①升主动脉增宽；②室间隔局部增厚；③双房扩大；④二尖瓣中 - 重度反流；⑤主动脉瓣硬化并轻度反流；⑥三尖瓣轻度反流；⑦肺动脉瓣轻度反流；⑧肺动脉高压；⑨左室舒张及收缩功能减退。经食道超声示：左心房及左心耳重度自发显影。

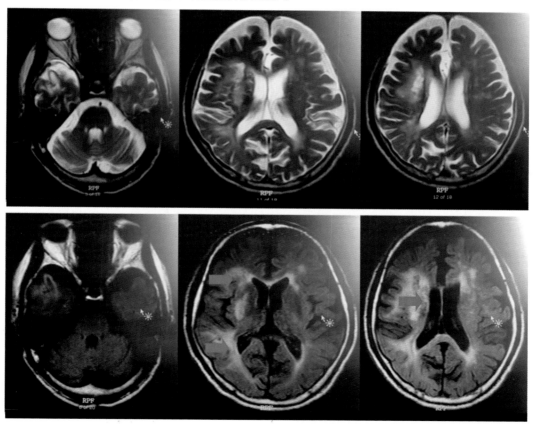

病例 18 图 1 头颈部 MRI

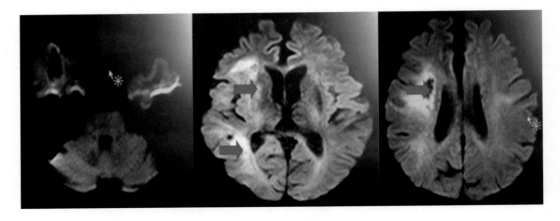

病例 18 图 1　头颈部 MRI（续）

注：1. 如红色箭头所示，右侧额顶叶脑梗死、右侧额叶出血性脑梗死。2. 双侧大脑半球多发缺血变性灶及软化灶。3. 脑萎缩。

（一）诊断依据

1. 老年男性，急性起病。

2. 流行病学史无特殊。

3. 主要表现为急性起病的左侧肢体活动不灵。

4. 查体　伸舌左偏。四肢肌张力正常，左上肢远端肌力Ⅳ级，余肢体肌力Ⅴ级。深浅感觉未见明显异常。双侧腱反射（++），病理征未引出。左侧快复动作欠灵活。

5. 实验室和辅助检查：血常规提示轻度贫血；头颈部 MRI 示右侧额顶叶脑梗死、右侧额叶出血性脑梗死；动态血压及 Holter 示高血压，心房颤动；经食道超声示左心房及左心耳附壁血栓形成。

（二）诊断思路

脑栓塞（cerebral embolism）是指血液中的各种栓子（如心脏内的附壁血栓、动脉粥样硬化的斑块、脂肪、肿瘤细胞、纤维软骨或空气等）随血流进入脑动脉阻塞血管，当侧支循环不能代偿，引起该动脉供血区脑组织缺血性坏死，出现局灶性神经功能缺损。如果引起脑栓塞的栓子来源于心脏，则称为心源性脑栓塞（cardiogenic cerebral embolism）。除了大动脉粥样硬化引起的动脉到动脉栓塞较常见以外，心源性脑栓塞是最为常见且严重的一种脑栓塞类型。引起心源性脑栓塞的心脏疾病有心房颤动（atrial fibrillation，AF）、心房扑动、心脏瓣膜病、人工心脏瓣膜、感染性心内膜炎、心肌梗死、心肌病、心力衰竭、心脏黏液瘤等，其中心房颤动是心源性脑栓塞中最常见的原因。心房颤动的发病率随着年龄增加而增加，即使是阵发性心房颤动也增加脑栓塞风险。

心源性脑栓塞是起病速度最快的一类脑卒中。一般发病无明显诱因，也很少有前驱症状。症状常在数秒或数分钟之内达到高峰，多为完全性卒中。偶尔病情在数小时内逐渐进展，出现症状加重，可能是脑栓塞后有逆行性的血栓形成。起病后多数患者有意识障碍，部分患者可持续时间较短。当颅内大动脉或椎基底动脉栓塞时，脑水肿导致颅内压增高，短时间内患者出现昏迷。发生于颈内动脉系统的脑栓塞约占 80%。发生于椎基底动脉系统的脑栓塞约占 20%。临床症状取决于栓塞的血管及阻塞的位置，表现为局灶性神经功能缺损。大约 30% 的脑栓塞为出血性梗死，可出现意识障碍或肢体瘫痪突然加重。

本例患者为急性起病的老年患者，根据其临床表现及体征，定位：患者主要临床表现为左侧肢体活动障碍，神经系统查体发现左侧中枢性面舌瘫及左侧肢体肌力减退，定位于右侧锥体束。定性：患者老年男性，临床表现为起病急骤的左侧肢体活动障碍，既往有高血压、心房颤动病史，神经系统查体发现左侧中枢性面舌瘫及左侧肢体肌力减退，定性诊断考虑脑栓塞可能性大。另外，完善头部 MRI 显示累及额顶叶的出血性脑梗死，经食道超声示左心房及左心耳附壁血栓形成，支持脑栓塞诊断。OCSP 分型：部分前循环型。TOAST 分型：心源性。NIHISS 评分 3 分。$CHADS_2$ 评分 3 分；HAS-BLED 评分 3 分。

（三）鉴别诊断

本病应注意的鉴别诊断如下：

1. 脑出血　多在活动中或情绪激动时起病，多有高血压病史，病情进展快，头痛、恶心、呕吐多见，常见意识障碍、偏瘫和其他神经系统局灶性症状，头颅 CT 或 MRI 有助于明确诊断。

2. 蛛网膜下腔出血　各年龄组可见，以青壮年多见，多在动态时起病，病情进展急骤，头痛剧烈，多伴有恶心、呕吐，多无局灶性神经功能缺损的症状和体征，头颅 CT、头颅 MRI 及脑脊液检查有助于明确诊断。

3. 硬膜下血肿或硬膜外血肿　多有头部外伤史，病情进行性加重，出现急性脑部受压的症状，如意识障碍，头痛、恶心、呕吐等颅高压症状，瞳孔改变及偏瘫等。某些硬膜下血肿，外伤史不明确，发病较慢，老年人头痛不重，应注意鉴别。头部 CT 检查在颅骨内板的下方，可发现局限性梭形或新月形高密度区，骨窗可见颅骨骨折线。

4. 颅内占位性病变　颅内肿瘤（特别是瘤卒中时）或脑脓肿也可急性发作，引起局限性神经功能缺损，类似于脑梗死。脑脓肿可有身体其他部位感染或全身性感染的病史。头部 CT 及 MRI 检查有助于明确诊断。

（四）治疗措施与方案

患者入院后，予以那曲肝素钙抗凝，瑞舒伐他汀钙调脂稳定斑块，丁苯酞注射液改善侧支循环，出院时停用那曲肝素钙，予以新型口服抗凝药拜瑞妥 10mg 每天 1 次治疗。

（五）最终诊断

1. 脑梗死（心源性）。
2. 高血压3级 极高危。
3. 心房颤动。
4. 贫血（轻度）。
5. 甲状腺结节。

三、经验分享

房颤是最常见的心律失常之一。在人群中的发病率为1%～2%。根据2004年发表的数据，我国30～85岁居民房颤患病率为0.77%，其中80岁以上人群患病率达30%以上。非瓣膜性房颤占房颤患者的绝大多数。血栓栓塞性并发症是房颤致死、致残的主要原因，而脑卒中则是最为常见的表现类型。在非瓣膜性房颤患者中，缺血性脑卒中的年发生率约5%，是无房颤患者的2～7倍，瓣膜性房颤脑卒中发生率是无房颤患者的17倍，并且随着年龄的增长，这种风险进一步增高。发生脑卒中的风险在不同的房颤类型（阵发性、持续性、长期持续性房颤）是类似的。房颤所致脑卒中占所有脑卒中的20%。在不明原因的脑卒中患者中应注意心电监测以明确有否房颤。

房颤相关脑卒中与非房颤相关脑卒中相比，症状更严重，常为致死性脑卒中，更容易复发，病死率2倍于非房颤相关的脑卒中，医疗费用1.5倍于非房颤相关脑卒中。心源性脑栓塞与大动脉粥样硬化性脑梗死的基本治疗原则相似，包括急性期的综合治疗，尽可能恢复脑部血液循环，进行康复治疗。因为心源性脑栓塞容易再发，急性期应注意休息，避免活动量过大，以降低再发的风险。当发生出血性脑梗死时，要立即停用溶栓、抗凝和抗血小板聚集的药物，防止出血加重和血肿扩大，适当应用止血药物，治疗脑水肿，调节血压；若血肿量较大，内科保守治疗无效时，可选择手术治疗。对感染性栓塞应使用抗生素，并禁用溶栓和抗凝治疗，防止感染扩散。

心源性脑栓塞的预防非常重要。主要是进行抗凝和抗血小板治疗。同时要治疗原发病，纠正心律失常，针对心脏瓣膜病和引起心内膜病变的相关疾病进行有效防治，根除栓子的来源，防止复发。目前虽然已有确凿研究证据表明，血栓栓塞事件风险高的房颤患者进行规范化抗凝治疗可以显著改善患者预后，但我国大多数房颤患者并未行抗凝治疗。目前CHADS$_2$评分系统是临床应用最为广泛的评估工具，随着CHADS$_2$评分的增高，房颤患者发生缺血性脑卒中的风险逐渐增高。若无禁忌证，所有CHADS$_2$评分≥2分，具有中-高度脑卒中风险患者，应进行长期口服抗凝药评估治疗。若房颤患者CHADS$_2$评分为1分，优先考虑抗凝治疗，也可应用阿司匹林（每次100～300mg，每日1次）

治疗。CHADS$_2$ 评分为 0 分时，一般无需抗栓治疗。但在部分低危患者，如果接受抗凝治疗，仍能获益。抗凝治疗可增加出血风险，在治疗前以及治疗过程中应注意对患者出血风险动态评估，确定相应的治疗方案。目前 HAS-BLED 评分系统被认为是最简便可靠的方案。评分为 0 ~ 2 分者属于出血低风险患者，评分 ≥ 3 分出血风险增高。出血风险增高者亦常伴栓塞事件风险增高，若患者具备抗凝治疗适应证（CHADS$_2$ 评分 ≥ 2 分），但 HAS-BLED 评分增高时，需对其进行更为审慎的获益风险评估，纠正增加出血风险的可逆性因素，严密监测，制定适宜的抗凝治疗方案。在非瓣膜性房颤患者的缺血性脑卒中里，70% 后果严重，为致命性或具有严重的致残性。而在抗凝所致大出血并发症中，除颅内出血外，大多数并不具有致命性。非瓣膜性房颤患者在此时接受抗凝治疗仍能净获益，因而不应将 HAS-BLED 评分增高视为抗凝治疗的禁忌证。对具有一定出血风险而缺血性脑卒中风险较高的患者，应严密监测下进行抗凝治疗，以减少出血并发症；对出血风险高而脑卒中风险较低的患者，应十分慎重选择抗栓治疗的方式和强度，并应考虑患者的意愿。

目前，华法林仍是房颤脑卒中预防及治疗的有效药物。华法林在瓣膜性房颤中已经成为标准治疗。非瓣膜性房颤患者脑卒中及血栓栓塞一级、二级预防荟萃分析显示，华法林与安慰剂对照相比可使脑卒中的相对危险度降低 64%，缺血性脑卒中相对危险度降低 67%。每年所有脑卒中的绝对风险降低 2.7%，全因死亡率降低 26%。华法林通过抑制环氧化维生素 K 还原酶从而抑制环氧化维生素 K 还原为维生素 K，并抑制维生素 K 还原为还原型维生素 K，而使凝血因子前体部分羧基化或脱羧基化受到影响而发挥抗凝作用。建议中国人的初始剂量为 1 ~ 3mg（国内华法林主要的剂型为 2.5mg 和 3mg），可在 2 ~ 4 周达到目标范围。华法林最佳的抗凝强度为 INR 2.0 ~ 3.0，此时出血和血栓栓塞的危险均最低。除了华法林，新型口服抗凝药在疗效和安全性方面也取得了满意的结果，而且使用简单，不需常规凝血指标的监测，在临床上的应用逐渐增多。目前在非瓣膜性房颤中取得循证医学证据的药物有直接凝血酶抑制剂达比加群酯，Ⅹ a 因子抑制剂利伐沙班和阿哌沙班。另一个 Ⅹ a 因子抑制剂依度沙班刚刚公布临床试验的结果。大规模临床试验证实新型口服抗凝药的疗效不劣于华法林，大出血不多于华法林或少于华法林。所有新型口服抗凝药均明显减少颅内出血。但目前仅有达比加群酯获得我国食品药品监督管理局的批准，用于非瓣膜性房颤的血栓栓塞预防。

由于左心耳是房颤血栓栓塞的主要来源，90% ~ 100% 的非风湿性心脏病房颤患者血栓来源于左心耳，封闭左心耳是预防房颤患者栓塞并发症的有效途径之一。但左心耳介入封闭术的长期效果尚不明确，需要随机对照试验来证实其减少脑卒中的风险和安全性。

该文提供的病例诊断明确，临床评分示 CHADS$_2$ 评分：3 分；HAS-BLED 评分：3 分。

患者发生缺血性脑卒中的风险较高，亦伴有出血风险，审慎选择抗凝方案，并向患者及家属交代抗凝治疗获益及风险，最终予以达比加群酯 110mg po bid。另外，建议患者可考虑行左心耳介入封闭术，患者拒绝。

参考文献

[1] 周自强，胡大一，陈捷，等 . 中国心房颤动现状的流行病学研究 [J]. 中华内科杂志，2004，43：491.

[2]Hu D，Sun Y. Epidemiology，risk facor for stroke，and management of atrial fibrlltion in China[J]. J Am Coll Cardiol，2008，52：865-868.

[3]Hirsh J，Fuster V，Ansell J，et al. American Heart Association/American College of Cardiology Foundation guide to warfarin therapy[J]. J Am Coll Cardiol，2003，41：1633-1652.

[4]Friberg L，Rosenqvist M，Lip G. Net clinical benefit of warfarin in patients with atrial fibrillation：a report from the Swedish AtrialFribillation cohort study[J]. Circulation，2012，125：2298-2307.

[5]Joint Task Force on the Management of Valvular Heart Disease of the European Society of Cardiology （ESC）；European Association for Cardio-Thoracic Surgery（EACTS），Vahanian A，Alfeni O，Andreotti F，et al. Guidelines on the management of valvular heart disease （version 2012）[J]. Eur Heart J，2012，33：2451-2496.

病例 19　IgG4 相关性疾病

一、病例摘要

（一）基础信息

患者男性，60 岁。

主诉： 因"进行性反应迟钝 2 个月，左侧肢体活动不灵 1 个月"于 2018 年 7 月 18 日入院。

现病史： 患者 2 个月余前无明显诱因出现反应迟钝，回答问题偶尔错误，平素熟悉的工作和日常生活技能出现错误，入内蒙古当地医院，行颅脑 MRI 检查示右侧基底节区脑梗死伴渗血，诊断"脑梗死"，住院治疗 1 个月好转出院。出院回家 3 天后反应迟钝再次加重，家务生活完成困难，左侧肢体活动较对侧略差，行走稍拖拽，左上肢精细动作不准确,再次入当地医院。入院后症状继续加重,简单问话能理解,偶有胡言乱语、答非所问、无法完成指令动作,左侧肢体完全不能活动,饮水呛咳,言语不清,遂转入我院治疗。

既往史:既往体健。高血压 20 年,最高血压 165/105mmHg;中枢性尿崩症 2 年,口服醋酸去氨加压素治疗,效果不佳,每日尿量 4000 ~ 5000ml;湿疹样皮炎病史 1 年,治疗效果不佳。否认糖尿病、冠心病病史,否认肝炎、结核等传染病史。无外伤、手术史。否认毒物、放射性物质接触史,否认吸烟、饮酒嗜好。无冶游史。配偶及其女儿体健。

家族史:无特殊。

(二)体格检查

体温 36.2℃,心率 64 次 / 分,呼吸 16 次 / 分,血压 162/96mmHg。双肺呼吸音粗,未闻及明显干湿性啰音。心率 64 次 / 分,律齐,未闻及病理性杂音。腹软,无压痛,无反跳痛,全身皮肤散在皮疹,双下肢明显。

神经系统检查:神志清,精神差,烦躁不安,记忆力、计算力、定向力、判断力均下降;双侧瞳孔等大等圆,直径约 3mm,对光反射存在;左侧鼻唇沟浅,伸舌左偏;左侧肢体肌张力低,右侧肢体肌张力可;左上肢肌力 0 级,左下肢肌力 I 级,右侧肢体肌力 V 级;左侧腱反射(+),右侧腱反射(++);左侧偏身痛温觉减退;左侧 Babinski 征(+),左侧 Chaddock 征(+),脑膜刺激征(-),余查体不合作。

(三)辅助检查

实验室检查:血常规、大便常规、糖化血红蛋白、肝功能、肾功能、血生化、血脂、凝血系列、心肌酶谱、CRP、乙肝、丙肝、梅毒、HIV、风湿系列、男性肿瘤系列、ANCA、ACA、甲状腺功能及其抗体、血同型半胱氨酸、细胞免疫、血尿有机酸均正常;尿常规尿比重 1.000,血沉 60mm/h,尿渗透压 180mOsm/kg(500 ~ 1000mOsm/kg);血渗透压 289mOsm/kg(280 ~ 310sm/kg),睾酮 < 0.03ng/ml(2.8 ~ 8.0ng/ml),雌二醇 10.68pg/ml(15.5 ~ 60.7pg/ml);促肾上腺皮质激素 ACTH 4.16(5 ~ 60pg/ml);8am 皮质醇 1.62(8.7 ~ 22.4μg/dl,8am)。

影像检查:①胸＋腹＋盆部 CT 平扫＋增强提示双肺少许炎症,右肺上叶磨玻璃结节,建议密切随诊,双肺门及纵隔淋巴结肿大,腹腔淋巴结肿大;②颅脑 MRI 平扫＋MRA ＋颈部 MRA 示右侧基底节及放射冠区、右侧大脑半球不同时期梗死灶,局部伴软化、部分伴皮层层状坏死及渗血,脑动脉硬化并多动脉狭窄;右侧大脑中动脉重度狭窄或闭塞、右侧颈内动脉颅内段及大脑后动脉中 – 重度狭窄可能;③垂体 MRI 平扫＋增强:垂体高度约 6mm,上缘平直,信号均匀,后叶 T_1WI 高信号消失。垂体柄局限性增粗,增强扫描示垂体柄增粗并结节状强化。

（四）入院诊断

1. 脑梗死

   血管性认知功能障碍。

2. 中枢性尿崩症。

3. 高血压（2级，极高危）。

4. 湿疹。

二、诊治过程

患者入院以后，我们结合患者症状、体征、病史及现有的辅助检查，抽丝剥茧，寻找多系统多器官受累、反复脑卒中的原因。根据我们神经内科疾病诊断的定位和定性原则，我们以垂体、肺、淋巴结、卒中、皮肤等为关键检索词，检索 Pubmed 相关文献，考虑系统性免疫性疾病的可能不除外，IgG4 相关性疾病可能，给予完善血清学 IgG 及其亚型、垂体磁共振、皮肤活检病理学等辅助检查，明确诊断 IgG4 相关性疾病，给予糖皮质激素及其他对症治疗，患者病情好转出院。2019 年 1 月随访患者，患者尿量减少，2000～2500ml/d，口渴感明显减轻，皮肤瘙痒感消失，皮疹消失，遗留色素沉着，日常交流可完成，进水呛咳不明显，家属搀扶下可缓慢行走 10m 左右。患者血清 IgG4 下降明显，垂体磁共振示垂体柄无异常增生、胸部 CT 示肺结节消失、纵隔淋巴结肿大消失。

（一）诊断依据

1. 老年男性，慢性病程，急性加重。既往病中枢性尿崩症、湿疹样皮炎病史，治疗效果差。

2. 主要表现为进行性反应迟钝 2 个月，左侧肢体活动不灵 1 个月；反复卒中发作，逐渐进展，多系统多器官受累。

3. 查体　全身皮肤散在皮疹，双下肢明显。神志清，精神差，烦躁不安，记忆力、计算力、定向力、判断力均下降；左侧鼻唇沟浅，伸舌左偏；左侧肢体肌张力低；左上肢肌力 0 级，左下肢肌力 Ⅰ 级；左侧腱反射（＋），右侧腱反射（＋＋）；左侧偏身痛温觉减退；左侧 Babinski 征（＋），左侧 Chaddock 征（＋）。

4. 实验室和辅助检查（病例 19 图 1 至图 3）　①血清 IgG4 13.9g/L（＞135mg/dl）；②鞍区 MRI 平扫＋增强示垂体柄增粗并结节状强化，胸部 CT ＋腹部 CT 示右肺上叶磨玻璃结节，双肺门及纵隔淋巴结肿大、腹腔淋巴结肿大；③皮肤活检表皮大致正常，真皮全层血管周围见淋巴细胞及浆细胞呈斑片状浸润，部分移入管壁，少数嗜酸性粒细胞；免疫组化检测，IgG4+/IgG+ 浆细胞比值：40%，IgG4+ 浆细胞数目每高倍视野 20 个；CD3、CD20 散在（＋），CD30（－），KI67：10%。

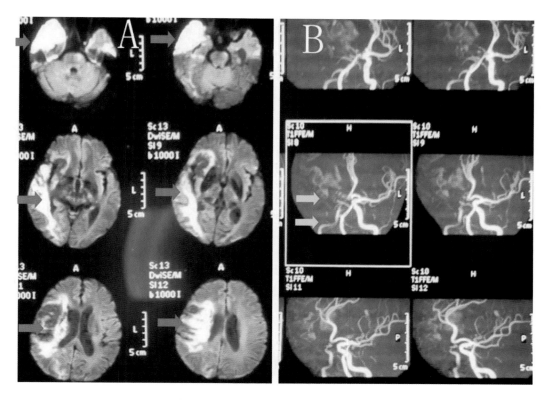

病例 19 图 1　颅脑 MRI 平扫＋ MRA

　　注：红色箭头表示右侧基底节及放射冠区、右侧大脑半球不同时期梗死灶；黄色箭头表示右侧大脑中动脉重度狭窄或闭塞、右侧颈内动脉颅内段及大脑后动脉中－重度狭窄。

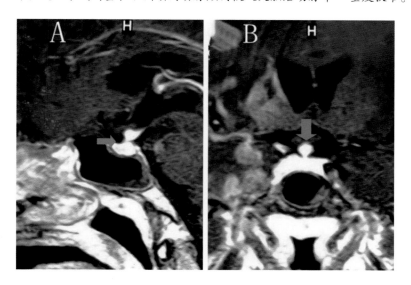

病例 19 图 2　垂体（矢状位、冠状位）MRI 的 T_1 强化

　　注：红色箭头提示后叶 T_1WI 高信号消失，垂体柄局限性增粗，增强扫描示垂体柄增粗并结节状强化。

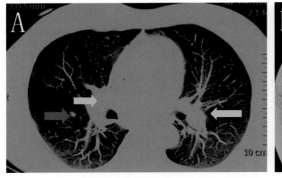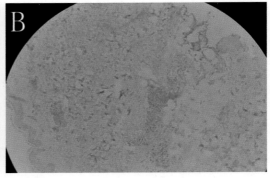

病例 19 图 3　胸部 CT

注：A. 胸双肺少许炎症，红色箭头表示右肺上叶磨玻璃结节，黄色箭头表示双肺门及纵隔淋巴结肿大；B. 皮肤活检病理检查免疫组化检测，IgG4+/IgG+ 浆细胞比值：40%，IgG4+ 浆细胞数目 20/ 每高倍视野。

（二）诊断思路

1. 定位诊断　结合临床症状、体征及辅助检查。定位如下：颅脑（左侧额叶、顶叶、颞叶、垂体）、肺部、纵隔淋巴结、腹腔淋巴结、皮肤。

2. 定性诊断："Midnights"原则　采用"Midnights"原则分析如下。

M（metablism，代谢性）——患者病史中未提供有明显代谢方面异常，血尿有机酸、血同型半胱氨酸检测正常，可以排除。

I（inflammation，炎症）——患者尿崩症病程 2 年余，湿疹样皮炎病史 1 年，脑卒中 2 个月余，进行性加重发展，多系统多器官受累，有免疫炎症性疾病的可能。

D（degeneration，变性）——患者临床特点、化验及影像学检查不支持。

N（neoplasm，肿瘤）——患者病程 2 年余，临床特点及影像学检查无肿瘤性疾病证据。

I（infection，感染）——患者 2 年余病程，慢性加重，无发热等全身症状，不符合一般感染性疾病"来势凶猛"的特点，寄生虫感染可能会形成一个慢性肉芽肿性占位病变，但此患者的影像学表现不支持寄生虫感染，故不予考虑。

G（gland，内分泌）——内分泌病变一般引起系统性病变，不会引起实质占位病变，本例患者内分泌激素有改变，腺垂体和神经垂体功能均受影响，垂体磁共振提示结节状强化，需进一步寻找垂体病变原因。

H（hereditary，遗传）——患者目前无遗传性脑血管病的证据，可除外。

T（toxication/trauma，中毒或外伤）——本患者病史完全不支持，大胆舍弃。

S（stroke，卒中）——完全支持，但是卒中反复进展的原因需进一步查找。

经以上综合分析，我们考虑 IgG4 相关性疾病可能，完善辅助检查，明确诊断。

第 1 步：判断临床特点是否符合 IgG4 相关性疾病的入选标准。

第 2 步：安排垂体核磁共振、胸腹盆腔 CT、血清学 IgG 及亚型测定等辅助化验检查。

第 3 步：确诊检查。患者家属拒绝垂体、纵隔淋巴结活检，给予下肢皮损活检病理学检查。

第 4 部：合理地排除其他病因，从临床、血清学、影像学、病理学等方面排除其他疾病，明确诊断。

第 5 步：按照 IgG4 相关性疾病诊治专家共识推荐意见，给予糖皮质激素治疗，并对卒中症状、尿崩症状等治疗，评价治疗效果。

第 6 步：治疗后随访，判断减停激素的过程中有无病情波动与复发，并进行健康宣教。

我们的诊断思路完全符合 2019 年 ACR/EULAR IgG4 相关性疾病分类诊断标准。诊断标准要点如下：

第一步，入选。必须证明该可能的 IgG4-RD 病例至少有 1 个器官（11 个之一）受累，受累表现与 IgG4-RD 一致。

第二步，除外。患者不可符合包括了总计 32 项临床、血清学、影像学和病理学指标的排除标准。符合上述任意一个标准，都不考虑进一步的 IgG4-RD 分类。

第三步，评分。应用 8 项加权纳入标准分别评估临床、血清学、放射学和病理学结果。

（三）鉴别诊断

由于血清 IgG4 升高以及受累组织中 IgG4 阳性细胞浸润可见于多种其他疾病，可能造成 IgG4-RD 的过度诊断，本病应注意的鉴别诊断如下。

1. 感染 多种感染包括细菌、病毒、真菌、寄生虫感染，均可导致血清 IgG4 升高，甚至组织 IgG4+ 浆细胞浸润，导致临床难以与 IgG4-RD 鉴别。这些感染性疾病，除感染相关症状体征，找到相应病原体感染的证据，抗感染治疗有效可作为鉴别点。

2. 肿瘤 IgG4-RD 患者发生肿瘤的风险高于一般人群，同样，有肿瘤病史的患者出现 IgG4-RD 的风险增加。已发现多种肿瘤与 IgG4-RD 可相互模拟，如炎性肌纤维母细胞瘤、淋巴瘤、多中心 Castleman 病等。

3. 高嗜酸性粒细胞血症 IgG4-RD 易合并过敏性疾病、出现血嗜酸性粒细胞增多，部分患者可见受累组织嗜酸性粒细胞浸润，需与其他导致嗜酸性粒细胞增多的疾病如 Kimura 病、原发性高嗜酸性粒细胞综合征或继发性高嗜酸性粒细胞综合征相鉴别。

ANCA 相关性血管炎（AAV）：AAV 和 IgG4-RD 均可导致全身多器官受累，血清 I 水平升高，受累组织 IgG4+ 浆细胞浸润，部分 IgG4-RD 患者可有 ANCA 阳性，两者鉴别存在一定困难，需结合临床和病理学评估。AAV 表现为侵蚀性鼻窦病变、肺部病变表现为结节空洞、新月体性肾小球肾炎，唾液腺病变、腹膜后纤维化不常见，而 IgG4-

RD 非侵蚀性鼻窦病变，肺部病变表现为结节、磨玻璃样、肺间质病变、间质性肾炎，极少数可出现膜性肾病；近期有报道 AAV 合并 IgG4-RD，提出两者合并的情况为重叠综合征。该问题还有待进一步讨论。

（四）治疗措施与方案

明确 IgG4 相关性疾病诊断后，经家属同意，签署激素应用知情同意书后，本病例给予糖皮质激素免疫抑制治疗：泼尼松 60mg po qd（1mg/kg 体重），后期随诊调整剂量，半年后减量至 10mg po qd 维持剂量；抗栓、降压：拜阿司匹林 100mg po qd；立普妥 20mg po qn；络活喜 5mg po qd；改善尿崩症状：醋酸去氨加压素（弥凝）0.1mg po bid；改善脑侧支循环、脑保护：注射用尤瑞克林 0.15PNAivdrip qd；丁苯酞注射液 100ml ivdrip qd；改善认知功能：盐酸多奈哌齐（安理申）5mg po qd；控制精神行为症状：思瑞康 6.25mg po qd；曲唑酮（美时玉）50mg po qn；三辰 7.5mg po qn，以及胃黏膜保护剂、钙剂等综合治疗，患者病情好转出院。出院后定期随诊患者，复查血清 IgG 及其亚型、垂体磁共振等检查，症状稳定。

（五）最终诊断

1. IgG4 相关性疾病

   IgG4 相关性垂体炎 中枢性尿崩症。

2. 脑梗死

   血管性认知功能障碍。

3. 高血压（2 级，极高危）。

三、经验分享

IgG4 相关性疾病（IgG4-RD）是一种慢性、系统性疾病，以弥漫性或局灶性器官肿大为主要临床表现，显著特点是血清 IgG4 水平升高，受累组织中大量 IgG4 阳性浆细胞浸润，可伴席纹状纤维化、闭塞性静脉炎。男性好发，男女比例约为 3：1，发病年龄多在 50 岁以上。患者多为慢性或亚急性起病，极易漏诊和误诊，多数无全身症状，主要症状与受累器官有关。IgG4-RD 可累及泪腺、腮腺、甲状腺、肺脏、胰腺、中枢神经系统、肾脏等，其中自身免疫性胰腺炎较为常见，累及中枢神经系统或肺部的 IgG4-RD 相对较少。IgG4-RD 累及垂体更为少见，可以表现为垂体炎，导致垂体前叶和后叶激素分泌异常，MRI 可显示垂体柄增粗、蝶鞍扩大。

2012 年 1 月，日本学者提出了 IgG4-RD 的诊断标准，其中包括：①一个或多个器官出现弥漫性 / 局限性肿胀或肿块的临床表现；②血清 IgG4 浓度 ≥ 1.35g/L；③组织病理学检查：显著的淋巴细胞、浆细胞浸润及纤维化；IgG4 ＋浆细胞浸润：IgG4 ＋ /IgG

＋细胞＞40%，且 IgG4＋浆细胞＞10 个／高倍视野。确定诊断：1＋2＋3；很可能诊断：1＋3；可能诊断：1＋2。

本例患者主要表现为中枢性尿崩症、脑卒中反复进展，其鞍区 MRI 提示垂体柄增粗、垂体后叶 T_1 信号消失。同时合并肺内多发结节病变、纵隔淋巴结、腹腔淋巴结肿大，化验 IgG4 为 13.9g/L，下肢皮肤活检病理学检查示真皮全层血管周围见淋巴细胞及浆细胞呈斑片状浸润，部分移入管壁，少数嗜酸性粒细胞；免疫组化检测，IgG4+/IgG+ 浆细胞比值：40%，IgG4+ 浆细胞数目每高倍视野 20 个，因此诊断为 IgG4-RD。

关于 IgG4-RD 的治疗，目前糖皮质激素是一线治疗方案（泼尼松龙每日 0.6～1.0mg/kg，2～4 周后以每 1～2 周 5mg 的速度逐渐减量，2～3 个月后完全停用或以小剂量维持），但目前尚缺乏大规模的临床试验数据的支持。IgG4-RD 在治疗和随访过程中可复发，如何实现长期维持缓解是个问题。日本学者倾向于用小剂量激素实现长期维持缓解（3 年），而欧美学者则认为小剂量激素仍存在较大不良反应，建议 3～6 个月停用激素，应用硫唑嘌呤或生物制剂实现长期维持缓解。

在临床工作中，患者卒中事件反复发生时，需考虑少见的病因分型的可能，尤其多系统／多器官受累，多处淋巴结肿大、结节状增生时，IgG4 相关性疾病应在鉴别诊断范围，积极完善相关化验、检查，避免漏诊、误诊。但也需要做好鉴别诊断，如恶性肿瘤、结缔组织病、系统性血管炎、炎性肌纤维母细胞瘤等。本例患者给予泼尼松龙治疗后肺部病变和垂体病变都明显缩小，尿崩症状明显改善，脑卒中未再复发，血清 IgG4 水平显著下降，进一步支持该诊断，目前患者仍在定期随访之中。

参考文献

[1]Kondo A，et al. Association of IgG4-Related Arteritis With Recurrent Stroke[J]. J Stroke Cerebrovasc Dis，2020，29（2）：104514.

[2]Bohlok A，et al. A rare presentation of IgG4 related disease as a gastric antral lesion：Case report and review of the literature[J]. Int J Surg Case Rep，2018，51：244-247.

[3]Legatowicz-Koprowska M. IgG4-related disease：why is it so important？[J]Cent Eur J Immunol，2018，43（2）：204-208.

[4]Yamamoto M，et al. Value of serum IgG 4 in the diagnosis of IgG 4 -related disease and in differentiation from rheumatic diseases and other diseases[J]. Mod Rheumatol，2012，22（3）：419-425.

[5]Detlefsen S. IgG4-related disease：Microscopic diagnosis and differential diagnosis[J]. Pathologe，2019，40（6）：619-626.

[6]Ekizoglu E，et al. Intracranial Hypertension Related to Cerebral Venous Thrombosis；and Acute

Ischemic Stroke with Micro-infarcts Associated with IgG4-Related Disease[J]. Int J Neurosci, 2018, 128（11）: 1097-1099.

病例 20　一例老年阿尔茨海默病患者肠外营养支持治疗经验分享

一、病例摘要

（一）基础信息

患者男性，95 岁。

主诉： 纳差 1 个月余。

现病史： 患者 1 个月余前无明显诱因出现纳差，乏力，无反酸、烧心，无恶心、呕吐，无腹痛、腹胀、腹泻，无头痛、头晕，无胸痛、胸闷，无心慌、气短，无咳嗽、咳痰，无呼吸困难。7 天前摔伤左髋部及左下肢，未治疗，为进一步治疗来我院，患者自发病以来，精神尚可，睡眠欠佳，小便失禁，大便未见明显异常，体重无明显减轻。

阿尔茨海默病史 1 年，未特殊治疗。

既往史： 有胃穿孔、疝气、前列腺摘除手术史。有肝炎、肺结核病史。有输血史。否认高血压病、糖尿病等慢性病病史。否认重大外伤史，否认药物及食物过敏史。预防接种史不详。

个人史： 生于原籍，无外地久居史，无疫区、疫水密切接触史，无放射性物质接触史。吸烟史 40 余年，现已戒烟 30 年。否认饮酒史。

婚育史： 适龄婚育，育有 4 子，配偶及大儿子已故，其余儿子体健。

家族史： 父母已故，否认其他家族性遗传病病史过敏史。

（二）体格检查

体温 36.5℃，脉搏 90 次 / 分，呼吸 18 次 / 分，血压 136/63mmHg，体重 50kg，身高 170cm。老年男性，神志清，精神可，发育正常，营养中等，自主体位，查体欠合作。全身皮肤黏膜未见黄染、出血点，无肝掌、蜘蛛痣。全身浅表淋巴结未触及肿大。头颅外形无异常，眼睑无水肿，巩膜无黄染，双侧瞳孔等大等圆，对光及辐辏反射存在。耳郭外形无异常，外耳道无异常分泌物，听力正常。鼻翼无翕动，鼻中隔居中，鼻前庭未见脓性分泌物，各鼻窦区无压痛。口唇无发绀，扁桃体无肿大，咽部无充血。颈软，气管居中，甲状腺未触及肿大，颈静脉无怒张。胸廓对称，两侧呼吸动度对称，触觉语颤对称，双肺叩清音，呼吸音低，未闻及明显干湿性啰音。心前区无隆起和异常搏动，未触及震颤，心脏相对浊音界无扩大，心率90次/分，节律规整，心音有力，各瓣膜听诊区未闻及病理性杂音及心包摩擦音。腹部平坦，上腹部可见一长约9cm手术瘢痕，触软，肝脾肋下未触及，腹部无压痛，无反跳痛，未触及包块，肝、肾、脾区无叩痛，肝、脾浊音界正常，移动性浊音（-），肠鸣音4次/分。肛门及外生殖器未查，脊柱呈正常生理弯曲，无法自主活动，无杵状指（趾）。双下肢无凹陷性水肿。左下肢活动受限，左下肢静脉呈蚯蚓状，四肢肌强力正常。右侧跟、膝腱反射正常，左侧未查，脑膜刺激征（-）。

（三）辅助检查

暂缺。

（四）初步诊断

1. 纳差原因待查。

2. 左髋关节外伤。

3. 阿尔茨海默病。

二、诊治过程

（一）诊断依据

1. 老年男性，股骨头损伤后无法自主活动，有阿尔茨海默病史。

2. 流行病学史无特殊。

3. 主要表现为食欲减退、活动困难、思维不清。

4. 查体　左下肢活动受限。

5. 实验室和辅助检查　肝功能：总蛋白52.0g/L，白蛋白28.8g/L。血常规：白细胞9.62×10^9/L、中性粒细胞比率76.90%、中性粒细胞计数7.40×10^9/L。尿常规：白细胞1018.60/μL，红细胞83.40/μL。

（二）诊治思路

NRS2002版营养风险筛查评分表标准如下：

NRS2002营养风险筛查评分表

其他：

1分：慢性疾病患者出现并发症而住院治疗，患者虚弱但不需卧床，蛋白质需要量略有增加但可通过口服来补充。

2分：患者需卧床，如腹部大手术后，蛋白质需要量相应增加，但大多数人可以通过肠外或肠内营养支持得到恢复。

3分：患者在加强病房中靠机械通气支持。蛋白质需要量增加，而且不能被肠内或肠外营养支持所弥补，但是，通过肠外或肠内营养支持，可使蛋白质分解和氮丢失明显减少。

总分值≥3分需制定营养计划，营养风险筛查总分记录在首次护理记录单上；若总分值≥3分，汇报医生予以饮食指导。

根据评分标准，患者评分为9分，必须根据个体情况给予营养支持。

老年人的能量代谢主要表现为以下几种特征：

机体基础代谢上表现为下降，这可能与中老年人的骨骼肌质量下降、神经内分泌功能下降引起的相关激素水平下降、线粒体自噬功能减退以及相关酶活性的下降有关。

有关体力活动的能量消耗，中老年人群整体表现为下降，这可能与心肌收缩力下降引起的心肺功能的下降、血液中衰老红细胞增多以及中老年人活动受限有关。

综合评估，患者老年男性，既往阿尔茨海默病病史，时有意识不清表现，给予实验性经口进食后呛咳明显，给予胃管置入后不耐管，频繁出现拔管行为。家属亦不同意胃管置入。经综合病情评估，给予肠外静脉营养支持，间断给予试饮水、雾化吸入、口腔护理等预防经口细菌感染。静脉营养支持给予每日 1000 ~ 1500kcal 热量支持。

（三）鉴别诊断

本病应注意的鉴别诊断如下：

1. 恶性肿瘤　患者既往无恶性肿瘤病史，行胸腹盆 CT 平扫检查未提示肿瘤可能。

2. 脑梗死　患者既往有阿尔茨海默病病史。CT 提示脑缺血病灶，无突发脑梗证据。神经系统体格检查不支持突发脑梗死。

3. 消化系统疾病　患者乏力、纳差，无明显恶心、呕吐，大便为黄色稀便、不成形，无带脓带血，相较患者发病之前无明显变化。行胸腹盆 CT 无异常发现，基本排除消化系统肿瘤可能。

（四）治疗措施与方案

给予葡萄糖、氨基酸、脂肪乳均衡供给，每日能量维持于 1000 ~ 1500kcal。

为避免脂肪乳对肝脏损伤，除定期监测肝功，给予肝细胞膜保护剂少量长期应用。

长期给予神经节苷脂延缓神经系统功能退化。

长期给予微量元素、水溶性及脂溶性维生素供给。

定期检测患者血常规、凝血、肝功能、肾功能、血生化等基础指标，评估患者营养代谢状况，及时补充白蛋白等。以下对患者自 2018 年 6 月至 2019 年 9 月住院期间肝功能、肾功能、血生化、血液系统及凝血系统指标做总结。

机体蛋白及肝脏储备功能（病例 20 图 1、图 2）：

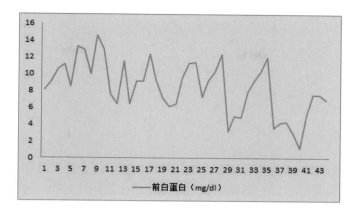

病例 20 图 1　前白蛋白

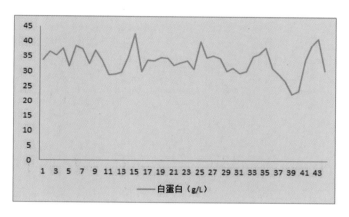

病例 20 图 2　白蛋白

　　根据病例 20 图 1、图 2，患者蛋白储备能力逐渐下降，虽给予白蛋白补充，也不能缓解肝脏蛋白储备能力前白蛋白下降趋势。

　　肝脏功能：如病例 20 图 3 至图 5 所示。

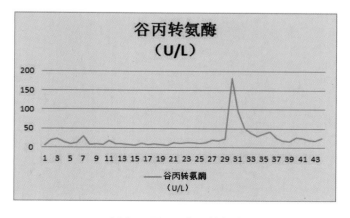

病例 20 图 3　谷丙转氨酶

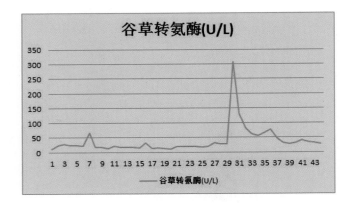

病例 20 图 4　谷草转氨酶

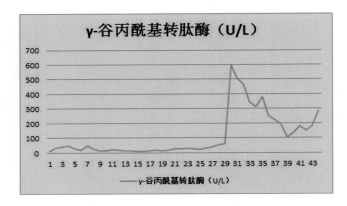

病例 20 图 5　γ–谷丙酰基转肽酶

根据图病例 20 图 3 至图 5 分析，患者肝功在平稳状态处于低水平，在应用结构脂肪乳，肝细胞膜保护剂的前提下肝功能水平正常。后期患者感染后由于代谢紊乱，肝功能水平异常，经过抗感染、保肝治疗后指标略有下降。

肾脏功能：如病例 20 图 6 至图 7 所示。

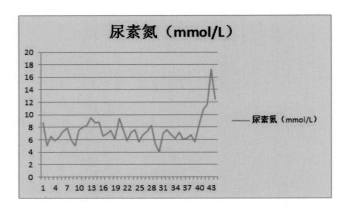

病例 20 图 6　尿素氮

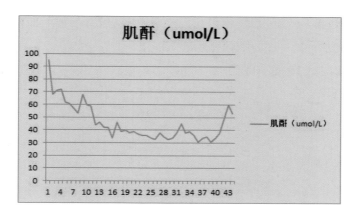

病例 20 图 7　肌酐

由病例 20 图 6 至图 7 分析，患者代谢水平处于逐渐下降状态，后期由于感染继发全身多脏器功能不全，肾功能指标略有恶化。

贫血指标：如病例 20 图 8、图 9 所示。

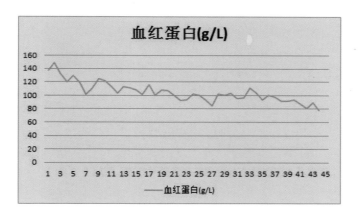

病例 20 图 8　血红蛋白

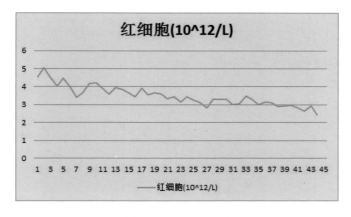

病例 20 图 9　红细胞

由病例20图8、图9分析,患者血红蛋白逐渐下降趋势,与营养不良,逐渐消耗相关,也是导致机体抵抗力下降、之后肺部感染的诱因之一。

感染指标:如病例20图10、图11所示。

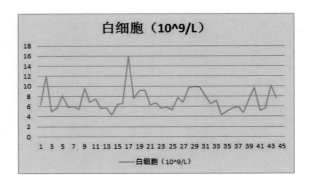

病例20 图10　白细胞

通过病例20图10分析,患者高龄,白细胞指标波动频繁,后期有肺部感染,但指标没有明显增高,与老年人机体衰弱,抵抗力低下相关。不能完全说明感染的程度。

凝血指标:如病例20图11至图14所示。

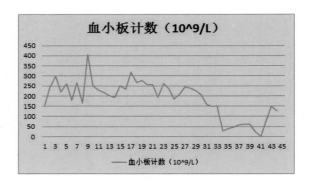

病例20 图11　血小板计数

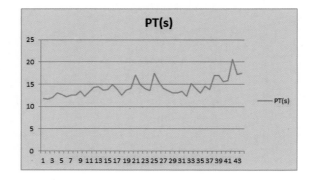

病例20 图12　PT

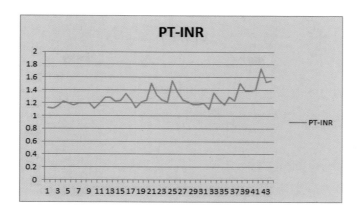

病例 20 图 13 PT-INR

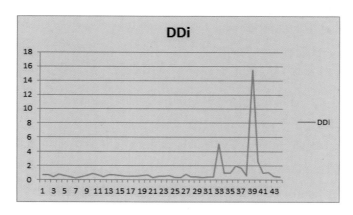

病例 20 图 14 DDi

由病例 20 图 11 至图 14 可看出患者后期白细胞及 DDi 有明显波动，与患者治疗过程中曾行静脉岛置入时间点契合，治疗过程中不排除出血导致凝血异常。为患者治疗过程中经历的"一次打击"，后期波动为肺部感染发作，为治疗过程中的"二次打击"。直接导致患者多器官脏器衰竭。从图（病例 20 图 12、病例 20 图 13）分析，随着年龄的增加，老年人的纤维蛋白原增加，纤溶能力下降，使血浆黏度增加，患者凝血时间逐渐延长，也是患者机体逐渐衰竭的表现。

患者于住院后完全肠外营养支持治疗 1 年余，因衰弱，抵抗力下降，肺部感染并发多脏器衰竭去世。

（五）最终诊断

1. 肺部感染。

2. 食欲缺乏。

3. 阿尔茨海默病。

三、经验分享

患者高龄，阿尔茨海默病病史，经口进食不能配合，胃管置入不耐受，与家属沟通后考虑静脉营养支持，并向家属告知单纯肠外营养风险，在充分沟通后选择完全肠外营养支持方案。

治疗过程中给予肝细胞膜保护剂，根据定期监测肝功观察治疗效果，证明长期给予结构脂肪乳合并肝细胞膜保护剂可以有效抑制脂肪乳造成的胆汁淤积所导致的肝损伤。

给予适当营养支持，因患者高龄、代谢率低，能量补充不易过量，过多液体输注加重心脏负担，每日给予液体2000ml左右，定期监测心功能、观察有无四肢水肿，适当给予利尿剂，通过长期治疗证明每日补充适当液体，基本能量可以达到机体代谢平衡。

患者长期给予静脉水溶性维生素和脂溶性维生素，患者凝血机制仍有逐渐衰退表现，因为一直波动于正常范围左右，但长期治疗应考虑适时补充维生素K预防凝血机制异常。

患者长期给予口腔护理预防经口感染；雾化吸入预防肺部感染；四肢理疗预防肌肉萎缩；皮肤护理防治褥疮；每日半小时到一小时翻身一次，每小时拍背吸痰等护理，事实证明高水平的护理可有效避免长期卧床导致的各种并发症。

每日保证患者晒阳光2小时以上，病房内温度湿度恒定，温度波动于26℃左右，湿度控制于50%左右，长期给患者听广播、音乐等刺激患者神经，尽可能保持患者心情愉悦。事实证明良好的情绪因素对患者生存质量有提高作用。

高龄患者机体脆弱，"不堪一击"，在患者机体达到平衡状态下尽量维稳，此病例中患者治疗期间因神志不清，床旁置入PICC管不耐管，多次自行拔管，家属决定置入静脉岛。操作前后需转运患者；操作过程造成失血、应激等刺激。置入静脉岛后患者凝血机制出现异常、肺部感染加重等一系列并发症，虽积极治疗，仍不能挽回机体衰弱，多器官脏器衰竭。

经肠外营养会引起不可避免的代谢下降，免疫力降低，机体储备能力下降，因老年人代谢率下降可表现不明显。但各项研究表明，肠内外营养支持联合应用效果优于单纯肠外营养支持。

总之，患者在无肠内营养、高龄、衰弱的情况下治疗1年余，虽结局因肺部感染、心肺功能衰竭、多器官脏器衰竭死亡，但仍能说明对于高龄老人，长期肠外营养支持可以一段时间内维持机体生命需要，在无法肠内营养支持的情况下，均衡静脉营养、预防性保护肝脏、神经系统，精致护理等措施下患者可维持机体代谢平衡，尽最大程度延长寿命。同时，此病例给我们的教训和需要注意的地方是：高龄老人，机体平衡非常重要，在尽量维稳的前提下一点点摸索前行，"以不变应万变"，尽量不要给予有创性的治疗，不要激发机体的应激反应。能保守则保守，对于延长老人寿命提高生活质量尤为重要。

参考文献

[1]Kondrup J，Rasmussen HH，Hamberg O，et al. Nutritional risk screening（NRS 2002）：a new method based on an analysis of controlled clinical trials[J]. Clinical nutrition，2003，22（3）：321-336.

[2]Nakamura T，Hirota Y，Ogawa W. [Energy metabolism and glycemic metabolism in elderly people] [J]. Nihon rinsho Japanese journal of clinical medicine，2013，71（11）：1932-1935.

[3]Saeki K，Obayashi K，Kurumatani N. Platelet count and indoor cold exposure among elderly people：A cross-sectional analysis of the HEIJO-KYO study[J]. Journal of epidemiology，2017，27（12）：562-567.

[4]Kreymanna KG，Bergerb MM，Deutz NEP，et al. ESPEN Guidelines on Enteral Nutrition：Intensive care[J]. Clin Nutr，2006，25：210-223.

病例 21　药物性肝损伤

一、病例摘要

（一）基础信息

患者男性，64 岁。

主诉：因"食欲差，反酸 40 余天，发现黄疸 10 余天"于 2018 年 10 月 11 日入院。

现病史：患者 2018 年 9 月 1 日无明显诱因出现腹部疼痛，呈绞痛，持续约 2 分钟，自行缓解，未治疗。后患者食欲差，反酸，口苦，至当地医院住院治疗，行胃镜检查示浅表糜烂性胃炎伴胆汁反流。给予雷贝拉唑（波利特，日本卫材）10mg qd 口服，病情好转出院。10 天后患者发现巩膜及皮肤黏膜发黄、尿黄，伴皮肤瘙痒、乏力、厌食，无发热，无头晕、头痛，无恶心、呕吐，大便正常，再次于当地医院住院治疗，2018 年 10 月 9 日行血生化检查示：谷氨酰转肽酶 704U/L，谷丙转氨酶 426.8U/L，谷草转氨酶 236.6U/L，碱性磷酸酶 532U/L，总胆红素 288.6μmol/L，直接胆红素 208μmol/L，间接胆红素 80.6μmol/L，尿素氮 8.56mmol/L。腹盆 CT 未见明显异常。给予保肝药物对症治疗，症状改善不明显，且大便转为白陶土色。

既往史：既往体健。16 年前行右侧疝气修补术。否认高血压、糖尿病、冠心病病史，否认肝炎、结核等传染病史。无外伤、手术史。否认毒物、放射性物质接触史。无烟酒等不良嗜好。无冶游史。配偶及其子女体健。

家族史：无特殊。

（二）体格检查

体温 36.8℃，脉搏 80 次 / 分，呼吸 17 次 / 分，血压 118/75mmHg。巩膜及全身皮肤黏膜黄染，无肝掌及蜘蛛痣。浅表淋巴结未触及肿大。胸廓无畸形，胸骨无压痛，双肺呼吸音清，未闻及干湿性啰音，心界不大，心率 80 次 / 分，律规整，各瓣膜听诊区未闻及病理性杂音。腹部平坦，未见胃肠型及蠕动波，无腹壁静脉曲张，腹软，脐周、左下腹轻压痛，无反跳痛，肝脾肋下未触及，Murphy 征（−），移动性浊（−），肝肾区无叩击痛，肠鸣音正常。双下肢无水肿。

（三）辅助检查

2018 年 10 月 12 日：谷丙转氨酶 223U/L，谷草转氨酶 100U/L，谷氨酸脱氢酶 17.4U/L，γ–谷丙酰基转肽酶 513U/L，碱性磷酸酶 400U/L，腺苷脱氨酶 25/L，总胆红素 226.0μmol/L，直接胆红素 164.0umol/L，间接胆红素 62.0μmol/L。

甲肝、乙肝、丙肝、戊肝、自免肝均未见异常。

巨细胞病毒 IgG 158.00U/m1（＋），单纯疱疹 Ⅰ、Ⅱ 型 1gG ＞ 30.00（＋）。

（四）入院诊断

1. 黄疸原因待查。

2. 肝功能损伤。

3. 浅表性糜烂性胃炎。

二、诊治过程

（一）诊断依据

1. 老年男性，急性起病。

2. 流行病学史无特殊。

3. 主要表现为上消化道症状之后出现黄疸。

4. 查体 巩膜及皮肤黄染，腹软，脐周及左下腹轻度压痛，肝脾不大，无其他异常。

5. 实验室和辅助检查

肝功能（病例 21 图 1）：

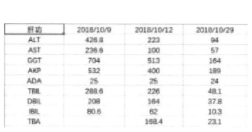

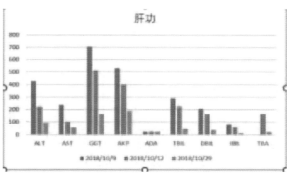

病例 21 图 1 肝功能

甲肝、乙肝、丙肝、戊肝、自免肝均未见异常。

腹部强化 MRI＋MRCP：肝脏右后叶；血管瘤可能大；肝右后叶被膜下异常信号，考虑良性病变，结合 CT 少许脂肪堆积可能；肝及双肾多发小囊肿；胆囊炎。

肝脏穿刺病理：（肝脏）肝细胞轻度水样变性及肝窦、肝细胞内胆汁淤积，汇管区纤维结缔组织增生并慢性炎，符合药物性肝炎及早期胆汁淤积性肝硬化改变。

病理：如病例 21 图 2 所示。

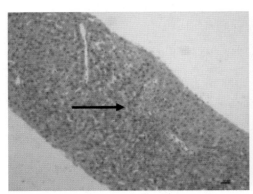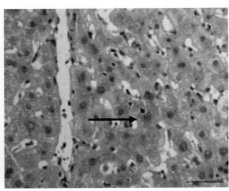

病例 21 图 2　病理

注：肝细胞水肿，汇管区纤维结缔组织增生。

（二）诊断思路

1. 不具有特异性临床表现和组织学表现，诊断较困难，需要排除性诊断。

2. 有明确用药史，对药物性肝损害（Drug induced liver injury，DILI）诊断有重要意义。

3. 用药时间与肝损害的关系及停药后肝功能迅速恢复是判断 DILI 的关键因素。

4. 当患者有肝脏基础疾病如病毒性肝炎、脂肪性肝炎等情况时，很难判断肝功能恶化是慢性疾病所致还是药物造成；此时需要借助相关的实验室检查或病理检查辅助诊断。

5. 应详细询问既往用药史、是否存在肝脏基础疾病、家族史等，因为特异性药物性肝损害常具有家族聚集现象。

（三）鉴别诊断

1. 酒精性肝病　长期过量饮酒导致的慢性中毒性肝损伤，疾病的严重程度与饮酒量及饮酒史长短有关。

2. 自身免疫性肝炎　该病是由自身免疫反应介导的慢性进行性肝脏炎症性疾病，其临床特征为不同程度的血清转氨酶升高、高 γ - 球蛋白血症、自身抗体阳性，组织学特征为以淋巴细胞、浆细胞浸润为主的界面性肝炎，严重病例可快速进展为肝硬化和肝衰竭。该病在世界范围内均有发生， 在欧美国家发病率相对较高，在我国其确切发病率和患病率尚不清楚，但国内文献报道的病例数呈明显上升趋势。

（四）治疗措施与方案

异甘草酸镁、还原性谷胱甘肽、熊去氧胆酸（优思弗）治疗。17 天后复查肝功能：2018 年 10 月 29 日谷丙转氨酶 94U/L，谷草转氨酶 57U/L，谷氨酸脱氢酶 6.5U/L，r- 谷丙酰基转肽酶 164U/L，碱性磷酸酶 169U/L，腺苷脱氨酶 24/L，总胆红素 48.1μmol/L，直接胆红素 37.8μmol/L，间接胆红素 10.3μmol/L，总胆汁酸 23.1μmol/L。症状明显缓解，好转出院。

（五）最终诊断

1. 药物性肝损伤。
2. 非萎缩性胃炎。

三、经验分享

由药物引起的肝病占非病毒性肝病的 20%～50%，在我国的肝病中，DILI（药物性肝损伤，Drug-Induced Liver Injury）发生率仅次于病毒性肝炎及脂肪性肝病（包括酒精性及非酒精性），发生率较高，但是由于临床表现不特异或较隐匿，常常不能被发现或不能被确诊。

雷贝拉唑是质子泵抑制剂，具有抑制胃酸的作用，临床广泛应用治疗酸相关疾病。雷贝拉唑主要经非酶途径代谢，独立于细胞色素 P450，不具有特异性细胞色素 P450 同工酶效应。该病例在正常治疗量后出现肝功能损害：黄疸、酶学改变，排除病毒性、酒精性、自身免疫性肝炎，肝穿符合药物性肝炎的诊断。诊断为雷贝拉唑所致的药物性肝损害。停用雷贝拉唑及给予保肝治疗后患者肝功指标逐渐降至正常，随访无反复。同其他药物性肝损伤一样，雷贝拉唑可以直接引起肝细胞损伤引起药物性肝炎，也可以触发自身免疫反应而引起的肝细胞损伤，即为药物诱导的自身免疫性肝炎。该患者自身抗体均为阴性，治疗后病情无反复，没有自身免疫样肝炎的特点。雷贝拉唑钠致肝损伤已有报道。刘培等报道 1 例 45 岁男性性因反酸服用雷贝拉唑后出现了药物性肝炎。Aktas 等报道 1 例 46 岁男性非糜烂性胃食管反流病患者服用雷贝拉唑后出现胆汁淤积性肝损伤。

参考文献

[1] 盛金峰. 雷贝拉唑的研究进展 [J]. 中国药业，2010，19（3）：63-64.

[2] 刘培，任科雨，王艳婷，等. 雷贝拉唑钠肠溶片致肝损伤[J]. 药物不良反应杂志，2013，15（5）：5.

[3]Aktaş B，Başar Ö，Altinbaş A，et al. Rabeprazole-induced acute cholestatic liver injury. Turk J Gastroenterol，2012，23（3）：309-310.doi：10.4318/tjg.2012.0365.PMID：22798130.

病例 22　以腹痛、腹泻为主要表现的嗜酸性粒细胞性胃肠炎

一、病例摘要

（一）基础信息

患者女性，63 岁。

主诉："上腹部痛 1 个月余，腹泻 4 天"入院。

现病史：患者 1 个月前无明显诱因反复出现上腹部疼痛，为持续性隐痛，进食后疼痛减轻，无明显腹胀，无反酸、烧心，无黑便及发热等不适，自服奥美拉唑后上述症状可缓解，曾到省某三甲医院行钡餐提示胃炎，^{13}C 呼气试验阳性，给予得舒特、埃索美拉唑等药物治疗，上述症状好转不明显。4 天前无明显诱因出现黑色水样便，4～6 次 / 天，就诊于当地县人民医院，查大便潜血阳性，诊断为肠炎、消化道出血，给予泮托拉唑、左氧氟沙星、甲硝唑等药物治疗后，腹泻缓解，但仍有反复腹痛及食欲减退、体重减轻，今日为求进一步诊疗收入我科。患者自发病以来，饮食量逐渐减少，睡眠欠佳，体重减轻约 5kg。

既往史：慢性胃炎病史 30 余年。20 年前急性阑尾炎行手术治疗，10 余年前子宫内膜异位症行手术治疗。否认外伤史，否认食物、药物过敏史，否认烟酒等不良嗜好。

月经婚育史：14（3～7/21～25）52，配偶及其子女体健。

家族史：父亲因胃癌去世，母亲慢性胃炎，曾有胃穿孔病史，否认家族性遗传病史。

（二）体格检查

体温 36.2℃，脉搏 78 次 / 分，呼吸 17 次 / 分，血压 93/65mmHg，BMI 17.5kg/m^2。老年女性，神志清，精神稍差，自主体位，查体合作。全身皮肤、黏膜未见黄染、出血点、皮疹。全身浅表淋巴结未触及肿大。双肺呼吸音清，未闻及干、湿性啰音及胸膜摩擦音。心率 78 次 / 分，节律规整，心音有力，各瓣膜听诊区未闻及病理性杂音及心包摩擦音，腹软，剑突下及脐周有压痛，无反跳痛，肝、脾肋下未触及，Murphy 征阴性。肝、肾、脾区无叩痛，肝、脾浊音界正常，移动性浊音（-）。肠鸣音正常。

（三）辅助检查

2017年6月1日钡餐提示胃炎，^{13}C呼气试验阳性。上消化道钡餐：胃内少量潴留液，呈钩型，胃黏膜增粗，未见明显的龛影及充盈缺损，符合胃炎表现。腹部超声：右叶实质内探及一强回声光斑，大小约0.6cm×0.4cm肝内钙化灶。2017年6月10日血常规：白细胞14.18×10^9/L；中性粒细胞3.93×10^9/L，中性粒细胞百分比27.62%，嗜酸性粒细胞计数8.25×10^9/L，嗜酸性粒细胞百分比58.21%，血红蛋白116.0g/L。肝肾功血生化：转氨酶正常，总蛋白50.6g/L；白蛋白27g/L。CT：腹腔肠管弥漫性肿胀（病例22图1）。

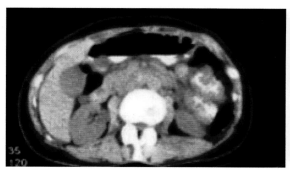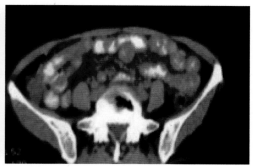

病例22图1　2017年6月12日肠管内见对比剂填充

注：肠壁弥漫性肿胀，局部管腔变窄，肠周间隙模糊。

（四）入院诊断

1. 腹痛、腹泻原因待查。

2. 消化道肿瘤？

3. 嗜酸性粒细胞性胃肠炎？

二、诊治过程

（一）诊断依据

1. 老年女性，反复腹痛2个月，腹泻4天。

2. 查体　剑突下及脐周有压痛，无反跳痛。

3. 血液学检查　外周血嗜酸性粒细胞明显升高、轻度贫血、低白蛋白血症。

4. 影像学检查　上消化道钡餐：胃黏膜增粗；CT示腹腔肠管弥漫性肿胀。

（二）诊断思路

患者有消化道症状及体重减轻的表现，外周血中嗜酸性粒细胞明显升高、影像学胃黏膜增粗、腹腔肠管弥漫性肿胀，否认过敏史，诊断考虑嗜酸性粒细胞性胃肠炎可能性大，不能排除胃肠道肿瘤可能。嗜酸性粒细胞性胃肠炎目前仍采用Talley诊断标准，需满足以下三个条件：①有相关的胃肠道症状；②内镜活检或外科病理结果显示胃肠道嗜酸性粒细胞异常浸润引起的炎性病变，组织病理提示嗜酸性粒细胞≥ 20 个 /HP；③排除其他引起嗜酸性粒细胞增多的疾病，如肾上腺功能不全、嗜酸性粒细胞增多症、血管炎、超敏反应、恶性肿瘤、寄生虫感染等。

入院后复查血常规：白细胞 10.93×10⁹/L；中性粒细胞计数 2.2×10⁹/L，嗜酸性粒细胞（EOS）6.77×10⁹/L，EOS% 61.9%，血红蛋白 119g/L，红细胞沉降率 2mm/h。尿常规：血糖（−），KET（+++）。血生化：PA 11.1mg/dl；TB 48.5 g/L；ALB 32.0g/L；KET（+）；K 3.33mmol/L；IgE 341U/ml。血 AMY、凝血、肿瘤标志物、乙肝、丙肝、HIV 甲状腺功能、BNP、风湿系列均正常。心脏彩超、动态心电图未见明显异常。胃镜（病例 22 图 2）：胃底、胃体黏膜充血水肿，胃底散在黏膜下出血点，胃体可见条形充血水肿带。肠镜（病例 22 图 3）：回盲部及结肠肝区可见淡红色洗肉水样液体及腐烂组织，肠壁未见明显异常。小肠镜（病例 22 图 4）：空肠见散在多处片状黏膜充血糜烂，部分呈线性浅溃疡，覆薄白苔。病理（病例 22 图 5）：空肠上中回肠黏膜急慢性炎，黏膜及固有层、黏膜下层大量嗜酸性粒细胞浸润。

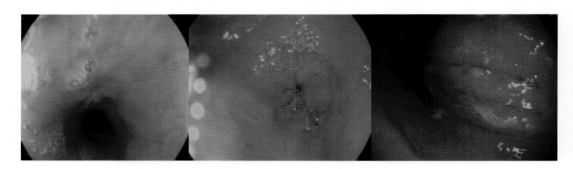

病例 22 图 2　食管、胃窦、胃体

注：2017 年 6 月 19 日胃镜，胃底、胃体黏膜充血水肿，胃底散在黏膜下出血点，胃体可见条形充血水肿带。

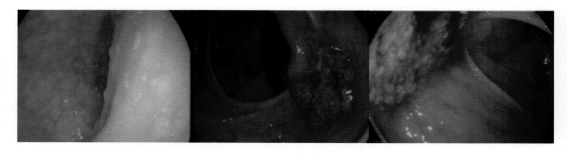

病例 22 图 3　回肠末端回盲部（肝区）

注：2017 年 6 月 19 日回盲部及结肠肝区可见淡红色洗肉水样液体及腐烂组织，肠壁未见明显异常。

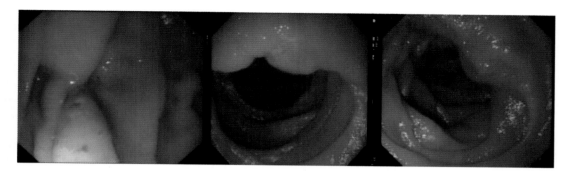

病例 22 图 4　空肠

注：2017 年 6 月 21 日小肠镜，空肠见散在多处片状黏膜充血糜烂，部分呈线性浅溃疡，覆薄白苔。

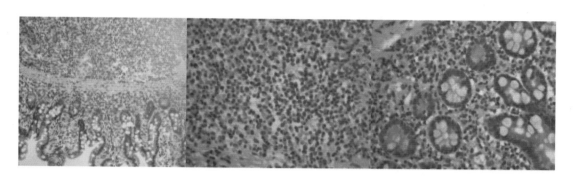

病例 22 图 5　病理

注：空肠上中回肠黏膜急慢性炎，黏膜及固有层、黏膜下层大量嗜酸性粒细胞浸润。

嗜酸性粒细胞性胃肠炎的临床诊治思路：

第 1 步：判断嗜酸性粒细胞性胃肠炎诊断是否成立。对于临床疑似患者，要注意肾上腺功能不全、嗜酸性粒细胞增多症、血管炎、超敏反应、恶性肿瘤、寄生虫感染等。

第 2 步：评估 EGE，寻找 ESE 可能的致敏病原体。根据发病季节、基础疾病、症状 / 体征、实验室检查、CT 特点、胃肠镜、小肠镜等评估病情严重程度，对于内镜下黏膜活检阴性无法确定地排除肌层或浆膜下 EGE，还有必要进行腹腔镜下全层活检，选择合适治疗方式。

第 3 步：动态评估 ESE 激素等药物应用效果，初始治疗失败时查找原因，并及时调整治疗方案。

第 4 步：治疗后随访，并进行健康宣教。

（三）鉴别诊断

本病应注意的鉴别诊断如下：

1. 过敏性疾病　如支气管哮喘、食物药物过敏、荨麻疹等外周血嗜酸性粒细胞增加 10% 以上。

2. 寄生虫疾病　如血吸虫、蛔虫病及钩虫病。

3. 皮肤病　如湿疹、剥脱性皮炎，银屑病等。

4. 某些恶性肿瘤：如某些上皮系统肿瘤如肺癌。

5. 某些传染病　如猩红热。

6. 其他　如风湿性疾病、过敏性间质性肾炎等。

（四）治疗措施与方案

依据患者病情特点临床诊断：根据患者临床表现及辅助检查结果诊断为嗜酸性粒细胞性胃肠炎，治疗给予，①避免特殊食物、药物；②药物：甲强龙 40mg/d 静脉点滴 ×7 天，同时给予胃肠黏膜修复及营养支持等对症治疗。复查血常规：EOS 2.07×10^9/L，EOS% 17.6%，患者腹痛及腹泻明显好转出院，院外继续口服泼尼松 40mg 及胃黏膜保护剂、钙剂等，每 2 周到院复诊激素逐渐减量，2017 年 8 月 30 日复诊自诉症状完全好转，复查血常规：EOS 1.17×10^9/L、EOS% 13.3%，继续院外随访中。

（五）最终诊断

嗜酸性粒细胞胃肠炎（黏膜型）。

三、经验分享

嗜酸性粒细胞属于粒细胞系白细胞，其可能参与宿主对感染的免疫应答、组织重塑、肿瘤监测和其他免疫细胞维持。EGE 是嗜酸性粒细胞异常浸润在消化道的一种少见慢性炎症性疾病，病变可累及消化道的多个部位，虽有研究表明好发于远端胃窦和近端小肠，但可能因为这些部位活检更容易。EGE 多见于 20 ~ 50 岁的患者，男性发病率略多于女性。其发病机制尚不明确，但流行病学特征和临床特征提示其可能与过敏有关及遗传因素有关。EGE 的临床表现与嗜酸性粒细胞浸润的位置、范围和深度有关，病变累及黏膜层，最常见的症状为腹痛、腹胀、恶心、呕吐及腹泻；小肠病变的患者可发生吸收不良、蛋白丢失，本例患者因累及到小肠的黏膜层，患者蛋白丢失，出现低蛋白血症；病变累及肌层，可表现为肠梗阻的症状，包括恶心、呕吐、腹部膨隆，甚至导致胃出口处或小肠穿孔或梗阻；病变累及浆膜层，多表现为单纯性腹水，或腹水合并黏膜层或肌层 EGE 的特征性症状。

实验室检查 EGE 外周血嗜酸性粒细胞计数通常升高，但在约 20% 的患者中可能正常，因此外周血中嗜酸性粒细胞正常并不能排除本病的可能。腹水中嗜酸性粒细胞增高对 EGE 的诊断有重要意义。EGE 约 2/3 的患者，IgE 抗体水平及血沉增高，本例患者上述检查均符合。影像学检查示胃窦增厚或结节、小肠黏膜增厚，或者不规则的管腔狭窄诊断 EGE 既不敏感也不特异，但对于排除诊断有一定意义。EGE 患者内镜及镜下活检是诊断必要的检查手段，具有确诊意义，尤其对于存在黏膜病变的患者。而对于肌层或浆膜下病变的患者，其黏膜活检可能是正常的。因胃和十二指肠是最常受累的部位，故内镜评估通常局限于上消化道。对于严重腹泻的患者，应该进行结肠镜检查。由于 EGE 黏膜病变患者内镜检查没有特异性，应在看似正常和异常的黏膜处均进行活检，因为看似正常的黏膜也可显示存在嗜酸性粒细胞性炎症，本例患者由于胃部及肠道黏膜镜下无明显病灶，未行黏膜活检，是本例病例一缺憾。而对于内镜下黏膜活检阴性无法确定地排除肌层或浆膜下 EGE，还有必要进行腹腔镜下全层活检来确定诊断。

对于 EGE 患者治疗包括内科治疗、外科治疗和其他治疗，但仍然以内科治疗为主。治疗原则为：①避免接触过敏原；②抗组胺、激素治疗是首选方法，激素用量为泼尼松 20 ~ 40mg/d 连用 7 ~ 14 天，症状改善通常都发生于 2 周内，然后应在接下来用 2 周迅速减少泼尼松的剂量至停药。本例患者给予甲强龙 40mg 静脉点滴，同时以抑酸、保护胃黏膜、调节肠道菌群及营养支持等药物治疗作为辅助治疗方案，1 周后患者胃肠道症状明显好转，给予激素减量后口服强的松，出院后 2 周复诊，症状消失；③激素效果不好加用硫唑嘌呤、白三烯受体拮抗剂、肥大细胞膜稳定剂抗组胺药、生物制剂等；④对于合并幽门梗阻、肠梗阻等并发症时可考虑外科手术治疗。

综上所述，嗜酸性粒细胞性胃肠炎（eosinophilic gastroenteritis，EGE）是胃肠道一种少见的良性炎症性疾病。因病变累及部位不同，临床表现、实验室检查和内镜表现缺乏特异性，且总发病率低、临床医生认识不足，因而临床上较易误诊、漏诊。该病患者因腹痛伴腹泻入院，入院查外周血中嗜酸细胞计数明显增高，小肠镜病理活检发现嗜酸性粒细胞浸润是诊断该病的主要依据，给予饮食及激素治疗效果好。因此，当遇到腹痛、恶心、呕吐、早饱、腹泻、体重减轻或腹水，且伴有外周血嗜酸性粒细胞增多，和（或）有食物过敏或不耐受的病史应怀疑 EGE，并通过病史、实验室评估和其他检查，确定不存在肠道嗜酸性粒细胞增多的其他原因，即可确定 EGE 的诊断。

参考文献

[1]Talley NJ, Shorter RG, Phillips SF, et al. Eosinophilic gastroenteritis: a clinicopathological study of patients with disease of the mucosa, muscle layer, and subserosal tissues[J]. Gut, 1990, 31（1）: 54-58.

[2]Roufosse F, Weller PF. Practical approach to the patient with hypereosinophilia[J]. J Allergy Clin Immunol, 2010, 126: 39.

[3]Weller PF. The immunobiology of eosinophils[J]. N Engl J Med, 1991: 324: 1110.

[4]Leal R，Fayad L，Vieira D，et al. Unusual presentations of eosinophilic gastroenteritis：Two case reports[J]. Turkish Journal of Gastroenterology，2014，25（3）：323-329.

[5]Talley NJ，Shorter RG，Phillips SF，et al. Eosinophilic gastroenteritis：a clinicopathological study of patients with disease of the mucosa，muscle layer，and subserosal tissues[J]. Gut，1990，31：54.

[6]Liu L，Liang XY，He H，et al. Clinical features of eosinophilic gastroenteritis with ascites[J]. Z Gastroenterol，2013，51（7）：638-642.

[7]Liao WH，Lim KH，Wan WK，et al. A rare case of spontaneous resolution of eosinophilic ascites in patient with primary eosinophilic gastroenteritis[J]. Chang Gung Med J，2012，35（4）：354-359.

[8]Lee M，Hodges WG，Huggins TL，et al. Eosinophilic gastroenteritis[J]. South Med J，1996，89：189.

[9]郭锐芳，李宏亮，胡燕梅，等. 嗜酸性粒细胞性胃肠炎 254 例分析 [J]. 宁夏医科大学学报，2016，38（7）：819-821.

[10]Uppal V，Kreiger P，Kutsch E. Eosinophilic Gastroenteritis and Colitis：a Comprehensive Reviews[J]. Clinical Reviews in Allergy&Immunology，2016，50（2）：175.

病例 23　继发性缺血性结肠炎

一、病例摘要

（一）基础信息

患者男性，62 岁。

主诉：因"腹泻 1 个月余"于 2019 年 5 月 31 日入院。

现病史：患者 1 个月前进食生冷食物后出现腹泻，大便次数约 10 次 / 天，为黄色水样便伴少量黏液，伴有脐周及下腹部胀痛、肛门坠胀及便不尽感，排便后症状略缓解，无发热，无黑便及大便带血。7 天前开始出现大便次数较前增多，最多达 60 次 / 天，性质同前，就诊于当地某人民医院，行腹部 CT 检查示：肝内小囊肿、左侧乙状结肠及直肠壁水肿及周围脂肪密度增高，考虑炎性改变，盆腔积液，大便培养：未见沙门氏及志贺氏菌，血常规未见异常。曾给予替米星、蒙脱石散、双歧杆菌三联活菌散（培菲康）等药物治疗，效果不显著，遂来我院急诊。行大便常规示：潜血（＋），为行进一步诊疗收入院。患者自发病以来，饮食及睡眠差，小便正常，大便如前所述，体重下降约 5kg。

既往史：既往有高血压病史 10 余年，血压最高 150/100mmHg，目前服用坎地沙坦、倍他乐克、阿司匹林、辛伐他汀治疗，自述血压控制理想。否认糖尿病、冠心病病史，否认肝炎、结核等传染病史。无外伤、手术史。否认毒物、放射性物质接触史。无烟酒史。无冶游史。配偶及其子女体健。

家族史：无特殊。

（二）体格检查

体温 36.2℃，脉搏 109 次 / 分，呼吸 17 次 / 分，血压 139/92mmHg。神志清楚，精神正常，发育正常，营养良好，自主体位，查体合作。全身皮肤巩膜无黄染、皮疹及出血点，未见肝掌、蜘蛛痣。全身浅表淋巴结未触及肿大。眼睑无水肿，睑结膜无苍白，双侧瞳孔等大等圆，对光反射正常。口唇无发绀，双侧扁桃体无肿大。颈静脉无怒张，颈软，气管居中，颈动脉搏动正常，双侧甲状腺未触及肿大。胸廓对称无畸形，双肺呼吸音清，未闻及干湿性啰音。心前区无异常隆起，心界不大，心率 109 次 / 分，律齐，心音正常，各瓣膜听诊器未闻及病理性杂音。腹部平坦，未见腹壁静脉曲张、胃肠型及蠕动波，触软无紧张感，下腹部有压痛，无反跳痛，未触及明显包块，肝脾肋下未触及，Murphy 征（−），肠鸣音 5 次 / 分，未闻及血管杂音。双下肢无水肿。肛门及外生殖器无异常。神经科查体未见异常。

（三）辅助检查

泌尿系超声：前列腺增大、膀胱壁稍毛糙。2019 年 5 月 29 日腹部 CT 平扫：肝内小囊肿、左侧乙状结肠及直肠壁水肿及周围脂肪密度增高，考虑炎性改变，盆腔积液。大便培养：未见沙门菌及志贺氏菌（2019 年 5 月 30 日）。

（四）入院诊断

1. 腹泻原因待查

　　炎症性肠病？

　　结肠肿瘤？

2. 高血压病（1 级，低危）。

二、诊治过程

（一）诊断依据

1. 老年男性，亚急性起病。

2. 既往有高血压病史，流行病学史无特殊。

3. 主要表现大量腹泻伴有腹部胀痛，无便血。

4. 查体　下腹部轻度压痛，无反跳痛，其他无异常。

5. 实验室和辅助检查 CT 示左侧乙状结肠及直肠壁水肿及周围脂肪密度增高，考虑炎性改变，盆腔积液。

（二）诊断思路

腹泻是临床常见症状，根据病程长短可分为急性腹泻和慢性腹泻。

1. 急性腹泻常见的原因 ①感染包括病毒（轮状病毒、诺瓦克病毒、柯萨奇病毒、埃可病毒等）、细菌（大肠杆菌、沙门菌、志贺菌、痢疾杆菌、霍乱弧菌）或寄生虫（溶组织阿米巴原虫、梨形鞭毛虫）引起的肠道感染；②中毒：食物中毒如进食未煮熟的扁豆、毒蕈中毒、河豚中毒、重金属中毒、农药中毒等；③药物：泻药、胆碱能药物、洋地黄类药物等；④其他疾病：溃疡性结肠炎急性发作、急性坏死性肠炎、食物过敏等。

2. 慢性腹泻常见原因

（1）肠道感染性疾病：①慢性阿米巴痢疾；②慢性细菌性疾病；③肠结核；④梨形鞭毛虫病、血吸虫病；⑤肠道念珠菌病。

（2）肠道非感染性炎症：①炎症性肠病（克罗恩病和溃疡性结肠炎）；②放射性肠炎；③缺血性结肠炎；④憩室炎；⑤尿毒症性肠炎。

（3）肿瘤：①大肠癌；②结肠腺瘤病（息肉）；③小肠恶性淋巴瘤；④胺前体摄取脱羧细胞瘤、胃泌素瘤、类癌、肠血管活性肠肽瘤等。

（4）小肠吸收不良：①原发性小肠吸收不良；②继发性小肠吸收不良。

（5）肠动力疾病：如肠易激综合征。

（6）胃部和肝胆胰疾病：①胃大部分切除 – 胃空肠吻合术；②萎缩性胃炎；③慢性肝炎；④肝硬化；⑤慢性胰腺炎；⑥慢性胆囊炎。

（7）全身疾病：①甲状腺功能亢进；②糖尿病；③慢性肾上腺皮质功能减退；④系统性红斑狼疮；⑤烟酸缺乏病；⑥食物及药物过敏。

根据患者病史及辅助检查结果，发现乙状结肠及直肠壁水肿及周围脂肪密度增高，考虑局部结肠病变（感染性肠病、炎症性肠病、结肠肿瘤、缺血性肠病）可能性较大，同时应排除其他全身性疾病。

（三）鉴别诊断

本病应注意的鉴别诊断如下：

1. 溃疡性结肠炎 多数起病缓慢，少数急性起病，病程呈慢性经过，多表现为发作期与缓解期交替，症状表现为腹痛、发热、腹泻和黏液脓血便，结肠镜检查并活检是诊断的主要依据，但部分不典型病例根据内镜表现难以鉴别。

2. 克罗恩病 起病大多隐匿、缓慢，可累及全消化道，病变表现为节段性、透壁性炎症，主要症状为腹痛、腹泻及体重下降，常伴有发热、疲乏等全身表现，以及肛周脓肿或瘘管等局部表现。内镜检查及活检为首选，表现为纵行阿弗他溃疡、铺路石征、肠壁增厚伴不同程度狭窄等。

3. 肠结核 主要累及回盲部，表现为腹痛、腹泻、发热、腹部包块，内镜下表现为环形溃疡，溃疡边缘为鼠咬状改变。部分患者结核菌素试验等阳性或肠外结核可以辅助诊断。

4. 缺血性肠病 由于肠系膜动脉或静脉栓塞、血栓形成或血管狭窄导致的缺血性疾病，可表现为急性或慢性的腹痛、腹泻、便血，CT、MRI 及血管造影可协助诊断。

5. 结肠肿瘤 早期可无临床症状，进展期肿瘤可出现腹痛、腹部包块、便血等症状，肿瘤导致不完全性肠梗阻时可表现为频繁腹泻，CT、MRI 影响学检查及肠镜检查活检一般不难诊断。

（四）治疗措施与方案

入院后查血常规 WBC 11.69×10^9/L，中性粒细胞计数 9.73×10^9/L，红细胞 4.11×10^{12}/L，PLT 215×10^9/L，ESR 45mm/h。凝血功能 PT 14.8s（8.8～13.8s），PT-INR 1.32（0.8～1.2），APTT 27.4s（26～42s），D-二聚体 1.81μg/ml（<0.5μg/ml）。肿瘤标志物 CEA 0.73ng/ml（0～5ng/ml），铁蛋白 547.2ng/ml（13～400ng/ml），CA-125 177U/ml（0～35U/ml）。白蛋白 41.1g/L，前白蛋白 13.8mg/dl（17～40mg/dl），肌酸激酶 317U/ml（38～174U/ml），血钾 2.77mmol/L（3.5～5.3mmol/L），血糖 5.59mmol/L（3.9～6.0mmol/L）。大便常规：红细胞++，潜血阳性。甲状腺功能、肝炎系列、HIV、EB 病毒 IgM、CMV IgM、单纯疱疹病毒 IgM、抗结核抗体、T-SPOT 实验、风湿系列及 IgG 分型均未见异常。

患者考虑炎症性肠病可能性大，入院 NRS2002 评估存在营养不良风险。入院后出现发热，体温最高 38℃，嘱流质低渣饮食，并给予左氧氟沙星、甲硝唑注射抗感染治疗，静脉补液及补充电解质支持治疗，口服肠内营养粉剂预防营养不良，口服枯草杆菌二连活菌调节肠道菌群治疗。入院后大便次数仍 50～60 次/天，2019 年 6 月 4 日行电子肠镜检查，镜下所见：进镜可见直肠黏膜弥漫性充血水肿，距肛缘 10cm 开始可见黏膜环周不规则隆起伴糜烂，周围黏膜呈铺路石样改变，病变表面呈裂隙样改变，触碰易出血，病变间可见少量充血水肿黏膜，至距肛缘 40cm 处病变致管腔明显无法继续进镜，于乙状结肠、直肠病变取活检（病例 23 图 1）。病理结果：（乙状结肠）送检大部分为炎性坏死组织，仅于边缘插件少许萎缩变性的腺体。（直肠）肠黏膜呈轻度慢性炎，部分坏死，间质内小血管广泛微血栓形成并管壁坏死。免疫组化：CMV（+），原位杂交 EBER（-）（病例 23 图 2）。根据检查结果炎症性肠病（CD、UC）可能性大，但不能排除肠结核、肿瘤或缺血性肠病，因此加用美沙拉嗪 1000mg po qid 治疗，并于 2019 年 6 月 6 日复查腹部盆腔强化 CT 示：肝小囊肿，双肾小囊肿，胆汁淤积或胆囊炎，腹膜密度增高，考虑炎症可能，结肠广泛病变，考虑结肠炎性改变可能，盆腔积液。根据目前辅助检查结果考虑炎症性肠病合并 CMV 病毒感染可能性大，于 2019 年 6 月 10 日给予更昔洛韦 400mg ivdrip q12h 的基础上加用了甲强龙 80mgivdripqd 实验性治疗，治疗 1 周后腹痛、腹胀症状较前缓解，大便次数明显减少至 5～10 次/天，且有少量成形大便，但仍有发热，体温 37.8～38.5℃，治疗 2 周后复查腹部 CT 及肠系膜血管 CTA 示：直肠、乙状结肠及降结肠管壁增厚不均匀强化，周围肠系膜密度增高，肠系膜下动静脉分支血管迂曲增粗紊乱，管腔粗细不均，肠系膜上动脉、静脉未见异常（2019 年 6 月 23 日）（病例 23 图 3）。复查肠镜：直肠黏膜充血水肿较前改善，自距肛缘 10cm 开始仍可见环周黏膜溃疡坏死伴管腔狭窄，进镜 30cm 内镜无法通过（病例 23 图 4）。因 CT 肠系膜下动静脉血管异常，于 2019 年 6 月 27 日行腹部血管 DSA 检查示：腹腔干、肠系膜上动脉造影显示各血管主干及分支形态、走行、分布均未见异常，肠系膜下动脉发出左结肠动脉、乙状结肠动脉、直肠上动脉、左结肠动脉及直肠上动脉未见明显异常，乙状结肠动脉管腔节段性狭窄，烟雾状侧支循环形成，动脉期末期一异常血管显影，似起自乙状结肠动脉中段狭窄处，造影剂排空缓慢，血管走行迂曲，与直肠上动脉及乙状结肠动脉伴行，尝试选择性插管至异常血管未能成功，考虑静脉可能。意见：乙状结肠动脉狭窄，并狭窄处动静脉瘘形成。患者病情较复杂，不符合典型缺血性肠病或炎症性肠病表现。

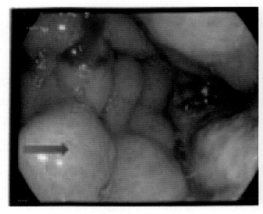 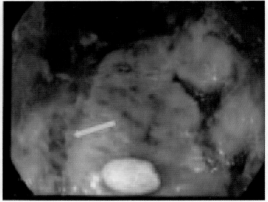

病例 23 图 1　入院后首次肠镜检查

注：可见直肠黏膜弥漫性充血水肿（蓝色箭头），距肛缘 10cm 开始可见黏膜环周不规则隆起伴糜烂，周围黏膜呈铺路石样改变，病变表面呈裂隙样改变（黄色箭头）。

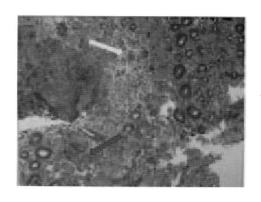

病例 23 图 2 直肠病理

注：（直肠）肠黏膜呈轻度慢性炎，部分坏死（红色箭头），间质内小血管广泛微血栓形成并管壁坏死（黄色箭头）。

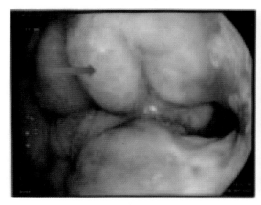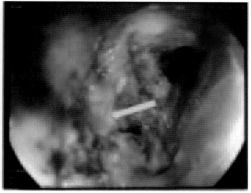

病例 23 图 3 治疗 2 周后复查肠镜

注：治疗后黏膜充血水肿较前略减轻（蓝色箭头），可见坏死组织（黄色箭头）。

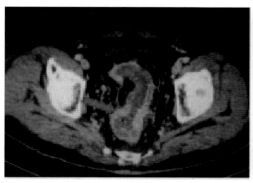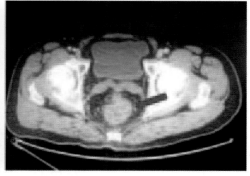

病例 23 图 4 盆腔强化 CT

注：强化 CT 显示直肠、乙状结肠及降结肠管壁增厚不均匀强化，周围肠系膜密度增高（红色箭头）。

组织多学科会诊讨论：

病理科意见：病理结果显示肠坏死伴溃疡形成，坏死组织中及周围可见急慢性炎症细胞浸润，周围肠黏膜反应性增生，未查见肿瘤改变，小血管可见纤维素样坏死，溃疡性结肠炎、缺血性肠病不能除外。

影像科意见：降结肠乙状结肠肠壁明显增厚、分层，邻近肠系膜脂肪水肿，结肠沟见积液，肠系膜下动脉及其分支壁厚、模糊，局部病变及动脉瘤形成，水肿肠壁周围大量增生血管存在，考虑缺血性肠病，结肠炎性肠病不除外。

介入科意见：造影示乙状结肠动脉狭窄，中远段管腔显影可，肠管实质期灌注可，动脉期末期异常血管显影，考虑静脉显影，动静脉瘘形成，直肠上静脉、乙状结肠静脉主干闭塞，可考虑行血管支架成形术，但手术存在风险，可能无法开通，支架内血栓形成等。风湿病科及血液肿瘤科排除相关自身免疫病及原发性血液病、淋巴瘤。

胃肠外科意见：①根据病史及辅助检查资料，不符合血管发育异常；②不符合原发性肠系膜动脉缺血性疾病；③因肠系膜上下静脉通畅，不符合原发性肠道瘀血性病变；④因合并机械性梗阻，结合肠镜、病理、影像等资料，建议手术治疗。

综合多学科会诊意见，考虑患者结肠病变有动脉狭窄及侧支循环形成，并存在静脉闭塞的情况，且激素、抗病毒治疗有效，不能排除炎症性肠病导致的继发性血管病变引起继发性肠缺血坏死，因病史较长形成明显结肠狭窄，完全性肠梗阻、穿孔、出血的风险较高，建议限期行手术治疗。患者之后转入北京医院行外科手术行"左侧结肠切除，横结肠造瘘手术"，术后病理为缺血性肠病，术中探查其余结肠未见明显异常，目前患者恢复良好。

（五）最终诊断

1. 缺血性肠病（炎症性肠病继发性缺血性肠病？）。
2. 不完全性肠梗阻。
3. 腹腔感染。
4. 高血压病（1级，低危）。
5. 肝囊肿。

三、经验分享

缺血性结肠炎是由于结肠血管闭塞性或非闭塞性疾病导致的，以结肠供血不足为主要症状的一组综合征。发病年龄多在 50 岁以上，多数伴有高血压、糖尿病、动脉硬化、冠心病等基础疾病，男性略多于女性，以急性腹痛、腹泻和便血为临床特点。

结肠和直肠的血液循环来自于肠系膜上动脉（superior mesenteric artery，SMA）、肠系膜下动脉（inferior mesenteric artery，IMA）和髂内动脉。除相对罕见的解剖学变异外，结直肠循环相对恒定。肠系膜静脉与动脉循环并行，静脉血液回流至门静脉系统。大量的侧支循环可以保护肠管免受短期血液灌注不足的影响。然而，结肠供血的"分水岭"区域侧支血流有限，如结肠脾曲部和直肠乙状结肠交接处，因此有发生缺血的风险（尤其是灌注不足相关缺血）。

发生缺血的机制包括，①非闭塞性结肠缺血：非闭塞性缺血是引起结肠缺血的主要机制，占病例数的95%。其通常为一过性，但长时间的非闭塞性缺血可导致透壁性坏死。该病最常累及侧支循环有限的结肠"分水岭"区域，如脾曲部和直肠乙状结肠交接处。在一项包含1000余例患者的研究中，约75%的患者为左半结肠缺血，其中约1/4的病变累及脾曲。仅有5%的患者为直肠缺血，这是因为IMA与体循环之间有痔血管形成的侧支循环。低血流状态也能降低灌注，引起离主动脉较远的回肠远端和右半结肠缺血；②栓塞性和血栓形成性动脉闭塞：结肠缺血可源于来自肠系膜血管近端的栓子自发栓塞或主动脉器械操作后形成的医源性栓子。极少数情况下，这些患者会发生结肠缺血而不伴小肠缺血。在肠系膜动脉粥样硬化性闭塞性疾病患者中，IMA闭塞且SMA发生进行性狭窄时，由于侧支循环不充分，会导致结肠缺血；③肠系膜静脉血栓形成：罕见情况下，肠系膜静脉血栓形成会累及结肠，几乎都是出现在远端小肠/近端结肠。静脉硬化性结肠炎是一种罕见的缺血性结肠炎，由肠系膜静脉壁纤维硬化和钙化引起的静脉梗阻所致。

本例患者以大量腹泻为症状发病，无剧烈腹痛及便血，因此急性肠系膜血管缺血可能性较小，患者既往有高血压病史，造影证实有肠系膜下静脉分支的狭窄及侧支循环形成同时伴有静脉闭塞，因此诊断为慢性缺血性结肠炎，病因不排除继发于慢性炎症性肠病。慢性炎症亦可以导致肠道狭窄不完全性肠梗阻，出现腹泻症状。有研究表明，在约10%的溃疡性结肠炎病例中，炎症的反复发作和肌肉增生可导致良性狭窄，如果狭窄程度较重则需要外科治疗。

典型病例可以通过内镜下表现、活检等方法进行鉴别，缺血性结肠炎病变内镜下常呈不连续分布，病变肠黏膜与正常黏膜之间界限清晰，可出现沿结肠纵轴方向走行的单条征——孤立的线性溃疡。早期和轻症患者，表现为黏膜苍白、水肿、出血、单条征。随着缺血的进展，会出现出血性结节，常伴有黏膜红斑、散在溃疡和黏膜下出血。严重的缺血可导致坏死，表现为青紫色黏膜结节和出血性溃疡。但少数不典型病例鉴别诊断困难，可能会出现误诊，例如缺血性肠病如果按照炎症性肠病予大量激素治疗则有可能出现穿孔等并发症。因此通过本例病例的诊疗经验，对于非典型的肠道疾病，需要进行仔细甄别，必要时进行MDT诊疗，尽量减少漏诊误诊。

一旦诊断为缺血性结肠炎，寻找病因、去除病因是治疗的第一步，如无结肠穿孔、坏死或坏疽的证据，通过肠道休息并进行观察的方式给予支持治疗，并给予静脉补液以确保充分的结肠灌注，如果有肠梗阻则应插入鼻胃管。静脉血栓及栓子栓塞患者可给予抗凝治疗，可经验性给予广谱抗生素治疗预防肠道细菌移位。大部分非闭塞性结肠缺血患者经过支持治疗在 1～2 周可恢复。当患者出现大出血、肠穿孔，内镜证实结肠肌层全层不可逆坏死及低程度缺血患者经非手术治疗效果不佳时则需要手术干预。

参考文献

[1] 陈旻湖，杨云生，唐承薇，等 . 消化病学 . 北京：人民卫生出版社，2019.

[2] 王海燕，王惠吉，谭漫红，等 . 缺血性结肠炎 [J]. 世界华人消化杂志，2010，18（33）：3548-3552.

[3] 缺血性肠病诊治中国专家建议（2011）写作组，中华医学会老年医学分会，《中华老年医学杂志》编辑部委员会 . 老年人缺血性肠病诊治中国专家建议（2011）[J]. 中华老年医学杂志，2011，30（1）：1-6.

[4]De Dombal FT，Watts JM，Watkinson G，Goligher JC. Local complications of ulcerative colitis：stricture，pseudopolyposis，and carcinoma of colon and rectum. Br Med J. 1966 Jun；1（5501）：1442-1447.

[5] 李远发，苏新林，邹艳丽，等 . 缺血性结肠炎与溃疡性结肠炎的临床鉴别诊断 [J]. 胃肠病学，2010，15（11）：681-683.

[6]Brandt LJ，Feuerstadt P，Longstreth GF，et al. ACG clinical guideline：epidemiology，risk factors，patterns of presentation，diagnosis，and management of colon ischemia（CI）. Am J Gastroenterol，2015，110（1）：18.

病例 24　消化道出血

一、病例摘要

（一）基础信息

患者女性，63 岁。

主诉： 因"反复间断便血 6 年余"于 2017 年 4 月 19 日入院。

现病史： 患者 2011 年因口服阿司匹林后出现血便，为鲜血，共 4 次，大便为黄色成形便，出血量约 200ml，有时感上腹部灼热不适，感反酸，无血块，无黑便，无腹痛、腹胀，无恶心、呕吐，无头晕、黑矇，无胸闷、胸痛，无心慌、憋喘等不适症状，于中国人民解放军第八十八医院住院治疗，行电子胃肠镜示（病例 24 图 1）：食管炎、慢性浅表性胃炎、胃窦息肉及黄色瘤（已夹除）、直肠及乙状结肠多发性息肉行高频电切及氩气刀治疗术，入院后给予保护胃黏膜、止血等治疗，症状好转，未再便血。2012年 3 月复查胃肠镜检查，结果示：结肠多发憩室、胃多发息肉（行高频电切及氩气刀治疗术）、贲门炎、十二指肠球炎，给予保护胃黏膜药物治疗，患者未诉不适。2012年 11 月患者无明显诱因再次出现便血，共一次，量少，无血块，无心慌、头晕等不适症状，于上述医院住院治疗，行电子胃肠镜检查示：结肠多发憩室并出血、慢性浅表性胃炎，给予抑酸、止血，保护黏膜药物治疗好转出院。2016 年患者无明显诱因出现排血便 5 天，起初为鲜血便，随即间断排出鲜红色液体 3 次，量多，约 1000ml，余无不适症状，行胃镜检查示：十二指肠出血，给予去甲肾上腺素喷洒止血，好转出院。1 个月前患者再次出现血便，为鲜血，共一次，出血量约 200ml，伴反酸，无腹胀、腹痛，无头晕、头痛等不适症状。

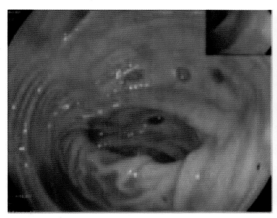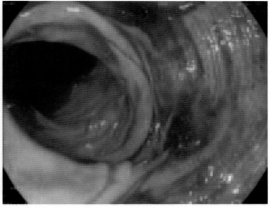

病例 24 图 1　肠镜

注：消化道出血（小肠出血不能除外）、结肠多发憩室。

既往史：既往体健。否认高血压、糖尿病、冠心病病史，否认肝炎、结核等传染病史。无外伤、手术史。否认毒物、放射性物质接触史。无烟酒等不良嗜好。无冶游史。配偶及其子女体健。

家族史：无特殊。

（二）体格检查

体温 36.0℃，脉搏 66 次 / 分，呼吸 16 次 / 分，血压 119/77mmHg。胸廓无畸形，双侧呼吸动度均等，双肺呼吸音粗，未闻及干湿性啰音。心率 66 次 / 分，律齐，心音低钝，各瓣膜听诊区未闻及病理性杂音。腹平坦，未见胃肠型及蠕动波，触软，无压痛及反跳痛，肝脾肋下未触及，Murphy 征阴性，移动性浊音阴性，肠鸣音正常。肛门外生殖器未查。脊柱四肢无畸形，关节活动正常，无杵状指（趾），四肢肌力肌张力正常。双下肢无水肿。双侧足背动脉搏动正常。双侧跟、膝腱反射正常，Babinski 征、脑膜刺激征阴性。

（三）辅助检查

血常规：血红蛋白 104.0g/L，红细胞比容 33.10%，平均血红蛋白含量 26.3pg，血小板压积 0.320%。女性肿瘤系列：胃泌素释放肽前体 53.60pg/ml、铁蛋白 8.56ng/ml。凝血系列、肝肾功生化、胰腺损伤系列等未见明显异常。

胸腹盆 CT 平扫结果示：双肺纤维灶、腹部 CT 未见异常、盆部 CT 未见明显异常。

心脏超声+颈动脉彩超示：主动脉瓣反流（轻度）、二尖瓣反流（轻度）、三尖瓣反流（轻度）；右侧颈动脉粥样斑块形成。

动态心电图结果示：①窦性心律；②偶发房性早搏；③短阵房性心动过速；④ T 波改变。

（四）入院诊断

1. 消化道出血。

2. 失血性贫血。

二、诊治过程

（一）诊断依据

1. 老年女性，急性起病。

2. 流行病学史无特殊。

3. 主要表现为反复便血。

4. 查体腹软，无压痛及反跳痛，肝脾不大，无明确异常。

5. 实验室和辅助检查　血常规：血红蛋白 104.0g/L、红细胞比容 33.10%、平均血红蛋白含量 26.3pg。CT 未见明显异常。结肠镜示：消化道出血（小肠出血不能除外）、结肠多发憩室。

（二）诊断思路

消化道出血是临床常见综合征。可由消化道本身的炎症、机械性损伤、血管病变、肿瘤、长期服用易引起消化道出血的药物等因素引起，也可因邻近器官的病变和全身性疾病累及消化道所致。

1. 上消化道出血。

2. 中、下消化道出血

（1）肛管疾病痔、肛裂、肛瘘。

（2）直肠疾病溃疡性直肠炎、肿瘤（息肉）、类癌、邻近恶性肿瘤或脓肿侵入直肠、感染（细菌性、结核性、真菌性、病毒性、寄生虫）、缺血等。

（3）结肠疾病感染（细菌性、结核性、真菌性、病毒性、寄生虫）、溃疡性结肠炎、憩室、肿瘤（息肉）、缺血和血管畸形、肠套叠等。

（4）小肠疾病急性出血性坏死性肠炎、肠结核、克罗恩病、憩室炎或溃疡、肠套叠、肿瘤（息肉）、血管瘤、血管畸形、缺血等。

（三）鉴别诊断

本病应注意的鉴别诊断如下：

1. 肠肿瘤　常有腹痛、腹泻、黑便及鲜血便，有时可触及腹部包快，肠镜及病理可明确诊断。

2. 炎性肠病　本病出现腹泻、黏液粪便、脓血粪便、排粪次数增多、腹胀、腹痛、消瘦、贫血等症状，伴有感染者尚可有发热等中毒症状，与结肠癌的症状相似，结肠镜检查及活检是有效的鉴别方法。

（四）治疗措施与方案

入院后查血常规：血红蛋白104.0g/L、红细胞比容33.10%、平均血红蛋白含量26.3pg。CT未见明显异常。行结肠镜检查示：消化道出血（小肠出血不能除外）、结肠多发憩室。

依据患者病情特点，临床诊断：①下消化道出血；②结肠憩室；③失血性贫血。

行介入治疗（病例24图2），发现出血灶位于右结肠动脉、回结肠动脉供血交界区，给予明胶海绵颗粒局部栓塞，同时给予减轻门脉压力、促进黏膜修复等治疗；患者未再出血便血，临床治愈出院。

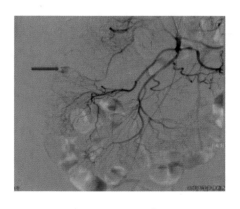

病例24图2　造影

注：肠系膜上动脉发出的右结肠动脉、回结肠动脉供血交界区见造影剂溢出呈不规则浓集影，微导管超选至出血血管弓近端，缓推明胶海绵颗粒至血液停止，再次造影示病变未再显影。余血管造影未见异常。

（五）最终诊断

1. 下消化道出血
   血管畸形。
2. 结肠憩室。
3. 失血性贫血。

三、经验分享

消化道是指从食管到肛门的管道，包括食管、胃、十二指肠、空肠、回肠、盲肠、结肠及直肠。上消化道出血是指十二指肠悬韧带（Treitz 韧带）以上的食管、胃、十二指肠、上段空肠以及胰管和胆管的出血。十二指肠悬韧带以下的肠道出血统称为下消化道出血。

临床表现：小量（400ml 以下）、慢性出血多无明显自觉症状。急性、大量出血时出现头晕、心慌、冷汗、乏力、口干等症状，甚或晕厥、四肢冰凉、尿少、烦躁不安、休克等症状。脉搏和血压改变是失血程度的重要指标。急性消化道出血时血容量锐减，最初的机体代偿功能是心率加快，如果不能及时止血或补充血容量，出现休克状态则脉搏微弱，甚至扪不清。休克早期血压可以代偿性升高，随着出血量增加，血压逐渐下降，进入失血性休克状态。

根据原发疾病的不同，可以伴有其他相应的临床表现，如腹痛、发热、肠梗阻、呕血、便血、柏油便、腹部包块、蜘蛛痣、腹壁静脉曲张、黄疸等。

辅助检查：常规实验室检查、内镜检查、X 线钡剂检查、血管造影、放射性核素显像、CT、MRI、CT 仿真小肠、结肠造影等协助诊断。

除了常规对症治疗，还包括，①内镜治疗：氩离子凝固止血、电凝止血、冷冻止血、热探头止血以及喷洒肾上腺素、凝血酶等药物止血；②微创介入治疗：在选择性血管造影显示出血部位后，可经导管进行止血治疗；③手术治疗：不主张盲目行剖腹探查，若有下列情况时可考虑剖腹探查术：活动性大出血并出现血流动力学不稳定，不允许做动脉造影或其他检查；上述检查未发现出血部位，但出血仍在持续；反复类似的严重出血。

后期预防：①积极治疗原发病；②根据原发疾病（病因）的不同，采取相应的预防措施；③平时应注意养成定时大便的习惯，保持大便通畅；④减少增加腹压的姿态，忌食辛热、油腻、粗糙、多渣的食品，忌烟酒、咖啡。

不明原因消化道出血诊疗流程图，如病例 24 图 3 所示。

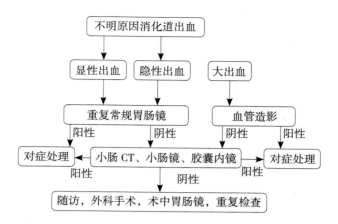

病例 24 图 3　不明原因消化道出血诊疗流程图

参考文献

[1] 韩英 . 复发性下消化道出血的诊治 [J]. 中华内科杂志，2012，51（2）：95-95.

[2] 朱培贵，陈华栋，邱永 . 下消化道出血的数字减影血管造影诊断与介入治疗 [J]. 实用医学杂志，2009，25（15）：2519-2520.

[3] 毛健，张振岳，黄永东，等 . 动脉造影诊断消化道出血的价值（附 7 例分析）[J]. 现代消化及介入诊疗，2007，12（3）：211-212.

[4] 邓咏梅，朱继红，吕敬超 . 结肠血管瘤合并下消化道出血一例报道并文献复习 [C]// 中华医学会急诊医学分会全国急诊医学学术年会 . 2014.

[5]（2016）. 下消化道出血的病因分析及其急性大出血的诊疗策略 .（Doctoral dissertation，山东大学）.

病例 25　老年 EBV 阳性弥漫大 B 细胞淋巴瘤

一、病例摘要

（一）基础信息

患者男性，66 岁。

主诉：淋巴结肿大 3 个月。

现病史：3 个月前无意中发现腹股沟、左侧腋窝、左侧锁骨上肿块，观察 1 个月自觉肿块逐渐长大，遂就诊于当地医院，行左侧腹股沟淋巴结活检，考虑外周 T 细胞淋巴瘤，但院外病理会诊考虑 EB 病毒阳性 B 细胞淋巴组织增殖性疾病伴 T 细胞不典型增生。齐鲁医院会诊病理再会诊考虑经典型霍奇金淋巴瘤，混合细胞型。为进一步诊治来到我院就医。

既往史：慢性乙型病毒性肝炎 5 年，规律口服阿德福韦酯抗病毒治疗。

（二）体格检查

一般状态可，神志清，精神正常，营养中等，双侧颈部、腋窝及腹股沟可触及多发肿大淋巴结，大者 2.5cm 左右，活动，无压痛，心肺无异常，腹软，肝脾肋下未触及，双下肢无水肿。

（三）辅助检查

淋巴结活检病理会诊（北京 XX 医院）：（腹股沟）淋巴结结构部分破坏，散在淋巴滤泡，滤泡间区病变较弥漫，细胞成分较单一。免疫组化：（当地市立医院）CD21 显示部分 FDC 网，CD3+，CD20 较多 +，PAX-5 较多 +，CD10-，Bcl-6 生发中心 +，Bcl-2 部分 +，CD4+ 细胞略多于 CD8，CD30 散 +，CD15-，Mum-1 散在 +，TIA-1 散在 +，CD43 较多 +，EBV NS，Ki-67 阳性率为 30% ～ 40%。EBER 阳性细胞约 50 个 /HPF，位于 B 细胞丰富区域。T 细胞受体基因重排呈多克隆性，B 细胞 IgK 呈单克隆性重排。

诊断意见：淋巴结 EB 病毒阳性 B 细胞淋巴组织增殖性疾病，2～3 级（交界性肿瘤期），伴 T 细胞不典型增生。

淋巴结活检病理会诊（齐鲁医院）：（腹股沟）淋巴结结构部分破坏，查见散在大细胞，结合免疫组化及北京友谊医院 B 细胞单克隆性重排，符合霍奇金淋巴瘤，混合细胞型。原单位免疫组化：CD30 大细胞 +，CD15 个别细胞 +，PAX-5 大部分细胞弱 +，Mum-1 大细胞 +，EBV+，Bcl-2+，CD4 大部分 +，CD8 部分 +，Bcl-6-，CD10 部分 +，CD43 大部分 +，TIA 局部 +，CD21 部分滤泡 +，Ki-67 阳性率约 30%。

PET/CT 检查（齐鲁医院）：两侧锁骨上、胸骨旁、两侧胸肌下、两侧腋窝、纵隔、腹腔（胃右、肝门区）、胰周、腹膜后大血管旁（$L_{1～4}$ 水平）、两侧髂总血管旁、两侧盆壁及两侧腹股沟见多枚中高度摄取 FDG 的淋巴结影，大者 3.1cm×2.9cm，SUVmax 4.1～12.8，SUVmean 3.2～9.3。T_2 棘突见局限性 FDG 摄取增高影，SUVmax 4.2，SUVmean 2.7。脾脏体积明显增大，组织密度及显像剂分布均匀，FDG 水平高于肝脏（纵隔血池 SUVmax 1.4，肝脏 SUVmax 2.1）。

（四）入院诊断

淋巴结肿大待诊（淋巴瘤？）。

二、诊治过程

（一）诊断依据

1. 不明原因广泛淋巴结肿大，呈无痛性，进行性肿大。

2. PET-CT 是肿大淋巴结 FDG 高摄取。

3. 淋巴结活检病理提示为淋巴瘤（具体类型会诊意见不一致）。

4. EBV 阳性，T 细胞受体基因重排呈多克隆性，B 细胞 IgK 呈单克隆性重排。

（二）诊断思路

1. 淋巴结肿大原因很多，尤其轻中度肿大，可能为良性、交界性或恶性，可能为惰性或侵袭性，淋巴结活检病理是关键。

2. EB 病毒与多种淋巴瘤高度相关，疾病及淋巴结病变呈逐渐演进过程，不同淋巴结之间性质及典型程度可能不一致。

3. 在一次淋巴结活检多方会诊不一致的情况下，重新活检尤为必要，PET-CT 对于淋巴结的选取具有重要价值。

该病例于入院后在 PET/CT 指导下再次左腋窝淋巴结活检，诊断为 EBV 相关弥漫大 B 细胞淋巴瘤，非生发中心型，伴 T 细胞不典型增生。免疫组化 CD20（+），CD79a（+），CD2（散在 +），CD3（散在 +），CD4（散在 +），CD8（散在 +），CD10（-），EBER（少部分 B 细胞 + ），CD30（大 B 散在 + ），PAX-5（ + ），CD5（散在 + ），PD-1（ - ），CD21（残存滤泡树突网 + ），MUM-1（约 5% 阳性），Bc1-6（ - ），Bcl-2（部分 + ），C-Myc（阳性率 < 20%），ALK（ - ），EMA（ - ），TIA-1（散在 + ），CXCL-13（ - ），Ki-67 阳性率 30%。基因检测：IGK 单克隆性重排，TCR 重排阴性。荧光原位杂交（FISH）：C-MYC 阴性，bcl-2 阴性，bcl-6 阴性。

淋巴瘤分期及预后评估：Ann-Arbor 分期 Ⅳ A 期，IPI 预后评估高危。

（三）鉴别诊断

1. EBV 相关淋巴增殖性疾病（LPD） 淋巴结为良性反应性肿大，非进行性，IgH 及 TCR 重排一般为阴性，该病例淋巴结活检虽然不典型，会诊意见不一致，但恶性淋巴瘤倾向性明显。

2. EBV 相关淋巴瘤 多种类型淋巴瘤与 EBV 相关，特别是霍奇金淋巴瘤、NK/T 淋巴瘤、血管免疫母 T 细胞淋巴瘤、弥漫大 B 细胞淋巴瘤、Burkitt 淋巴瘤，鉴别诊断主要依靠淋巴结组织病理、免疫组化、分子检测。

（四）治疗措施与方案

基于患者为老年高危淋巴瘤，综合评估属于整体 Fit，一线治疗给予 R-CDOP 方案（利妥昔单抗 600mg、环磷酰胺 1.2g、多柔比星脂质体 60mg、长春地辛 4mg、泼尼松 100mg），4 个疗程后 PET/CT 疗效评估示完全代谢缓解。但患者第 4 个疗程后出现了粒细胞缺乏并发热，且营养不良，体重下降，第 5～6 个疗程化疗方案调整为 R-miniCDOP（利妥昔单抗 600mg、环磷酰胺 0.6g、多柔比星脂质体 40mg、长春地辛 2mg、泼尼松 50mg）。第 7～8 个疗程单用利妥昔单抗 600mg。治疗结束后再次 PET/CT 评估示完全代谢缓解。考虑患者总体预后不良，存在较高复发风险，后续推荐来那度胺维持治疗（10mg/d，$d_{1～21}$，q28 天），并定期复查随访。

（五）最终诊断

EBV 阳性弥漫性大 B 细胞淋巴瘤，非生发中心型。

三、经验分享

EBV 阳性弥漫大 B 细胞淋巴瘤（EBV+DLBCL）是 2016 年新版 WHO 淋巴与造血组织肿瘤分类才正式命名的一种淋巴瘤类型，因主要发生于老年人而在 2008 年版 WHO 分类中称为老年 EBV 阳性弥漫大 B 细胞淋巴瘤。该疾病中位发病年龄在 70 岁以上，其发生可能与随年龄增长导致的免疫功能减低有关，但近年发现该类型也见于年轻患者，因此其确切发病机制并不清楚，且老年与年轻患者是否具有相同的发病机制更需进一步阐明。有限的流行病学资料显示，EBV + DLBCL 在包括我国的东亚地区发病率相对较高，在所有 DLBCL 中占比达 8% ~ 10%，而在北美和欧洲地区该占比不到 5%。EBV+DLBCL 预后较 EBV-DLBCL 差，尚缺乏标准治疗方案，随着对 EBV 感染及其相关肿瘤免疫微环境研究的深入，免疫检查点抑制剂等新药有望显著改善其预后。

本例患者的诊断过程（还包括我们近期诊治的几例患者）对于 EBV + DLBCL 病理诊断困难或许是一个很好的例证，本病例第一次活检当地医院考虑为外周 T 细胞淋巴瘤，经过 2 次会诊又分别考虑为经典霍奇金淋巴瘤混合细胞亚型及 EBV 阳性 B 细胞淋巴增殖性疾病，再次活检标本经两位病理学专家一致确诊为 EBV 阳性弥漫大 B 细胞淋巴瘤。该类型诊断困难首先在于病理组织学的高度异质性，瘤细胞多为一致或多形性的大淋巴样细胞，这些细胞形态上类似霍奇金及 Reed-Steinberg 样（HRS）肿瘤细胞，可以散在分布或"镶嵌"在反应性的背景中，因而与经典型霍奇金淋巴瘤难以鉴别。除此之外，该类型因为背景常常有较多反应性的小淋巴细胞、浆细胞和组织细胞而与富 T 富组织细胞大 B 细胞淋巴瘤难以鉴别。免疫组化方面，虽然 CD20、CD79a、PAX-5、OCT2（支持 B 细胞淋巴瘤）和 CD30、CD15（支持霍奇金淋巴瘤）等有助于鉴别诊断，但这些标志在 EBV+DLBCL 和霍奇金淋巴瘤之间常见交叉表达，并不能作为鉴别诊断的确切依据。同样，TCR 和 IG 的克隆性重排在区别 EBV 相关淋巴组织增殖性疾病与淋巴瘤或区别淋巴瘤为 T 细胞还是 B 细胞来源中也只有辅助诊断价值。EBV+DLBCL 病理组织学的这些特征强烈支持反复会诊的必要性，同时也提示临床医生必须对病理诊断报告的准确性保持高度的警惕。EBV+DLBCL 诊断困难还在于同一患者不同淋巴结之间可能存在的显著异质性，有的淋巴结反应性特征特别突出，而有的淋巴结则淋巴瘤特征更为典型，因此在一处活检病理不典型难以分类的情况下再次甚至多次活检显得尤为必要，对于活检淋巴结的选取或许可以从 PET/CT 和 B 超获得一定的帮助。最后，EBV + DLBCL 的诊断还必须通过 FISH 检测 EBER 的表达水平来确定，但病理学家在评判 EBV 是否阳性时不仅有较大的主观性，而且阳性细胞的百分比标准本身至今并没有得到统一。

EBV + DLBCL 的一线治疗目前大多采用 R-CHOP 方案，但疗效似乎并不理想，据报道中位生存期仅 2 年。EBV+DLBCL 大多数为非生发中心型，中高危和高危患者比例高，临床分期多属晚期，部分患者有 B 症状甚至并发噬血细胞综合征，这些因素均与不良预后相关。此外，由于大多数患者为老年甚至高龄，不能耐受足剂量足疗程免疫化疗亦致使疗效受损。本例患者诊断时经过 ECOG、IADL、CCI 等评估属于 FIT，一线治疗用 R-CDOP 方案（脂质体阿霉素替代阿霉素），前 4 个疗程标准剂量治疗后获得了完全缓解，但第 4 个疗程后即使应用了长效 G-CSF 预防仍然出现了粒缺并感染，同时营养状况显著下降，致使后续治疗延期和强度减弱，很可能会影响患者的长期预后，这种情况下再辅以利妥昔单抗（美罗华）或来那度胺维持治疗或许有助于防止或延缓复发，但目前尚缺乏有力的循证医学证据。新近研究显示，EBV + DLBCL 肿瘤免疫微环境存在显著的免疫抑制，PD-L1/2 表达和 M2 型巨噬细胞显著高于 EBV-DLBCL，但效应性免疫反应并无缺陷。另外，EBV+DLBCL 较 EBV-DLBCL 呈现高突变 TET2、DNMT3A 及低突变 CD79B、MYD88、CDKN2A、FAS 细胞遗传和表观遗传学特征，这些研究为进一步探索新型治疗提供了有力的理论依据，有望改善 EBV+DLBCL 的预后。

参考文献

[1] 王滕滕，袁田，张翼鸶. EB 病毒与其相关淋巴瘤的研究进展. 中国实验血液学杂志，2014，22（6）：1775-1779.

[2] 刘芳，张良运，尹卫华，等. 老年性 EB 病毒阳性弥漫性大 B 细胞淋巴瘤研究进展. 中华病理学杂志，2015，44（2）：135.

[3] Castillo JJ, Beltran BE, Miranda RN, et al. EBV-positive diffuse large B-cell lymphoma, not otherwise specified：2018 update on diagnosis, risk-stratification and management. Am J Hematol, 2018, 93（7）：953-962. doi：10.1002/ajh.25112.

[4] Kim SJ, Hyeon J, Cho I, et al. Comparison of Efficacy of Pembrolizumabbetween Epstein-Barr Virus-Positive and-Negative Relapsed or RefractoryNon-Hodgkin Lymphomas. Cancer Res Treat, 2019, 51（2）：611-622.

[5] Keane C, Tobin J, Gunawardana J, et al. The tumour microenvironment is immuno-tolerogenic and a principal determinant ofpatient outcome in EBV-positive diffuse large B-cell lymphoma. Eur J Haematol, 2019, 103（3）：200-207.

[6] Grimm KE, O'Malley DP. Aggressive B cell lymphomas in the 2017 revised WHOclassification of tumors of hematopoietic and lymphoid tissues. Ann Diagn Pathol, 2019, 38：6-10.

病例 26　T 细胞淋巴瘤诊治思考

一、病例摘要

（一）基础信息

患者女性，61 岁。

主诉：因"全身乏力 7 个月余"于 2017 年 9 月 19 日入院。

现病史：患者 2017 年 2 月无明显诱因出现全身乏力，伴纳差。2017 年 5 月来我院就医，血常规：WBC 2.15×10^9/L，NEU 0.62×10^9/L，LYM 1.37×10^9/L，LYM%

63.7%，Hb 56g/L， PLT 34×10⁹/L。骨髓细胞学示增生偏低骨髓象，再生障碍性贫血可能性较大。骨髓染色体未见异常核型，MDS/AML 基因突变筛查示 TET2 基因突变，免疫表型示淋巴细胞占 68.49%，表型未见明显异常。考虑为"再生障碍性贫血观察、营养性贫血"，给予补充叶酸、维生素 B₁₂、输注红细胞等对症治疗后患者症状缓解出院。2017 年 7 月患者仍感乏力，再次收入我科。骨髓活检示骨髓增生极度活跃，淋巴细胞比值增高，考虑 B 细胞淋巴瘤侵犯骨髓。免疫组化示：CD20+，PAX5+，κ 个别 +，λ 个别 +，CD138+；CD3−，CD5−，CD56−，CD10−，CyclinD1−。颈胸腹盆强化 CT 双侧颈根、腹腔、腹膜后及左侧腹股沟淋巴结多发肿大。2017 年 8 月复查骨髓细胞学示增生活跃，成熟阶段淋巴细胞占 69%，考虑淋巴系统增殖性疾病，骨髓活检示骨髓增生极度活跃，淋巴细胞增多，骨髓 IgH 基因重排阳性，TCR B 和 TCRY 均阴性，不除外为 B 细胞肿瘤。外周血免疫分型：淋巴细胞占有核细胞的 20.22%；成熟 B 细胞占淋巴细胞的 2.1%，表达 CD19，CD20，FMC7，T 细胞占淋巴细胞的 90.1%，表达 CD3，CD2，CD5，CD7，TCRab；不表达 CD30，CD25，CD22，CD79a，CD4/CD8+ 值为 3.4；NK 细胞占淋巴细胞的 7.23%。2017 年 8 月 19 日行 PET-CT 示左侧锁骨上见 FDG 代谢增高淋巴结，右侧颈部见 FDG 代谢轻度增高小淋巴结影，纵隔内胸 8 椎体水平胸主动脉后方见小淋巴结，右侧腋窝见小淋巴结影。脾脏最大截面积约 7 个肋单元，L₁、L₂ 椎体水平腹膜后大血管旁可见多发 FDG 代谢增高小淋巴结影。脊柱诸椎体及部分附件骨、多条肋骨、骨盆诸骨、胸骨、双侧肩胛骨、双侧肱骨及双侧股骨上段可见弥漫性 FDG 代谢增高，髓腔内密度弥漫性轻度增高（病例 26 图 1）。2017 年 8 月 25 日行左颈部淋巴结活检术，病理示（颈部）外周 T 细胞淋巴瘤，非特指型。免疫组化：CD2+，

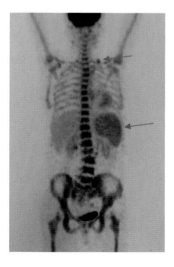

病例 26 图 1　2017 年 8 月 19 日 PET-CT

注：全身多发淋巴结 FDG 代谢增高；脾脏及多发骨骼／髓受累。

CD3+，CD7+，CD5 部分缺失，CD8/CD4 约为 1/4，CD 20、CD79a、PAX-5 残存滤泡+，CD10、Bcl-6 残存生发中心 +，CD21 FDC 网 +，PD-1 生发中心 T 细胞 +，CD30-，CD15-，CXCL-13（-），Ki67 阳性率 30%，EBER-。患者近 1 周自觉全身乏力进行性加重。为进一步治疗再次来我院我科。患者自发病以来，神志清，精神可，饮食欠佳，睡眠可，体重较前未见明显改变。

既往史： 既往体健。否认高血压、糖尿病、肾病病史，否认肝炎、结核等传染病史。2015 年外伤致右侧手腕及骶尾部骨折（具体不详），行保守治疗，无其他外伤、手术史。否认毒物、放射性物质接触史。否认酒嗜好。无冶游史。配偶及其子女体健。

（二）体格检查

体温 36.5℃，脉搏 100 次 / 分，呼吸 23 次 / 分，血压 140/61mmHg。老年女性，神志清、精神可，发育正常，贫血貌，自主体位，查体合作。全身浅表淋巴结未触及肿大。全身皮肤黏膜未见黄染，无瘀斑、出血点。睑结膜苍白，结膜无充血、水肿，巩膜无黄染。头颅无异常，双侧瞳孔等大等圆，直径 3mm，对光反射存在，耳鼻无异常分泌物，口唇苍白，颈软，颈静脉无怒张，气管居中，甲状腺无肿大。胸骨无压痛。双侧呼吸动度对称，触觉语颤对称，双乳房未触及包块及结节，听诊双肺呼吸音清，双肺未闻及干湿性啰音。心前区无隆起，心率 100 次 / 分，心律齐，未闻及杂音。腹部膨隆，未见胃肠型及蠕动波，触软，无压痛及反跳痛，肝脾肋下未触及。Murphy 征（-），肝肾区无叩痛，移动性浊音（-），肠鸣音正常。双下肢无水肿。肛门、直肠及外生殖器未见异常。神经系统检查无特殊。

（三）辅助检查

2017 年 5 月 10 日血常规：白细胞 2.15×10^9/L，中性粒细胞 0.62×10^9/L，淋巴细胞 1.37×10^9/L，淋巴细胞 % 63.7%，血红蛋白 56g/L，血小板 34×10^9/L。

2017 年 5 月 12 日骨髓细胞学增生偏低骨髓象，再生障碍性贫血可能性较大。

2017 年 5 月 12 日骨髓染色体未见异常核型。

2017 年 5 月 12 日 MDS/AML 基因突变筛查 TET2 基因突变。

2017 年 5 月 12 日骨髓免疫表型淋巴细胞占 68.49%，表型未见明显异常。

2017 年 7 月 25 日骨髓活检淋巴细胞比例增高，本次免疫组化示 T、B 淋巴细胞均可见，以 B 淋巴细胞为主，考虑 B 细胞淋巴瘤侵犯骨髓；免疫组化示：CD20+，PAX5+，K 个别 +，λ 个别 +，CD138+；CD3-，CD5-，CD56-，CD10-，CyclinD1-。

2017 年 8 月 12 日颈胸腹盆强化 CT：①双侧颈根、腹腔、腹膜后及左侧腹股沟淋巴结多发肿大；②左肺胸膜下小结节；③双肺纤维灶心影增大；④考虑胰头脂肪浸润；⑤脾大双肾囊肿。

2017 年 8 月 13 日骨髓细胞学增生活跃，成熟阶段淋巴细胞占 69%，考虑淋巴系统

增殖性疾病

2017年8月13日骨髓活检骨髓增生极度活跃，淋巴细胞增多。骨髓IgH基因重排阳性，TCR B和TCRY均阴性，不除外为B细胞肿瘤。

2017年8月18日外周血免疫分型：淋巴细胞占有核细胞的20.22%；成熟B细胞占淋巴细胞的2.1%，表达CD19，CD20，FMC7；T细胞占淋巴细胞的90.1%，表达CD3，CD2，CD5，CD7，TCRab；不表达CD30，CD25，CD22，CD79a，CD4/CD8+值为3.4；NK细胞占淋巴细胞的7.23%。

2017年8月19日PET-CT左侧锁骨上见FDG代谢增高淋巴结，最大SUV值5.8，最大截面积约1.1cm×0.7cm，右侧颈部见FDG代谢轻度增高小淋巴结影，最大SUV值2.7，直径约0.4cm，纵隔内T_8椎体水平胸主动脉后方见小淋巴结，最大SUV值3.9，直径约0.5cm，右侧腋窝见小淋巴结影，最大SUV值1.2，直径约1.0cm。脾脏最大截面积约7个肋单元，FDG代谢弥漫性增高，最大SUV值4.7，L_1、L_2椎体水平腹膜后大血管旁可见多发FDG代谢增高小淋巴结影，最大SUV值6.2，直径约1.0cm。脊柱诸椎体及部分附件骨、多条肋骨、骨盆诸骨、胸骨、双侧肩胛骨、双侧肱骨及双侧股骨上段可见弥漫性FDG代谢增高，最大SUV值10.1，髓腔内密度弥漫性轻度增高。

2017年9月1日病理结果（颈部）外周T细胞淋巴瘤，非特指型。免疫组化：CD2（+），CD3（+），CD7（+），CD5部分缺失，CD8/CD4约为1/4，CD20，CD79a、PAX-5残存滤泡（+），CD10，Bc1-6残存生发中心（+），CD21FDC网（+），CD30（-），CD15（-），PD-1生发中心T细胞（+），CXCL-13（-），Ki67阳性率约30%。免疫组化：EBER（-）。（病理号：36231.17）

（四）入院诊断

外周T细胞淋巴瘤，非特指型。

二、诊治过程

（一）诊断依据

1. 女性，61岁，既往体健，ECOG-PS 2分。

2. 首发症状　三系重度降低。

3. 基因突变筛查　TET2基因突变。

4. 骨髓病理　骨髓增生极度活跃，淋巴细胞比值增高，本次免疫组化示T、B淋巴细胞均可见，以B淋巴细胞为主，考虑B细胞淋巴瘤侵犯骨髓。IHC：CD20+，PAX5+，κ个别+，λ个别+，CD138+；CD3-，CD5-，CD56-，CD10-，CyclinD1-。

5. 免疫分型　T细胞占淋巴细胞的90.1%，表达CD3，CD2，CD5，CD7，

TCRab。

6. PET-CT 全身多发淋巴结 FDG 代谢增高；脾脏及多发骨骼/髓受累。

7. 淋巴结病理 外周 T 细胞淋巴瘤，非特指型。免疫组化：CD2+，CD3+，CD7+，CD5 部分缺失，CD8/CD4 约为 1/4，PD-1 生发中心 T 细胞 +，CD30-，CD15-，Ki67 阳性率 30%，EBER-。

（二）诊断思路

淋巴瘤的病理分类是其诊断及治疗的依据。最初的分类是以细胞形态为基础的，1994 年国际淋巴瘤研究组结合 B 细胞和 T 细胞的组织学、免疫学和遗传学特点，提出了修订的欧美淋巴瘤分类方案（Revised European-American Lymphoma Classification，REAL）。2001 年 WHO 在 REAL 分类的基础上制订了新的造血和淋巴组织肿瘤分类，将成熟 T 细胞/NK 细胞淋巴瘤按临床特点分为白血病性、结内型和结外型三大类，并在 2008 年对淋巴瘤的分类进行了更新，将 PTCL 分为 20 种不同的疾病或病理亚型。广义的 PTCL 包括除前体 T 细胞淋巴母细胞淋巴瘤之外的所有 T 细胞淋巴瘤，而狭义的 PTCL 包括外周 T 细胞淋巴瘤，非特指性（peripheral T-celllymphoma，unspecified，PTCL-U）、血管免疫母细胞 T 细胞淋巴瘤（angioimmunoblastic T-cell lymphoma，AITL）、结外 NK/T 细胞淋巴瘤，鼻型（extranodalNK/T-cell lymphoma，nasal type，ENKL）、肠病型 T 细胞淋巴瘤（enteropathy-associated T-cell lymphoma，EATL）、肝脾 T 细胞淋巴瘤（hepatosplenic T-cell lymphoma，HSTCL）和皮下脂膜炎样 T 细胞淋巴瘤（subcutaneous panniculitis-like T-cell lymphoma，SPTCL）等，间变大细胞淋巴瘤（anaplastic large cell lymphoma，AICL）、蕈样霉菌病（mycosis fungoides，MF）及成人 T 细胞白血病/淋巴瘤（adult T-cell leukemia/lymphoma，ATLL）因独特的病因或临床特征而单列出来。

PTCL-U 是一类具有成熟 T 细胞免疫表型的排除性疾病，它包括目前除特指的外周 T 细胞淋巴瘤（如血管免疫母 T 细胞淋巴瘤、间变大细胞性淋巴瘤等）以外的暂不能分型的所有的外周 T 细胞淋巴瘤，在临床表现、组织学、基因变异、对治疗的反应及预后方面具有很大的异质性。

PTCL 诊断较难，获得足够的组织活检对于诊断尤为重要。目前，PET-CT 普遍用于 PTCL 的影像学诊断，特别是对于 CT 通常不能发现的结外病变尤为重要。免疫组织化学检查对于 PTCL 分型十分重要，成熟 T 细胞表面均表达 CD3，但缺乏末端脱氧核苷酸转移酶（terminal deoxynucleotidyl transferases，TdT）蛋白的表达。与 B 细胞淋巴瘤不同的是，许多正常细胞抗原在 T 细胞淋巴瘤中表达减少，而异常表达其他类型抗原，其中 CD7 表达的缺失最为常见，其他重要的标志如 CD8、CDl0、CD25、CD30 和 CD56 通常对某种亚型有所提示。对于 PTCL-U，肿瘤细胞表达 CD45、全 T 细胞标志物（CD5、

CD7 可有表达缺失）CD45RO、CD43，大多病例 CD4+/CD8–，部分大细胞的肿瘤可表达 CD30。免疫组化标志物对于 T 细胞淋巴瘤亚型的诊断有所帮助，但却缺乏特异性。另外，克隆性基因重排对于鉴别良恶性淋巴细胞增生有重要参考价值，聚合酶链式反应、Southern 印迹杂交和流式细胞术可用于淋巴细胞克隆性的检测。

（三）鉴别诊断

1. 血管免疫母 T 细胞淋巴瘤（AITL） 多为晚期，伴高丙种球蛋白血症。肿瘤弥漫增生，有多形态细胞组成（小、中、大细胞），含透明胞质的肿瘤细胞有时松散聚集。血管（高内皮静脉）增生更加显著，大量分枝。背景混有反应性炎性细胞。肿瘤细胞 CD3+、CD4+、CD10+、Bcl–6+、PD1+，CD23 和 CD21 显示扩张增生的滤泡树突状细胞网状结构，与增生的高内皮静脉相关。多数病例可见很多散在 EBER+ 细胞。

2. 间变性大细胞淋巴瘤（ALCL） 少数 PTCL–NOS 病例有较多大细胞，CD30 阳性，易与 ALCL 混淆。标志性细胞、CD30 一致强阳性、EMA+、细胞毒表型、无 CD3 等 T 细胞相关抗原表达，EBER– 支持诊断 ALCL。

3. 经典型霍奇金淋巴瘤（cHL） PTCL–U 有时伴 HRS 样细胞，EBER+，CD30+，CD15–/+，需与 cHL 相鉴别。PCTL 的 HRS 样细胞为反应性 B 细胞，背景 T 细胞为具异形性的肿瘤细胞，有克隆性 TCR 基因重排，免疫表型也可能异常。而 cHL 的背景细胞为反应性 T 细胞，免疫表型正常，无克隆性 TCR 基因重排。临床和影像学表现也有助于鉴别。

4. 反应性淋巴组织增生 / 肉芽肿样淋巴结病变 局限于副皮质区的反应性 T 细胞增生需与 T 区变异型相鉴别，而反应性肉芽肿样淋巴结病变则需与淋巴上皮样变异型相鉴别。细胞的异形性、浸润性生长方式、结外侵犯、免疫表型、克隆性 TCR 基因重排及临床表现有助于诊断。

（四）治疗措施与方案

依据患者病情特点临床诊断：外周 T 细胞淋巴瘤，非特指型。排除化疗禁忌，于 2017 年 9 月 26 日起给予西达本胺＋PCT 方案化疗。具体为：西达本胺服药 30mg/ 次，服药 2 次 / 周，持续服药；泼尼松片 20mg/d，早餐后口服；环磷酰胺片 50mg/d，午餐后口服；沙利度胺片 100mg/d，晚餐后口服。28 天为 1 个治疗周期。2 周期化疗后复查骨髓细胞学＋活检：未见明显异常。复查 PET–CT，疗效评价为 CR。化疗期间患者反复出现骨髓 4 度抑制，间断给予升白及成分输血治疗。5 周期化疗后患者出现发热、白细胞 4 度抑制，合并肺部、尿路感染，给予抗感染治疗后好转。遂将西达本胺减量至 20mg biw。6 周期化疗后给予西达本胺单药口服方案维持治疗至今，患者耐受良好，定期复查疗效评价 CR。

（五）最终诊断

外周 T 细胞淋巴瘤，非特指型（Ⅵ期 A 组，aaIPI 3 分，NCCN-IPI 4 分）。

三、经验分享

外周 T 细胞淋巴瘤是一组高度异质性的淋巴细胞异常恶性增殖性疾病。2008 年世界卫生组织（WHO）将 T 细胞淋巴瘤分为不同的病理亚型：T 细胞、NK 细胞淋巴瘤 / 白血病。其中，PTCL-U 是最常见的 T 细胞淋巴瘤，在西方约占 T 细胞淋巴瘤的 30%，在我国及其他亚洲地区约占 T 细胞淋巴瘤的 50%。病因不清，可能与 EBV 感染有关；发病中位年龄为 60 岁，儿童少见，男女比例约 2：1。

PTCL-U 临床表现无特异性，表现为全身淋巴结肿大和（或）结外病变，多为结内起病，可侵犯鼻咽、扁桃体、皮肤及皮下组织、肝脾、脾脏、骨髓、胃肠道等结外部，多数患者起病时伴有包括发热、盗汗、消瘦等症状。90% 患者有 TCR 基因重排，以 γ 位点的重排多见。遗传学异常较常见，如 +7q、+8q、+17q、+22q、5q-、10q-、12q-、13q- 等。PTCL-U 侵袭性强，进展快，对化疗不敏感，预后差，易复发，病死率高，5 年生存期约 30%。

本例患者为老年群体，以反复贫血、三系降低起病，最初诊断考虑为再生障碍性贫血、骨髓增生异常综合征可能性大。再次骨髓活检示淋巴细胞比值增高，考虑 B 细胞淋巴瘤侵犯骨髓。最终经淋巴结病理明确诊断为 PTCL-U。临床分期为 Ⅵ A 期，aaIPI 评分 3 分属于中高危组，PIT 评分 4 分，预后不良。目前 PTCL 尚无标准治疗方案。含蒽环类药物的化疗如 CHOP 和 CHOP 样方案是最常用的一线治疗方案。然而 PTCL-U 对传统 CHOP 方案和含蒽环类药物治疗反应不佳，其他治疗方法包括使用硼替佐米、吉西他滨、环孢素等药物，均能使疾病得到一定程度的缓解，但疗效仍无法获得提高。随着临床研究进展，组蛋白去乙酰化酶（HDAC）抑制剂作为一种新型抗肿瘤药物，已在复发或难治性 PTCL 治疗中取得了显著成果。西达本胺是全球首个获批上市的选择性组蛋白去乙酰化酶抑制剂，用于治疗复发及难治性外周 T 细胞淋巴瘤。一项 Ⅱ 期临床研究采用西达本胺单药治疗复发 / 难治性 PTCL，ORR 为 28%，中位 PFS、OS 分别为 2.1 个月、21.4 个月，46% 的患者在 6 周内获益（CR/CRu + PR + SD），获益患者的 OS 显著延长。本例患者为老年患者，无法耐受常规剂量化疗。诊断时即存在骨髓受累，分期较晚，同时合并有多种不良预后因素，均预示化疗疗效差。因此对该类患者来说，早期诊断、及时治疗非常关键。

参考文献

[1]O'Leary HM，Savage KJ. Update on the World Health Organization classification of peripheral T-cell lymphomas. CurrHematolMalig Rep，2009，4（4）：227-235.

[2]Sun J，Yang Q，Lu Z，et al. Distribution of lymphoid neoplasms in China：analysis of 4，638 cases according to the World Health Organization classification. Am J Clin Pathol，2012，138（3）：429-434.

[3]Li XQ，Li GD，Gao ZF，et al. Distribution pattern of lymphoma subtypes in China： A nationwide multicenter study of 10002 cases. Journal of Diagnostics Concepts & Practice，2012，11（2）：111-115.

[4]Vose J，Armitage J，Weisenburger D. International peripheral T-cell and natural killer/T- cell lymphoma study：Pathology findings and clinical outcomes. J Clin Oncol，2008，26（25）：4124-4130.

[5]Weisenburger DD1，Savage KJ，Harris NL，et al. Peripheral T-cell lymphoma，not otherwise specified：a report of 340 cases from the International Peripheral T-cell Lymphoma Project. Blood，2011，117（12）：3402-3408.

[6]Shi Y，Dong M，Hong X，et al. Results from a multicenter，open-label，pivotal phase Ⅱ study of chidamide in relapsed or refractory peripheral T-cell lymphoma. Ann Oncol，2015，26（8）：1766-1771.

病例 27　老年原发鼻窦弥漫性大 B 细胞淋巴瘤

一、病例摘要

（一）基础信息

患者男性，77 岁。

主诉：因"左侧眶周肿痛 3 个月伴左侧面部麻木"于 2019 年 8 月 15 日入院。

现病史：患者 3 个月前无明显诱因出现左眼眶周肿痛，为持续性，并有眼睑水肿，结膜炎，测眼压正常，视力、视野正常。给予普拉洛芬、左氧氟沙星点眼后结膜炎好转，左眼胀痛缓解不明显。2 个月前出现左面部麻木、刺痛，为持续性，伴头痛，无发热、盗汗，后于我院耳鼻喉科就诊，行副鼻窦强化 CT 示左侧上颌窦、筛窦、蝶窦及额窦内充满软组织肿块影，并见病变延伸至左侧眼眶内。颅脑 MRI 示额窦、筛窦、蝶窦、左侧上颌窦黏膜弥漫性增厚、局部窦腔消失，筛窦及左侧鼻腔内软组织信号似突破左眶内侧壁，外直肌受压，右侧上颌窦黏膜轻度增厚。2019 年 8 月 6 日局麻下行鼻内镜下鼻腔肿物活检术，病理示：（鼻腔）弥漫性大 B 细胞淋巴瘤，非生发中心型。为求进一步诊治收入病房。患者自发病以来，饮食睡眠可，尿频，无尿急、尿痛，大便正常，3 个月来体重下降约 10kg。

既往史： 糖尿病病史 30 余年，现皮下注射诺和锐 30 及来得时，同时口服阿卡波糖治疗，血糖控制可。前列腺增生病史 15 年，间断口服保列治、哈乐，近期未用药。2000 年、2019 年有腔隙性脑梗死病史，未遗留明显后遗症，脑萎缩病史 19 年，既往右眼睑外伤史 50 余年，现右眼失明。否认肝炎、结核等传染病病史，否认手术史及输血史，否认毒物、放射性物质接触史。否认烟酒等不良嗜好。无冶游史。配偶及其子女体健。无过敏史。

家族史： 无特殊。

（二）体格检查

体温 36℃，脉搏 94 次/分，呼吸 20 次/分，血压 125/61mmHg，体重 76kg，身高 171cm。老年男性，查体合作。全身皮肤黏膜无皮疹及出血点，全身浅表淋巴结未触及肿大。头颅无畸形，右眼陈旧性睑外伤，视力丧失，左眼眼球活动良好，对光反射灵敏，胸骨无压痛，双肺呼吸音清，未闻及干湿啰音。心率 94 次/分，心律规整，各瓣膜听诊区未闻及病理性杂音。腹部平坦，未见胃肠型及蠕动波，腹软，全腹无压痛、反跳痛，肝脾肋下未触及，Murphy（-），无移动性浊音，肝、肾区无明显叩击痛，肠鸣音 4 次/分。四肢肌力、肌张力正常，关节无红肿，双下肢无凹陷性水肿。神经系统检查无特殊。

（三）辅助检查

2019 年 8 月 5 日副鼻窦增强 CT 示：左侧副鼻窦占位性病变，考虑肿瘤可能，特殊类型感染待排，右侧副鼻窦炎。2019 年 8 月 5 日颅脑 MRI：双侧大脑半球白质区缺血变性灶；副鼻窦炎、筛窦内异常信号似突破左眶内侧壁，请结合相关检查；大枕大池或蛛网膜囊肿；脑萎缩；脑动脉硬化并多动脉狭窄。2019 年 8 月 10 日病理结果示：（鼻腔）弥漫性大 B 细胞淋巴瘤，非生发中心型。免疫组化：CD19、CD20、CD79a、Bcl-2 阳性：c-Myc 阴性（阳性细胞数约 10%）；CD3、CD5、CD10、CD30、Bcl-6、MUM-1、CD21、CyclinD1、CD2、TIA-1、CD56、CK、CK5/6、P40、P63、Syn、CgA 阴性：Ki-67 指数约 70%。原位杂交：EBER 阴性。2019 年 8 月 15 日 FISH 示 bcl-2、bcl-6、C-myc 均为阴性（FISH19-0322）。2019 年 8 月 13 日 PET-CT（病例 27 图 1）：①结合病理，提示副鼻窦（两侧筛窦、左侧上颌窦及蝶窦为著）及左侧框内软组织肿块（邻近骨质受累），颈部左侧淋巴结和 L$_4$ 为活动性淋巴瘤病灶：胃底及前列腺淋巴瘤浸润不能排除；②双肺散在纤维灶；③提示脑萎缩；④ ^{18}F-FDG PET-CT 全身检查无其他明显异常发现（病例 27 图 1 至图 5）。

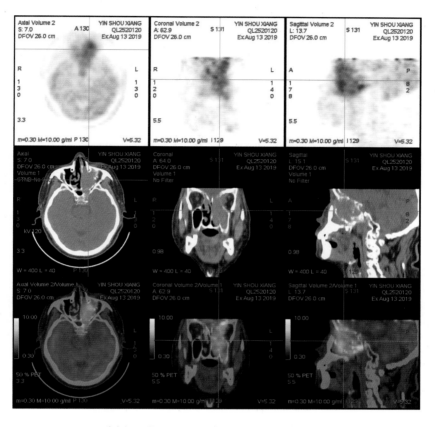

病例 27 图 1　2019 年 8 月 13 日 PET-CT

注：左侧鼻腔、两侧筛窦、左侧上颌窦、蝶窦及左侧框内见高度不均匀摄取 FDG 的形态不规则软组织肿块。

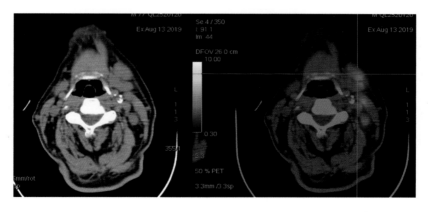

病例 27 图 2　2019 年 8 月 13 日 PET-CT

注：于颈部左侧多枚淋巴结影，大者约 2.8cm×1.6cm。

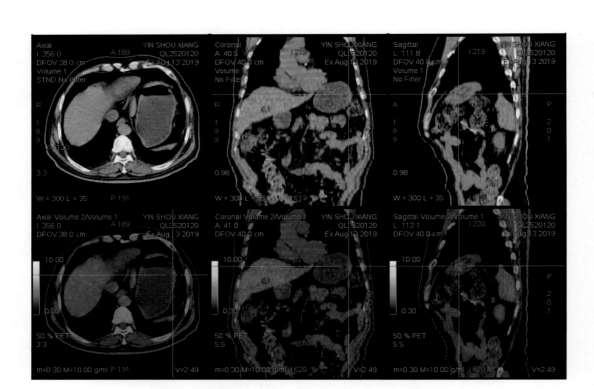

病例 27 图 3　2019 年 8 月 13 日 PET-CT

注：长约 2.5cm 胃底大弯侧胃壁似显增厚并中高度摄取 FDG。

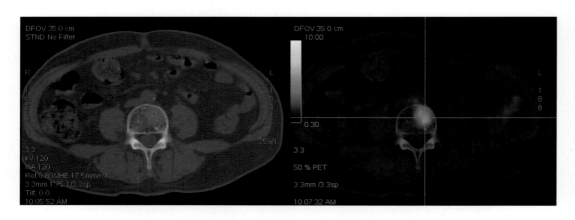

病例 27 图 4　2019 年 8 月 13 日 PET-CT

注：于 L_4 椎体偏左侧见局限性 FDG 摄取增高影。

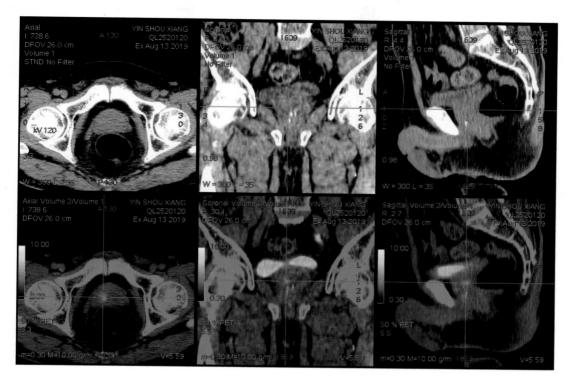

病例 27 图 5　2019 年 8 月 13 日 PET-CT

注：前列腺偏右外带区见局限性摄取增高影，范围约 1.4cm×1.2cm。

（四）入院诊断

弥漫性大 B 细胞淋巴瘤。

二、诊治过程

（一）诊断依据

1. 老年男性，慢性起病。

2. 流行病学史无特殊。

3. 主要表现为左侧眶周肿痛 3 个月伴左侧面部麻木。

4. 查体　老年男性，查体合作。全身浅表淋巴结未触及肿大。右眼视力丧失，左眼眼球活动良好，对光反射灵敏，胸骨无压痛，双肺呼吸音清，未闻及干湿啰音。心率 94 次/分，心律规整，各瓣膜听诊区未闻及病理性杂音。腹部平坦，未见胃肠型及蠕动波，腹软，全腹无压痛、反跳痛，肝脾肋下未触及，肠鸣音 4 次/分。

5. 实验室和辅助检查　病理结果示：（鼻腔）弥漫性大 B 细胞淋巴瘤，非生发中心型。

（二）诊断思路

淋巴瘤的诊断应当结合患者的临床表现、体格检查、实验室检查、影像学检查和病理学等进行诊断，其中病理诊断为金标准。

弥漫性大 B 细胞淋巴瘤临床诊治思路：

第 1 步：病理证实为弥漫性大 B 细胞淋巴瘤。

第 2 步：治疗前评估（Ⅰ级专家推荐）。

（1）完整的病史采集（包括发热、盗汗、体重减轻等 B 症状）；体检（尤其注意浅表淋巴结、韦氏环、肝脾等部位）；体能状态评分。

（2）实验室检查：血尿便常规、生化全项、血沉、β_2- 微球蛋白、乳酸脱氢酶、感染筛查（乙肝＋丙肝＋艾滋病毒＋ EBV ＋梅毒，异常者需完善病毒载量或行确证实验）；脑脊液检查（对于高危患者应行诊断性腰椎穿刺术检查，流式细胞术可以提高脑脊液中淋巴瘤细胞的检出率），育龄妇女必须行妊娠试验。

（3）影像学检查：PET/CT、全身增强 CT、心电图、心脏超声检查；中枢神经系统受累行 MRI、胃肠道受累行胃肠内镜检查。

（4）骨髓检查：骨髓穿刺和活检（骨髓活检标本至少应在 1.6cm 以上）。

第 3 步：病理诊断。

IHCⅠ级专家推荐 CD20、CD3、CD5、CD10、BCL2、BCL6、Ki-67、IRF4/MUM1、MYC。

Ⅱ 级 专 家 推 荐 cyclinD1、k/λ、CD30、CD23、PAX5、CD138、ALK、HHV8、SOX11、P53。

流式Ⅰ级专家推荐 k/λ、CD45、CD3、CD5、CD19、CD10、CD20。

基因Ⅰ级专家推荐利用 PCR 技术检测 IGH 重排；利用 FISH 技术检测 MYC、BCL2、BCL6。

重排确定"双打击"或"三打击"淋巴瘤，EBER-ISH。

Ⅱ级专家推荐：利用基因表达谱或 NanoString 检测，判断肿瘤的"细胞起源（COO）"分型。

第 4 步：分期。参照 2014 年 Lugano 分期标准。

第 5 步：治疗。初治患者基于年龄和预后的老年综合评估和分层治疗。

第 6 步：治疗后随访，并进行健康宣教。

（三）鉴别诊断

本病应注意的鉴别诊断如下：

1. 坏死性淋巴结炎　是一种自限性淋巴结炎，通常发生于青年患者，颈部常见，活化的淋巴细胞增生活跃，可出现明显核不规则折叠，易将其误诊为大细胞淋巴瘤。

2. 间变性大细胞淋巴瘤 形态上难以区分,必需借助于免疫组化染色。严格意义上的间变性大细胞淋巴瘤是 T 细胞或裸细胞性淋巴瘤,所以应该表达 T 细胞的表面标志物或非 T 非 B 表达。如果表达 B 细胞标志物,可能是 DLBCL 的变异型。

3. 传染性单核细胞增多症 免疫母细胞增生非常活跃,使其与大细胞淋巴瘤的鉴别困难。

4. Burkitt 淋巴瘤和髓外白血病 典型的 Burkitt 淋巴瘤与 DLBCL 是容易鉴别的,但在东方人的 DLCL 中可有 Burkitt 淋巴瘤样的分化,瘤细胞中等大小或偏小、一致,吞噬性组织细胞多见,容易误诊为 Burkitt 淋巴瘤。

5. 霍奇金淋巴瘤 DLBCL 中的富于 T 细胞的 B 细胞淋巴瘤型在形态上酷似结节性淋巴细胞为主型的 HD,但是大细胞通常没有 H 或 R-S 细胞中的大核仁,核极度不规则。大细胞对 LCA 和 B 细胞标记起反应支持 B 细胞淋巴瘤的诊断,尤其当出现单克隆性 Ig 时,可证实这一诊断。

(四)治疗措施与方案

入院后查血常规:白细胞 $4.72 \times 10^9/L$,血红蛋白 137g/L,血小板 $185 \times 10^9/L$,红细胞沉降率 21mm/h。血糖 10.4mmol/L,乳酸脱氢酶 202U/L。凝血系列、肝肾功能、血生化、心肌酶均未见异常。2019 年 8 月 12 日 EB 病毒核酸检测(单个核细胞) 5.41×10^2 拷贝 /ml,EB 病毒核酸检测(血浆)未检出,HBV、HIV 检测均为阴性。骨髓细胞学、骨髓活检及免疫分型均未见明显异常。治疗前行 Katz 日常生活功能指数量表评分 12 分,提示日常生活能力良好。迷你营养评估量表(MNA)评分 11 分,存在营养风险。排除禁忌于 2019 年 8 月 15 日、2019 年 9 月 4 日、2019 年 9 月 27 日、2019 年 10 月 18 日、2019 年 11 月 14 日、2019 年 12 月 4 日给予 R-CHOP 方案 6 周期治疗(具体为利妥昔单抗 600mg do,长春地辛 4mg d1,环磷酰胺 1.4g d1,泼尼松 100mg d1 ~ 5,多柔比星脂质体 60mg d1),2019 年 12 月 25 日、2020 年 1 月 13 日给予利妥昔单抗 600mg 单药治疗 2 周期。1 周期化疗后患者鼻塞症状明显缓解,面部疼痛减轻,仍有麻木。并于第 2 ~ 7 周期化疗中给予同步腰穿+二联鞘注,脑脊液未查见病理细胞。2019 年 9 月 25 日 CT(2 周期后)示与 2019 年 8 月 2 日 CT 比较,鼻窦及左眶占位性病变明显好转,副鼻窦炎,双肺小结节,建议随诊,冠状动脉钙化,前列腺增生并钙化灶。2019 年 9 月 11 日全脊髓 MRI:L_4 椎体异常信号,血管瘤可能大,结合病史,淋巴瘤浸润待排,请结合临床;T_4 左侧椎板及附件异常信号,考虑血管瘤;$C_3 \sim C_4$ 椎体水平脊髓可疑异常信号,建议结合临床及其他检查;L_1 椎体水平椎管内点状强化结节,请结合临床;$C_2 \sim T_1$ 椎间盘突出并 $C_{4\sim5}$、$C_{5\sim6}$ 水平椎管狭窄;$L_{3\sim4}$、$L_{4\sim5}$、$L_5 \sim S_1$ 椎间盘轻度膨出;脊椎退行性改变、多发椎体内脂肪沉积。4 周期后复查 PET-CT 示与初诊 PET-CT 相比,①原左侧鼻腔、副鼻窦级左侧框内病灶范围较前明显缩小,FDG 代谢水平明显降低,原颈部左侧淋巴结病灶消失，原 L_4 椎体病灶、原胃底及前列腺可疑病灶已无明显 FDG 代谢活性，提示治疗效果良好；②双肺纤维灶，提示双肺野多发良性微小结节；③脑萎缩；④ $T_{11/12}$ 间盘变性；⑤前列腺增生、钙化灶；⑥ ^{18}F-FDG PET-CT 全身检查（颅脑至股上段）无其他明显异常发现。2020 年 12 月 23 日复查 PET-CT 未见活动性淋巴瘤病灶。（山东大学齐鲁医院）

（五）最终诊断

1. 弥漫性大 B 细胞淋巴瘤（non-GCB，Ⅳ B 期，IPI 4 分，高危）。

2. 2 型糖尿病。

3. 陈旧性脑梗死。

4. 脑萎缩。

5. 前列腺增生。

三、经验分享

在利妥昔单抗问世之前，传统的以蒽环类为基础的 CHOP（环磷酰胺、阿霉素、长春新碱、泼尼松）方案是 DLBCL 的一线治疗，随着利妥昔单抗的应用，DLBCL 患者的长期存活率得到明显改善，这使得 DLBCL 成为有可能实现长期无病生存的一种恶性肿瘤。

当前 DLBCL 治疗需要根据患者年龄和危险度等因素采取不同的治疗策略，首先依据年龄（60 岁为界）分层；其次依据危险度分层。对于年轻患者，不同的危险度其治疗策略不同。依据 MlnT 国际多中心临床研究结果，年轻低危组的患者首选 R-CHOP21。更为细致的分层策略，还需要依据患者肿瘤细胞的特性，如增殖指数高低、肿瘤细胞起源、是否表达某些预后不好的抗原或是否伴有某些预后不好的基因来决定治疗方案。总之，个体化分层治疗是使得疗效最大化而不良反应最小化、保证疗效、避免过度治疗的最合理方法。

目前推荐的一线治疗选择：①年轻（年龄 ≤ 60 岁）低危（aaIPI0-1 分）患者：标准治疗为 6 ~ 8 个疗程的 R-CHOP21。若患者同时伴有巨大肿块（≥ 7.5cm）可在 8 个疗程 R-CHOP21 方案的基础上加入受累野放疗（RT），或直接采用高强度 R-ACVBP 方案；②年轻高危（aaIPI ≥ 2 分）患者：目前尚无标准方案，推荐在 R-CHOP 的基础上增加药物或给药密度以提高疗效。对于经治疗后达到完全缓解（CR）的高危患者，也推荐进行自体造血干细胞移植（ASCT）作为巩固治疗；③老年（年龄 > 60 岁）患者：考虑 8R-6CHOP21 治疗。对于其中的超高龄（年龄 > 80 岁）患者若无心功能不全，则推荐 6 个疗程的 R-mimiCHOP21 方案。若存在心功能不全，则应慎用阿霉素。局限期患者短程化疗后联合放疗可取得与长程单纯化疗相同的疗效，足量化疗后联合放疗可能进一步提高疗效。化疗 CR 后推荐放疗剂量为 30～36Gy，化疗 PR 或 SD 后放疗剂量为 30～40Gy，而在化疗后进展行挽救放疗时应予更高剂量 40～50Gy。大剂量化疗联合 ASCT 作为一线治疗可应用于高危患者，但需进一步试验。对于双打击淋巴瘤患者，通常采用强化治疗方案，如 R-HyperCVAD、R-DAEPOCH 等。R-DAEPOCH 方案作为一线治疗与 R-CHOP 方案相比，显著延长 PFS，但 OS 无统计学差异。免疫调节剂来那度胺与 BTK 抑制剂在血液肿瘤中已展现出一定治疗地位，相关研究也对来那度胺和伊布替尼在老年 DLBCL 中的应用进行了探索。R2-CHOP 是 MYC 重排阳性患者的治疗选择之一。对于 < 65 岁的 non-GCB 患者，伊布替尼 + R-CHOP 可改善患者的生存。通过老年综合评估筛选出不适合标准免疫化疗的患者，ZR 方案为老年初治 unfit DLBCL 患者提供了新的治疗选择。

原发中枢神经系统 DLBCL 推荐 R-HD-MTX（≥ 3.0g/m² ）为基础的化疗方案联合 HD-Ara-C 静脉滴注，化疗达 CR 后行可减量的全脑放疗，老年患者可不行全脑照射，未达 CR 则行全脑照射和局部补量，或 PR/SD 行挽救性放疗。化疗前大肿块（≥ 7.5cm ）或结外器官受侵、化疗后未达 CR 也是放疗适应证。

CNS 预防治疗：由 IPI 中的 5 个危险因素和肾脏 / 肾上腺累及组成的 CNS-IPI，将患者分为低危（0～1 分）、中危（2～3 分）、高危（4～6 分），中高危和高危患者，特别是对于 1 个以上结外累及或 LDH 升高的患者，有 CNS 复发风险。参照 2019 版 NCCN 指南，建议对 CNS-IPI 高危、HIV 感染、双打击淋巴瘤、睾丸淋巴瘤的患者进行 CNS 预防。此外，回顾性研究普遍认为，乳腺、子宫、副鼻窦、硬膜外、骨、骨髓的累及也是附加危险因素。推荐这些患者进行鞘内注射甲氨蝶呤（MTX）± 阿糖胞苷（Ara-C）或 HD-MTX（≥ 3.0g/m² ）静脉滴注作为预防；若患者同时存在 CNS 实质受累，应考虑将 HD-MTX（≥ 3.0g/m² ）加入治疗方案。

近年来，随着靶向药物、ADC 药物以及特异性双抗等新药的迅猛发展，新药在老年 DLBCL 一线治疗中的尝试也取得了一定进展。CD20/CD3 双特异性抗体 Mosunetuzumab（Mosun）一线治疗不耐受标准治疗的老年 DLBCL 患者的 ORR 达到 63.5%，CR 率达到 45.5%。研究中治疗有效的患者显示了持久缓解的早期征象，CR 可持续超过 1 年。研究中 Mosun 单药治疗老年 UnfitDLBCL 患者同时展现出可控的安全性，未观察到严重细胞因子释放综合征（CRS）事件。

复发、难治患者的治疗选择：可选择其他与 CHOP 无交叉耐药的药物即二线方案化疗 ± 利妥昔单抗或个体化方案。如患者具备移植条件且达 CR 或部分缓解（PR）则于化疗后行造血干细胞移植（HSCT）± 局部 RT（30～40Gy），或进入临床试验；如患者不具备移植条件或治疗之后疾病状为稳定或进展则进入临床试验或行最佳支持治疗。

自 2017 年嵌合抗原受体 T 细胞（CAR-T）在美国获批用于治疗复发难治 DLBCL 患者以来，作为淋巴瘤领域近年的研究热点，CAR-T 免疫疗法在老年 DLBCL 中同样取得了研究进展。2019 年 ASCO 大会上公布了 ZUMA-1 的研究结果，对于年龄 ≥ 65 岁和 < 65 岁的难治性大 B 细胞淋巴瘤患者，CAR-T 疗法可带来持久缓解，同时安全性可控，为治疗选择较少的老年 DLBCL 患者提供了可选的治疗路径。维泊妥珠单抗（Polatuzumab，Pola）-BR、Tafasitamab-lenalidomide（Tafa-Len）、Loncastuximab tesirine（Lonca）和塞利尼索（Selinexor）等新药方案已经在复发/难治 DLBCL 患者中相继获批。全球首个靶向 CD79b 的抗体药物偶联物 Pola 已在中国获批上市，GO29365 研究对 Pola-BR 方案治疗 R/R DLBCL 的疗效及安全性进行了评估，发现 Pola-BR 方案可显著提高缓解率，延长 PFS 和 OS，降低复发风险，改善患者生存预后，亚组分析显示，Pola-BR 方案可为 ≥ 65 岁患者人群带来生存获益，mOS 达 13.9 个月。Tafasitamab 靶向 B 细胞表面第一信号传递分子 CD19，与来那度胺联合可作为不适合强化治疗或二线治疗中无法接受 CAR-T 细胞治疗的老年患者的一种选择。塞利尼索是一种核输出抑制剂，通过阻断癌细胞的核输出蛋白 1（XPO1），抑制肿瘤抑制蛋白、调节蛋白及 mRNA 的输出，使这些蛋白在核内累积，从而提高抗肿瘤活性。一项试验旨在评估复发或难治性弥漫性大 B 细胞淋巴瘤患者对塞利尼索的反应。对于既往接受过至少两线化疗免疫疗法的复发或难治性 DLBCL 患者，单药口服塞利尼索可诱导持久的应答，且不良反应可控。在这种情况下，塞利尼索可被视为一种新的口服非细胞毒性治疗方案。作为全球首个获批且唯一一个靶向 CD19 的 ADC 药物，在 LOTIS-2 研究中，Lonca 单药治疗 R/R DLBCL 取得了 ORR 48.3%，CRR 24.1% 的优异疗效，Lonca 单药治疗至缓解的中位时间为 41 天，可以作为桥接 CAR-T 的治疗方案之一。Lonca 也在积极探索在老年 DLBCL 患者中的治疗潜力。

所有患者治疗前都须进行 HBV 标志物筛查，包括乙肝血清免疫学标志物和 HBV-DNA 检查。对于 HBsAg 阳性的患者，无论其 HBV-DNA 是否可测，需预防性抗病毒治疗。对于抗 -HBc 阳性 /HBsAg 阴性患者，需持续监测 HBV-DNA，或预防性抗病毒治疗，对于抗 -HBs 阴性 /HBV-DNA 不可测的患者，需持续监测 HBV-DNA。

原发鼻腔/鼻窦的 DLBCL 以中老年人多见，男性居多。症状主要为鼻塞、流涕、涕中带血及鼻窦区疼痛。鼻腔和鼻窦外侵犯常见于邻近组织器官，如眼眶、鼻咽部及颈部淋巴结，远处淋巴结及组织器官侵犯少见。不同于结内 DLBCL，原发鼻腔/鼻窦的 DLBCL 患者确诊时多为 Ⅰ、Ⅱ 期，ECOG 评分多 < 2 分，IPI 评分低，LDH 及 β_2-MG 升高者相对较少。一项日本的研究收集了 2003—2006 年共 1221 例 DLBCL，对 26 个结外部位对预后的影响进行单因素和多因素分析，这些部位包括鼻腔、副鼻窦、肺、胸膜、小肠、腹膜、肝、胰腺、脾、肾上腺、睾丸、骨、骨髓、外周血、皮肤和皮下组织累

及，其中鼻腔、鼻窦单因素及多因素分析预后并无不良，且韦氏环累及预后更好。韩国一项研究评估了 22 家机构共 80 例原发鼻窦 DLBCL，59 例（73.8%）患者接受单纯 R-CHOP 方案化疗，21 例（26.3%）患者接受 R-CHOP 方案联合放疗（IFRT）。在 73 例 Ann-Arbor Ⅰ～Ⅱ期患者中，单纯 R-CHOP（N = 52）与随后的 IFRT（N = 21）在应答率或总生存（OS）方面无显著差异。在该研究的 11 例复发患者中，最常见的复发模式是局部（n = 8，11.8%），而 CNS 复发仅 1 例（1.9%）。这些结果表明，与利妥昔单抗之前的研究相比，R-CHOP 治疗的原发性鼻窦 DLBCL 患者的 CNS 复发率较低，OS 较好。

老年 DLBCL 淋巴瘤，不是简单地按年龄来区分的，需要临床医生评估老年患者的一般情况、基础疾病和脏器器官功能等来进行综合判断。对于 60～80 岁的老年 DLBCL 患者，免疫化疗（6～8 疗程的 R-CHOP）仍是标准方案，高龄或者合并有心功能不全的老年患者可以通过优化化疗方案以减轻不良反应。研究表明，直至 6～8 次足量足疗程给药后免疫化疗方能最大程度发挥抗肿瘤作用，只有规范化治疗方能最大程度发挥抗肿瘤作用。在临床实践中，我们既要坚持规范化诊疗的基本路线，也要积极开拓创新，为老年肿瘤患者提供更专业、更人性化的治疗。

参考文献

[1] 中华医学会血液学分会，中国抗癌协会淋巴瘤专业委员会. 中国弥漫大 B 细胞淋巴瘤诊断与治疗指南（2013 年版）[J]. 中华血液学杂志，2013，34（9）：816-819.

[2] Moris PG，Corea DD，Yahalom J，et al. Riuximab，methotrexate，procarbazine，and vineristine followed by comselidation reduced-dose whole- brain radioherapy and cytarabine in newly diagnosed primary CNS lymphoma：final results and long-term oucome[J]. Journal of clinical oncology：official journal of the American Society of Clinical Oncology，2013，31（31）：3971-3979.

[3] Vargo JA，Gill BS，BalasubramaniGK，et al. Treatment selection and survival outcomes in early-stage diffuselarge B-cell lymphoma：Do we still need con solidative radiotherapy[J]？ Journal of ClinOncol，2015，33，3710-3717.

[4] Held G，Murawski N，Ziepert M，et al. Role of radiotherapy to bulky disease in elderly patients withaggressive B-cell lymphoma[J]. Journal of clinical oncology：official journal of the American Society of Clinical Oncology，2014，32（11）：1112-1118.

[5] Pfreundschuh M，Kuhnt E，Trumper L，et al. CHOP-like chemotherapy with or withoutrituximab in young patients with good-prognosis diffuse large-B-cell lymphoma：6-year resultsof an open-label randomised study of the MabThera International Trial（MInT）Group[J]. The Lancet Oncology，2011，12（11）：1013-1022.2.

[6]Takahashi H, Tomita N, Yokoyama M, et al. Prognostic impact of extranodal involvement in diffuse large B-cell lymphoma in the rituximabera[J]. Cancer, 2012, 118: 4166-4172.

[7]Lee GW, Go SI, Kim SH, et al. Clinical Outcome and Prognosis of Patients with Primary Sinonasal Tract Diffuse Large B-Cell Lymphoma Treated with R-CHOP Chemotherapy: A Study by the Consortium for Improving Survival of Lymphoma (CISL)[J]. Leukemia & Lymphoma, 2015, 56(4), 1020-1026.

病例 28　弥漫性大 B 细胞淋巴瘤合并急性髓系白血病

一、病例摘要

（一）基础信息

患者男性，64 岁。

主诉： 因 "发热 20 余天，查血示全血细胞减少 10 天" 于 2019 年 5 月 30 日入院。

现病史： 患者 20 余天前受凉后出现发热，体温最高 38.5℃，伴颜面部水肿，伴全身乏力，无畏寒、寒战，无鼻塞、流涕、咽痛，无咳嗽、咳痰，无恶心、呕吐、腹痛、腹泻，无皮肤黏膜出血，10 天前就诊于我院血液科门诊，查血常规示白细胞 1.36×10^9/L，中性粒细胞 0.42×10^9/L，血红蛋白 69g/L，血小板 31×10^9/L。为进一步诊治，门诊以 "全血细胞减少" 收入病房。

既往史： 前列腺增生病史 4 年，未行治疗。2016 年 2 月诊断为 "弥漫性大 B 细胞淋巴瘤"，先后行 R-CHOP 方案化疗 6 周期、DICE 方案联合西达本胺化疗 4 周期、GDP 方案化疗 4 周期，以及右侧盆腔局部放疗，末次治疗时间 2017 年 3 月 22 日，最终疗效评价完全缓解，后门诊规律复查。否认高血压、糖尿病、肾病病史，否认肝炎、结核等传染病史。无外伤、手术史。有输血史，血型为 B 型 Rh 阳性。否认毒物、放射性物质接触史。吸烟 30 余年，每天 1 包，已戒 3 年余。否认酒嗜好。无冶游史。配偶及其子女体健。

家族史： 无特殊。

（二）体格检查

体温 36.5℃，脉搏 83 次 / 分，呼吸 23 次 / 分，血压 121/72mmHg。神志清楚，精神可，贫血貌。全身皮肤黏膜无黄染及出血点，睑结膜略苍白。全身浅表淋巴结未触及肿大，口唇无发绀，咽无充血，颈软，颈静脉无怒张。胸骨无压痛，双肺呼吸音清，未闻及明显干湿啰音。心率 83 次 / 分，律齐，未闻及病理性杂音。腹平软，无压痛、反跳痛，未触及包块，肝脾肋下未触及，双下肢无水肿，神经系统检查无特殊。

（三）辅助检查

2019 年 5 月 20 日血常规示白细胞 $1.36 \times 10^9/L$，中性粒细胞 $0.42 \times 10^9/L$，血红蛋白 69g/L，血小板 $31 \times 10^9/L$。

（四）入院诊断

1. 全血细胞减少。

2. 弥漫性大 B 细胞淋巴瘤（生发中心型，Ann-Arbor 分期 Ⅱ 期，IPI 评分 1 分，低危）。

3. 前列腺增生。

二、诊治过程

（一）诊断依据

1. 老年男性，既往前列腺增生及弥漫性大 B 细胞淋巴瘤病史。

2. 主要表现为受凉后出现发热。

3. 查体 贫血貌，睑结膜略苍白，其他无明确异常。

4. 实验室和辅助检查 血常规示全血细胞减少。

（二）诊断思路

全血细胞减少，是指白细胞计数、红细胞计数或血红蛋白含量及血小板计数均低于正常，是一种特殊的疾病状态。

病因以血液系统疾病为主，主要包括急性白血病、骨髓增生异常综合征、再生障碍性贫血、免疫相关性全血细胞减少症。此外，常见病因还包括风湿性疾病、慢性肝病和感染等非血液系统疾病。对于全血细胞减少患者，需行血常规、血细胞形态、肝功、风湿系列、肿瘤系列、感染相关检查等，最重要的是行骨髓穿刺及活检，明确病因。

（三）鉴别诊断

本病应注意的鉴别诊断如下：

1. 急性白血病 主要是由于细胞的异常克隆性增殖引起异常性原始、幼稚细胞比例明显增高，抑制了骨髓正常造血所致。临床可表现为发热、贫血、出血及浸润症状，外周血全血细胞减少，骨髓增生多明显活跃或极度活跃，可发现原始粒、单或原始淋巴细胞明显增多，原始细胞比例＞20%，少部分急性白血病表现为骨髓增生低下，应认真鉴别形态，并结合免疫分型结果。

2. 再生障碍性贫血 由于各种因素导致骨髓增生低下，造血细胞明显减少，引起骨髓造血功能衰竭。外周血多为正细胞正色素性贫血，也可表现为大细胞性贫血，网织红细胞比例及绝对值均低。骨髓增生低下或重度低下，三系造血细胞明显减少，如髂骨穿刺无法确定时应行多部位包括胸骨骨髓穿刺。

3. 骨髓增生异常综合征　是一组源于造血干细胞变异所致的造血功能异常性疾病。临床表现贫血最常见，出血次之。本病以病态造血为特征，外周血常显示红细胞大小不均，易见巨大红细胞及有核红细胞、单核细胞增多，可见幼稚粒细胞和畸形血小板。骨髓增生多活跃，有二系或三系病态造血，巨幼样及多核红细胞较常见，中幼粒增多，核浆发育不平衡，可见核异常或分叶过多。巨核细胞不少，淋巴样小巨核多见，组化显示有核红细胞糖原（PAS）阳性，环状铁粒幼细胞增多，小巨核酶标阳性。

4. 淋巴瘤骨髓浸润　为淋巴瘤累及骨髓，影响正常造血所致。患者多有淋巴结肿大等临床表现，外周血多为正细胞正色素性贫血，骨髓增生程度不一，骨髓中可发现淋巴瘤细胞。

（四）治疗措施与方案

患者入院后完善相关辅助检查，血常规：白细胞 1.36×10^9/L，中性粒细胞 30.90%，淋巴细胞比率 64.70%，红细胞 2.10×10^{12}/L，血红蛋白 69g/L，平均红细胞体积、平均血红蛋白含量、平均血红蛋白浓度均正常，血小板 31×10^9/L，网织红细胞计数及百分比正常；血涂片偶见分化差细胞；血沉 80mm/h；肿瘤系列未见明显异常。行骨髓穿刺及活检术。骨髓细胞学：骨髓增生活跃，原始细胞 45%，红系增生偏低，形态大致正常，全片见巨核细胞 1 个，血小板少见。诊断意见：急性白血病。白血病融合基因：AML-ET0（+）；骨髓免疫分型：异常细胞群占有核细胞的 13.43%，表达 CD34、CD117、CD38、HLA-DRdim、CD19、CD13、CD33、CD64dim、CD45dim，不表达 CD11b、CD14、CD15、CD2、CD10、CD20、CD22、CD5、CD7、CD56、CD3，符合异常髓系原始细胞表型。骨髓病理：骨髓增生极度低下（< 10%），少量偏成熟阶段粒红系细胞及小淋巴细胞散在分布；外周血免疫分型：异常细胞约占有核细胞 24.8%，表达 CD38、CD33、CD123、MPO，符合急性髓系白血病表型；外周血 AML-ETO 定量 144.44%。诊断明确，为急性髓系白血病。排除化疗禁忌，给予 CAG 方案化疗 1 周期，并给予成分输血、预防出血、补充白蛋白等对症支持治疗，1 周期后复查骨髓细胞学示完全缓解，后再次给予 CAG 方案化疗 2 周期及阿扎胞苷单药治疗 1 周期，目前病情稳定。

（五）最终诊断

1. 急性髓系白血病。

2. 弥漫性大 B 细胞淋巴瘤（生发中心型，Ann-Arbor 分期 Ⅱ 期，IPI 评分 1 分，低危）。

3. 前列腺增生。

三、经验分享

近年来，随着利妥昔单抗等药物的应用，弥漫性大 B 细胞淋巴瘤的缓解率及生存期较前明显改善，部分患者有望长期无病生存。由于放 / 化疗等治疗可损伤正常造血干细胞和免疫细胞导致基因突变，但是其远期并发症尤其是第二肿瘤发生，严重影响患者的生命质量。

原发性疾病放 / 化疗后发生的急性髓系白血病称为治疗相关性急性髓系白血病（therapy-related acute myeloid leukemia，t-AML），又称为继发性急性髓系白血病，多发生于淋巴系统增殖性疾病治疗后。一般发生时间为淋巴肿瘤诊断后 60 个月。t-AML 具有临床异质性特点。与初治原发 AML 相比，t-AML 患者对治疗反应差，生存期短、治疗难度大。可能与患者年龄大、体能状况差、合并症多、治疗耐药、不良细胞遗传学发生率高、继发骨髓衰竭等因素相关。目前除 AML-M3 型应用砷剂和全反式维甲酸治疗取得较好疗效外，其他类型目前一般采用与原发急性白血病类似化疗方案。所以，淋巴肿瘤治疗后继发的 t-AML 应该认为是非常高危的 AML，亟需新的治疗方案。

恶性肿瘤放疗是引起继发性白血病的常见原因，多数学者认为其发生率与放疗呈剂量相关性，研究认为，照射治疗达到 20Gy，白血病发病率就会明显增加。具体机制为放疗可造成造血干细胞 DNA 突变和染色体畸变，进而使白血病发生率增加。此外，化疗中烷化剂、拓扑异构酶 Ⅱ 抑制剂等药物被认为是致诱变剂，可与 DNA 交联或者造成 DNA 链断裂，进而导致白血病的发生。

总之，随着恶性肿瘤发病率的增长和大剂量放化疗的推广应用，t-AML 在未来会不断增多，应引起临床医师的重视，做到早发现早治疗，可提高本病的完全缓解率和无病生存率。

参考文献

[1]Bertoli S，Sterin A，Tavitian S，et al. Therapy-related acute myeloid leukemia following treatment of lymphoid malignancies[J]. Oncotarget，2016，7（52）：85937-85947.

[2]Granfeldt Ostgard LS，Medeiros BC，Sengelov H，et al. Epidemiology and Clinical Significance of Secondary and Therapy-Related Acute Myeloid Leukemia：A National Population-Based Cohort Study[J]. J Clin Oncol，2015，33（31）：3641-3649.

[3]Hulegardh E，Nilsson C，Lazarevic V，et al. Characterization and prognostic features of secondary acute myeloid leukemia in a population-based setting：a report from the Swedish Acute Leukemia

Registry[J]. Am J Hematol, 2015, 90（3）: 208-214.

[4]Thirman MJ, Larson RA. Therapy-related myeloid leukemia[J]. Hematol Oncol Clin North Am, 1996, 10（2）: 293-320.

病例 29　套细胞淋巴瘤

一、病例摘要

（一）基础信息

患者女性，62 岁，体重 60kg，身高 160cm。躯体功能评估 6 分；营养评估 30 分。

主诉： 因 "查体发现脾脏占位 1 年，左上腹痛 2 个月" 于 2018 年 9 月 5 日入院。

现病史： 患者于 2017 年 9 月 20 日当地医院查体行腹部彩超：脾脏 5.2cm× 3.7cm×5.0cm 占位，符合血管瘤腹部增强 CT：脾脏异常强化灶，占位性病变。2017 年 9 月 28 日山东省立医院 CT 会诊：脾脏占位，符合血管瘤，建议定期 B 超检查。患者未予特殊处理。2018 年 7 月患者出现阵发性左上腹疼痛，为钝痛，无放射痛，无恶心、呕吐及腹泻等不适。患者腹痛进行性加重，不能耐受。2018 年 8 月 13 日于当地医院行腹部彩超：脾内实性占位，约 6.6cm×5.0cm×4.7cm。腹部 MRI：脾脏异常信号，最大横截面积约 5.3cm×5.4cm，脾门、腹膜后肿大淋巴结。2018 年 8 月 15 日于中国解放军总医院 301 医院就诊，行腹部 MRI 示（病例 29 图 1）：脾脏少血供实性肿块，伴左侧腹膜后及脾静脉走形区多发异常肿大淋巴结，考虑：恶性肿瘤，淋巴瘤可能性最大，不完全除外少见其他恶性肿瘤。2018 年 8 月 16 日 PET-CT（病例 29 图 2）（北京丰台右安门医院）：脾脏肿块，肿块远端脾梗死表现；胰周、腹膜后及脾门区多发淋巴结转移；胰腺体尾部受累可能。遂于中国解放军总医院行脾穿刺活检术，术后病理（2018 年 9 月 4 日）示：（脾脏下极病灶穿刺）淋巴造血系统恶性肿瘤，瘤细胞较大，部分核形不规则，核仁明显，核分裂像易见。符合非霍奇金淋巴瘤，考虑为套细胞淋巴瘤，多形性亚型。免疫组化（IHC）：CD20（+），PAX-5（+），CD10（-），Bcl-6（弱 + > 50%），MUM-1（+），C-myc（+60%），Bcl-2（+80%），Ki-67 阳性率（+90%），CyclinD-1（+），CD5（-），CD30（-），CD23（-），CD3（-），CK（-），SOX-11（-）。患者至北京友谊医院病理科会诊，病理会诊：（脾脏下极）非霍奇金 B 细胞淋巴瘤，高级别，考虑为弥漫大 B 细胞淋巴瘤伴 Cyclin D1 异常表达或套细胞淋巴瘤（多形性变异型），建议做 FISH：CCND1 检测。IHC：CD23（-），CD20（+），PAX-5

（+），CD10（-），Bcl-6（+），CD3（-），CD5（-），Bcl-2（+），MUM-1（+），CyclinD1（+），SOX-11（-），CK（-），C-myc（40%+），CD30（-），Ki-67 阳性率 70% ~ 80%。患者自发病以来无发热、盗汗，体重下降约 3kg。

既往史：慢性丙型病毒性肝炎病史 1 年余，经抗病毒治疗后转阴。否认高血压、糖尿病、肾病病史，否认结核等其他传染病史。无外伤、手术史。否认毒物、放射性物质接触史。否认烟酒嗜好。无冶游史。配偶及其子女体健。

家族史：无特殊。

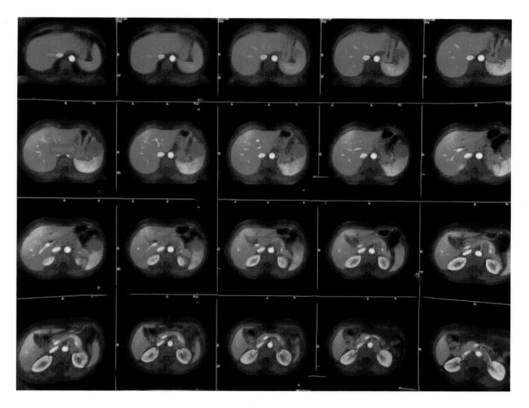

病例 29 图 1　腹部 MRI

注：脾脏不大，脾脏少血供实性肿块（55mm×48mm×62mm，红色剪头所指处），伴左侧腹膜后及脾静脉走形区多发异常肿大淋巴结。

（二）体格检查

体温 36.5℃，脉搏 80 次 / 分，呼吸 21 次 / 分，血压 110/80mmHg。神志清楚，精神疲乏，全身浅表淋巴结未触及肿大，口唇无发绀，咽无充血，颈软，气管居中，颈静脉无怒张。胸廓无畸形，双肺呼吸音清，双肺未闻及干湿性啰音。心率 80 次 / 分，律齐，未闻及病理性杂音。腹平软，无压痛，无反跳痛，未触及包块，肝脾肋下未触及，左上腹压痛。双下肢无水肿，神经系统检查无特殊。

（三）辅助检查

乳酸脱氢酶（LDH）394 ↑ U/L；β_2 微球蛋白（β_2M）、肝肾功未见明显异常；血清 HCV-Ab（＋）；超高敏 HCV-RNA（－）。骨髓细胞学：少数淋巴细胞胞质可见毛刺样突起；骨髓活检未见明显异常。骨髓流式：淋巴细胞占有核细胞 19.10%，表型未见异常。

（四）入院诊断

为进一步诊治，来我院就医，门诊以"套细胞淋巴瘤"收住院。

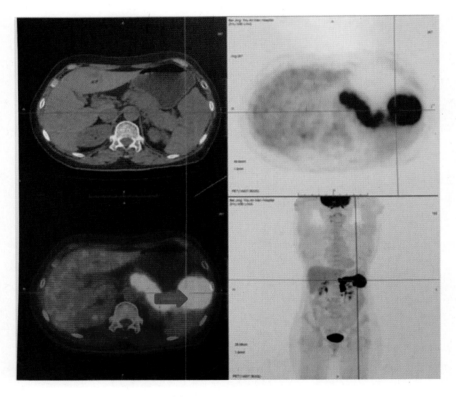

病例 29 图 2　PET-CT

注：脾脏肿块（红色剪头所指处），肿块远端脾梗死表现；胰周、腹膜后及脾门区多发淋巴结转移；胰腺体尾部受累可能。

二、诊治过程

（一）诊断依据

1. 老年女性，慢性起病。

2. 流行病学史无特殊。

3. 查体发现脾脏占位 1 年，左上腹痛 2 个月。

4. 查体 腹部平软，肝脾肋下未触及，左上腹压痛，无反跳痛。

5. 实验室和辅助检查

（1）PET-CT：脾脏见大小约为 4.7cm×5.3cm 稍低密度肿块，CT 值为 32～35HU（脾脏实质为 41～50HU），FDG 摄取异常增高，SUVmax 约为 21.5，肿块远离脾门侧边缘见不规则片状低密度影，FDG 低摄取；胰周、腹膜后及脾门区多发肿大淋巴结影，部分融合，与胰腺体尾部界限不清，FDG 摄取异常增高，SUVmax 约为 18.9；盆底少量积液影，FDG 轻度摄取，SUVmax 约为 1.1。（2018 年 8 月 16 日北京丰台右安门医院）

（2）病理示：（脾脏下极病灶穿刺）淋巴造血系统恶性肿瘤，瘤细胞较大，部分核形不规则，核仁明显，核分裂像易见。符合非霍奇金淋巴瘤，考虑为套细胞淋巴瘤，多形性亚型。IHC：CD20（+），PAX-5（+），CD10（-），Bcl-6（弱 + > 50%），MUM-1（+），C-myc（+60%），Bcl-2（+80%），Ki-67 阳性率（+90%），CyclinD-1（+），CD5（-），CD30（-），CD23（-），CD3（-），CK（-），SOX-11（-）。（2018 年 9 月 4 日中国解放军总医院）

（3）病理会诊：（脾脏下极）非霍奇金 B 细胞淋巴瘤，高级别，考虑为弥漫大 B 细胞淋巴瘤伴 CyclinD1 异常表达或套细胞淋巴瘤（多形性变异型），建议做 FISH：CCND1 检测。IHC：CD23（-），CD20（+），PAX-5（+），CD10（-），Bcl-6（+），CD3（-），CD5（-），Bcl-2（+），MUM-1（+），CyclinD1（+），SOX-11（-），CK（-），C-myc（40%+），CD30（-），Ki-67 阳性率 70%～80%。（2018 年 9 月 4 日北京友谊医院病理科）

（二）诊断思路

《套细胞淋巴瘤诊断与治疗中国专家共识（2016 年版）》：

1. 定义 套细胞淋巴瘤（mantle cell lymphoma，MCL）是起源于淋巴结套区的 B 细胞淋巴瘤，细胞遗传学 t（11；14）（q13；q32）异常导致 Cyclin D1 核内高表达是其特征性标志；患者以老年男性为主，结外侵犯常见，兼具侵袭性淋巴瘤的侵袭性和惰性淋巴瘤的不可治愈性特点。

2. 诊断

（1）MCL 的临床特征：中位发病年龄约 60 岁，男、女比例为（2～4）：1。80% 以上的患者诊断时处于疾病晚期（Ann Arbor Ⅲ～Ⅳ期），表现为淋巴结肿大、肝脾大及骨髓受累，其他常见的结外受累部位为胃肠道和韦氏环，部分患者有明显的淋巴细胞增多，类似于慢性（或幼）淋巴细胞白血病。应用流式细胞术检测则几乎所有患者均有外周血 / 骨髓受累。

（2）组织形态学特征：MCL 主要发生于淋巴结或脾脏滤泡的套细胞区。典型的

MCL 常由形态单一、小到中等大小淋巴细胞构成，核不规则，染色质浓聚、核仁不明显，胞质较少。10% ~ 15% 的 MCL 细胞形态呈"母细胞样变"，母细胞变异型又可分为经典性母细胞变异型和多形性母细胞变异型，这些患者临床侵袭性较高，预后差。组织病理学表现为淋巴结呈弥漫性、结节状、套区型或少数的滤泡性生长模式。少部分患者仅仅侵犯淋巴结套区的内套层内或仅表现为套区变窄，称之为原位套细胞肿瘤（ISMCN）。

（3）免疫表型特征：瘤细胞为单克隆性 B 淋巴细胞，表达成熟 B 细胞相关抗原。典型的免疫表型为 CD5、CD19、CD20 阳性，CD23 和 CD200 阴性或弱阳性，CD43 阳性，强表达 sIgM 或 IgD，但 CD10、CD11c 和 BCL6 常阴性。我国 MCL 患者 CD23 阳性率近 50%，高于国外报道，而 sIgM 阳性率仅 50%，低于国外报道。免疫组化染色几乎所有患者均 Cyclin D1 和 BCL2 阳性（包括少数 CD5 阴性 MCL）。Cyclin D1 核内强阳性是 MCL 特异性的免疫标志，少部分患者 Cyclin D1 阴性，但 Cyclin D2 或 Cyclin D3 阳性，SOX11 阳性。

（4）细胞及分子遗传学特征：染色体 t（11；14）（q13；q32）异常导致 CCND1 基因与免疫球蛋白重链（IGH）基因易位被认为是 MCL 的遗传学基础，见于 95% 以上的 MCL 患者。该遗传学异常导致细胞周期蛋白 Cyclin D1 高表达，引起细胞周期紊乱，从而导致发病。< 5% 的 MCL 患者可无 t（11；14）异常，但常伴有 Cyclin D2 或 Cyclin D3 过表达，55% 可伴有 CCND2 基因重排，主要与免疫球蛋白轻链基因发生易位。

（5）诊断：主要依据典型的组织形态学特征、B 细胞免疫组化 Cyclin D1 核内阳性和（或）t（11；14）（q13；q34）异常。如因各种原因无法进行组织学检查，而肿瘤细胞免疫表型符合典型 MCL、常规染色体核型分析或 FISH 检出 t（11；14）（q13；q32）异常亦可诊断 MCL。

如果组织形态学特征符合典型 MCL 表现，但 Cyclin D1 和 t（11；14）（q13；q32）均阴性，则应该加做 SOX11，如果 SOX11 阳性，在两位有经验的病理学家一致同意的情况下亦可诊断 MCL。

（6）分型：MCL 诊断后应进行分型，①经典型 MCL，即呈侵袭性过程的 MCL，占 MCL 的绝大部分；②白血病样非淋巴结性 MCL，即所谓惰性 MCL，评判可参考如下标准：a. 临床上惰性起病，白血病性表现，脾大而淋巴结不大；b. 生物学特点：非复杂核型，免疫球蛋白重链可变区（IGHV）基因突变，无 TP53 基因突变或缺失，不表达或低表达 SOX11；③原位套细胞肿瘤（ISMCN），指 Cyclin D1 阳性的 B 细胞局限于滤泡套区的内套层，并未达到 MCL 的诊断标准。ISMCN 常常偶然被发现，有时与其他淋巴瘤共存，可呈播散性表现，但很少出现进展。

（三）鉴别诊断

本病应注意的鉴别诊断如下：

1. 慢性淋巴细胞白血病（CLL）/小淋巴细胞淋巴瘤（SLL） CLL/SLL 为最常见的 B 淋巴细胞增殖性疾病（B-CLPD），以小淋巴细胞在外周血、骨髓、脾脏和淋巴结聚集为特征。中位发病年龄 60 ~ 75 岁，男女比例为 2 : 1。2016 版 WHO 分型规定 CLL 诊断标准之一为外周血单克隆 B 淋巴细胞 ≥ 5×10^9/L，如果没有髓外病变，在 B 淋巴细胞 < 5×10^9/L 时即使存在血细胞减少或疾病相关症状也不诊断 CLL；2008 年国际 CLL 工作组则明确规定，外周血 B 淋巴细胞 < 5×10^9/L，如存在 CLL 细胞浸润骨髓所致的血细胞减少时诊断为 CLL。国内绝大多数专家也认为这种情况在排除其他原因导致的血细胞减少后，其临床意义及治疗同 CLL，因此应诊断为 CLL。SLL 指非白血病患者，具有 CLL 的组织形态与免疫表型特征，主要累及淋巴结和（或）肝、脾及骨髓，但外周血 B 淋巴细胞 < 5×10^9/L。SLL 的诊断应经淋巴结活检组织病理学检查证实。

单克隆 B 淋巴细胞增多症（MBL）是指健康个体外周血存在低水平的单克隆 B 淋巴细胞，并排除 CLL/SLL 与其他 B-CLPD。免疫分型显示 B 细胞克隆性异常，外周血 B 淋巴细胞 < 5×10^9/L，无肝脾淋巴结肿大（所有淋巴结 < 1.5cm）、无贫血及血小板减少、无 B-CLPD 的其他临床症状。MBL 多数为 CLL 表型，但也存在其他表型的 MBL。CLL 表型的 MBL，依据外周血克隆性 B 淋巴细胞计数分为低计数型 MBL（ < 0.5×10^9/L ）和高计数型 MBL（ ≥ 0.5×10^9/L ）。低计数型 MBL 很少进展，不需要进行监测。而高计数型 MBL 生物学特性与 CLL Rai 0 期患者类似，应该每年常规随访 1 次。

2. 边缘区淋巴瘤（MZL） MZL 包括脾边缘区淋巴瘤（SMZL）、淋巴结边缘区淋巴瘤（NMZL）、结外黏膜相关淋巴组织（MALT）淋巴瘤，其中 MALT 淋巴瘤最常见，但以 B-CLPD 为表现者以 SMZL 最多，其次为 NMZL。

SMZL 患者 50 岁以上者多见，男女发病率无差异。SMZL 最显著的特征为脾大，脾门淋巴结常受累，一般不累及浅表淋巴结和结外组织，大多数 SMZL 患者存在外周血和骨髓受累。1/3 的患者存在单克隆免疫球蛋白。对于 CD5 阴性难以分类的 B-CLPD，特别是脾脏明显肿大而无淋巴结肿大的患者，应考虑 SMZL。确诊 SMZL 需要进行脾脏组织病理学检查，同时 CLL 免疫表型积分系统积分 ≤ 2 分；当不能获得脾脏组织时，典型血液和骨髓细胞形态学＋免疫表型（CLL 免疫表型积分系统积分 ≤ 2 分）＋窦内 CD20 阳性细胞浸润也可以作为 SMZL 的最低诊断标准，但常需要与其他类型 B-CLPD 仔细鉴别，有时难以确诊。

NMZL 发病年龄相对年轻，女性多见，表现为局部或全身淋巴结肿大，易侵犯骨髓和外周血，常不伴结外部位和脾脏受累，其诊断需要进行淋巴结病理学检查。

部分患者同时存在淋巴结及脾脏大，使精确诊断更加困难。如果仅有脾门或脾脏周围淋巴结肿大，可以诊断为 SMZL，否则一般按照 NMZL 诊治。

结外 MALT 淋巴瘤中位发病年龄 60 岁，女性发病率稍高于男性。该病经常累及胃肠道、肺、眼附属器等黏膜组织，很少累及骨髓和外周血，其诊断需要进行相应部位组织病理学检查。

3. 毛细胞白血病（HCL）　HCL 是一种少见的 B-CLPD，中位发病年龄 60 ~ 70 岁，男女比例为 5 ∶ 1。1/4 的患者可无症状，多数患者无淋巴结肿大，最突出的特征是脾大和全血细胞减少，骨髓易"干抽"，外周血、骨髓或肝脾中可见细胞胞质突起的"毛细胞"。白细胞计数很少超过 10×10^9/L，且伴有单核细胞减少。

4. 脾 B 细胞淋巴瘤 / 白血病不能分类　2008 年 WHO 淋巴肿瘤分型将毛细胞白血病 – 变异型（HCL-V）和脾弥漫性红髓小 B 细胞淋巴瘤（SDRPSBCL）暂定为脾 B 细胞淋巴瘤 / 白血病不能分类。2016 版 WHO 分型仍维持原状。HCL-V 和 SDRPSBCL 临床较罕见，有独特的临床病理学特征，常表现为脾大。HCL-V 外周血淋巴细胞增多，常需要与其他 B-CLPD 尤其 HCL 鉴别，而 SDRPSBCL 外周血淋巴细胞常无增多，主要表现为脾大，诊断需要进行脾脏病理学检查。

5. B– 幼稚淋巴细胞白血病（B-PLL）　B-PLL 是一种在形态、分化程度及治疗方面不同于急、慢性淋巴细胞白血病的 B-CLPD。中位发病年龄 70 岁，男女比例为（1.5 ~ 2.0）∶ 1。患者外周血幼稚淋巴细胞占淋巴细胞比例 ≥ 55%。发热、体重下降及脾大常见。外周血白细胞计数常明显增高，贫血及血小板减少常见。

6. 滤泡淋巴瘤（FL）　FL 是一种较常见的惰性 NHL，来源于淋巴结的生发中心，中位发病年龄 60 ~ 70 岁，20 岁以下罕见。多数患者诊断时即处于晚期（Ⅲ / Ⅳ），主要侵犯淋巴结、脾、骨髓和外周血，多伴有 t（14；18）（q32；q21）染色体异常。

7. 淋巴浆细胞淋巴瘤（LPL）/ 华氏巨球蛋白血症（WM）　LPL/WM 是一种浆细胞样淋巴增殖性疾病，典型者由肿瘤性小 B 细胞、浆样淋巴细胞和浆细胞组成，中位发病年龄 60 岁，常累及骨髓、淋巴结和脾，表现为全血细胞减少，淋巴结和脾肿大。大多数患者伴有单克隆免疫球蛋白增多，绝大多数为 IgM 型，此时诊断为华氏巨球蛋白血症（WM）。

（四）治疗措施与方案

入院后实验室检查示：LDH 394 ↑ U/L；β_2M、肝肾功均未见明显异常；血清 HCV-Ab（+）；超高敏 HCV-RNA（–）；骨髓细胞学：少数淋巴细胞胞质可见毛刺样突起；骨髓活检未见明显异常；骨髓流式：淋巴细胞占有核细胞 19.10%，表型未见异常。

临床诊断：

1. 弥漫性大 B 细胞淋巴瘤（Ⅱ S 期 A，IPI 3 分，NCCN-IPI 3 分，中高危）。

2. 慢性丙型病毒性肝炎。

根据患者弥漫性大 B 细胞淋巴瘤诊断，于 2018 年 9 月 8 日给予第一周期 R-CDOP 方案化疗。2018 年 9 月病理 FISH：IGH/CCND1 阳性，考虑修正诊断：套细胞淋巴瘤，多形性变异型。2018 年 9 月 30 日再次给予第二周期 R-CDOP 方案化疗。2 周期强化 CT 评估患者病情示：脾大，可见不规则低密度区，大小约 3.0cm×3.0cm。评价疗效：部分缓解（PR）。第三周期（2018 年 10 月 26 日）调整治疗方案为 R-DHAP。患者耐受差，白细胞、血小板 4 度抑制。遂第四周期（2018 年 11 月 16 日）调整方案为 R-I。4 周期后行强化 CT：脾大，可见不规则低密度区，大小约 3.0cm×2.6cm。2019 年 1 月行 PET-CT：脾脏病灶，2.3cm×2.0cm，SUVmax 2.3，余病灶消失。考虑患者治疗效果好，接近完全缓解（nCR）。予患者 R-I 方案维持（利妥昔单抗 600mg 每 3 个月 1 次维持 1 年，伊布替尼 560mg qd）。2019 年 6 月外周血 TP53 突变阳性。考虑患者 TP53 突变阳性，建议患者行自体干细胞移植治疗。

（五）最终诊断

1. 套细胞淋巴瘤（多形性变异型 MIPI 6 分 高危）。
2. 慢性丙型病毒性肝炎。

三、经验分享

套细胞淋巴瘤（mantle cell lymphoma，MCL）是起源于淋巴结套区的 B 细胞淋巴瘤，中位发病年龄 60～70 岁，男女比例为（2～4）：1。多数患者诊断时即处于晚期（Ⅲ/Ⅳ），结外播散常见（消化道、骨髓、外周血），t（11；14）（q13；q32）为特征性遗传学异常。

瘤细胞为单克隆性 B 淋巴细胞，表达成熟 B 细胞相关抗原。典型的免疫表型为 CD5、CD19、CD20 阳性，CD23 和 CD200 阴性或弱阳性，CD43 阳性，强表达 sIgM 或 IgD，但 CD10、CD11c 和 BCL6 常阴性。免疫组化染色几乎所有患者均 Cyclin D1 和 BCL2 阳性（包括少数 CD5 阴 MCL）。Cyclin D1 核内强阳性是 MCL 特异性的免疫标志，少部分患者 Cyclin D1 阴性，但 Cyclin D2 或 Cyclin D3 阳性，SOX11 阳性。

MCL 通常表达 CD5，然而在我们这个病例中 CD5 表达阴性。CD5 阴性 MCL 最早于 1996 年由 Bell 等报道，发病约占 MCL 的 10%，CD5-MCL 流式细胞术表型除 CD5-外其余标记与经典型 MCL 一致。目前鲜见文献报道 CD5-MCL 临床特点与一般 MCL 的差异，但有报道称 CD5-MCL 具有类似于惰性 MCL 的特征，预后往往好于 CD5+ MCL。可能由于 CD5 通过调控细胞因子和凋亡蛋白表达水平改变淋巴瘤肿瘤细胞周期，介导肿瘤细胞的化疗耐药。母细胞型 MCL 伴数目较多的多形性大细胞，由于这些肿瘤细胞是由不同来源的大细胞群组成，这些大细胞含有卵圆形或不规则的有裂细胞核，细小散在的染色质和小而明显的核仁，有丝分裂指数非常高，可能与大细胞淋巴瘤容易混淆。70%～75% 的 MCL 患者存在 t（11；14）（q13；q32），导致染色体 11q13 上原癌基因 cyclin D1 与染色体 14q32 上 IgH 基因并置，引起 cyclin D1 过表达。所以，当免疫表型 CD5 阴性，形态学和临床特征不排除 MCL 时，检测细胞 t（11；14）和 cyclin D1 表达是诊断 MCL 非常有价值的标志。

MCL 诊断后应进行分型：①经典型 MCL，即呈侵袭性过程的 MCL，占 MCL 的绝大部分；②白血病样非淋巴结性 MCL，即所谓惰性 MCL，评判可参考如下标准：a. 临床上惰性起病，白血病性表现，脾大而淋巴结不大；b. 生物学特点：非复杂核型，免疫球蛋白重链可变区（IGHV）基因突变，无 TP53 基因突变或缺失，不表达或低表达 SOX11；③ ISMCN，指 Cyclin D1 阳性的 B 细胞局限于滤泡套区的内套层，并未达到 MCL 的诊断标准。ISMCN 常常偶然被发现，有时与其他淋巴瘤共存，可呈播散性表现，但很少出现进展。

MCL 多呈侵袭性，预后不良。ISMCN 不需要治疗。惰性白血病样非淋巴结性 MCL，如果没有治疗指征可以先采取观察等待的策略。经典型 MCL 绝大部分应在诊断后即开始治疗。

目前 MCL 的治疗仍以 CHOP 方案为主，文献表明 R-CHOP 方案治疗 MCL 的有效率为 94%，完全缓解（CR）率为 34%，高于 CHOP 方案的 75% 和 7%。至今对于 MCL 的最佳一线治疗方案尚未达成共识，有研究报道采用自体干细胞移植（ASCT）进行一线巩固治疗优于常规化疗。基于 MCL 多见于老年患者，大多数年龄＞ 65 岁的患者因骨髓毒性或其他不良反应不能耐受密集化疗联合 ASCT。有研究报道苯达莫司汀联合利妥昔单抗（BR）方案的疗效不低于 R-CHOP 方案，且耐受性较好，也有研究发现 Gemox（吉西他滨＋奥沙利铂）-R 方案治疗老年 MCL 的总有效率（ORR）及 CR 率分别达 83%、64%。目前一些新药应用于临床的疗效较好，蛋白酶体抑制剂硼替佐米对 MCL 有效。免疫调节药物来那度胺在治疗复发或硼替佐米耐药的 MCL ORR 为 28%，中位生存（OS）时间为 19 个月。BTK 抑制剂伊布替尼单药治疗复发难治性 MCL 的 II 期研究取得了 68% ORR 和 22% CR 率。

参考文献

[1]Bell N，King J，Sendelbach K. CD5 negative diffuse mantle cell lymphoma presenting with splenomegaly（Abstract）[J]. South Med J，1996，89：S102-S103.

[2]Elyamany G，Alzahrani AM，Mussaed E. De Novo CD5 negative blastic mantle cell lymphoma presented with massive bone marrow necrosis without adenopathy or organomegaly[J]. Case Rep

Hematol，2015，2015：146598．DOI 10.1155/2015/146598.

[3]Béguelin W，Sawh S，Chambwe N，et al. IL10 receptor is a novel therapeutic target in DLBCLs[J]. Leukemia，2015，29（8）：1684-1694．DOI：10.1038/leu.2015.57.

[4] 易树华，邹德慧，Young KH，等．2016 版 WHO 淋巴肿瘤分类修订解读 [J]. 中华医学杂志，2016，96（42）：3365-3369．DOI：10.3760/cma.j.issn.0376-2491.2016.42.002.

[5]Swerdlow SH，Campo E，Harris NL，et al. WHO classification of tumours of haematopoietic and lymphoid tissues（IARC WHO Classification of Tumours）revised edition[M]. Lyon：IARC，2017.

[6]Herrmann A，Hoster E，Zwingers T，et al. Improvement of overall survival in advanced stage mantle cell lymphoma[J]. J Clin Oncol，2009，27（4）：511-518．DOI10.1200/JCO.2008.16.8435.

[7]Flinn IW，van der JagtR，Kahl BS，et al. Randomized trial of bendamustine-rituximab or R-CHOP/R-CVP in first-line treatment of indolent NHL or MCL: the BRIGHT study[J]. Blood，2014，123（19），2944-2952．DOI：10.1182/blood-2013-11-531327.

[8]Rummel MJ，Niederle N，Maschmeyer G，et al. Bendamustine plus rituximab versus CHOP plus rituximab as first-line treatment for patients with indolent and mantle-cell lymphomas：an open-label，multicentre，randomised，phase 3 non-inferiority trial[J]. Lancet，2013，381（9873）：1203-1210．DOI：10.1016/S0140-6736（12）61763-2.

[9]Obrador-Hevia A，Serra-Sitjar M，Rodríguez J，et al. Efficacy of the GemOx-R regimen leads to the identification of oxaliplatin as a highly effective drug against mantle cell lymphoma[J]. Br J Haematol，2016，174（6）：899-910．DOI：10.1111/bjh.14141.

[10]Goy A，Younes A，McLaughlin P，et al. Phase Ⅱ study of proteasome inhibitor bortezomib in relapsed or refractory B-cell non-Hodgkin's lymphoma[J]. J Clin Oncol，2005，23（4）：667-675．DOI：10.1200/JCO.2005.03.108.

[11]Goy A，Sinha R，Williams ME，et al. Single-agent lenalidomide in patients with mantle-cell lymphoma who relapsed or progressed after or were refractory to bortezomib：phase Ⅱ MCL-001（EMERGE）study[J]. J Clin Oncol，2013，31（29）：3688-3695．DOI：10.1200/JCO.2013.49.2835.

[12]Dasmahapatra G，Patel H，Dent P，et al. The bruton tyrosine kinase（BTK）inhibitor PCI-32765 synergistically increases proteasome inhibitor activity in diffuse large-B cell lymphoma（DLBCL）and mantle cell lymphoma（MCL）cells sensitive or resistant to bortezomib[J]. Br J Haematol，2013，161（1）：43-56．DOI：10.1111/bjh.12206.

病例 30　CAR-T 治疗复发 / 难治弥漫性大 B 细胞淋巴瘤

一、病例摘要

（一）基础信息

患者女性，67 岁。

主诉： 因"左下肢肿胀及左侧腹股沟肿物 6 年，诊断为弥漫性大 B 细胞淋巴瘤 2 年，2 次进展后 1 周"于 2022 年 3 月 28 日入院。

现病史： 患者 2016 年无明显诱因出现左下肢肿胀及左侧腹股沟处肿物，就诊于外院。CT：盆腔左侧、左侧腹股沟区、腹腔及腹膜后多发肿大淋巴结，左侧髂静脉受累可能。盆腔肿物穿刺病理示：倾向于淋巴结反应性增生，行中药治疗，效果欠佳。2019 年 4 月出现左下肢肿胀疼痛，就诊于外院。CT：病灶较前增大，左肾盂及左输尿管扩张积水。下肢静脉超声：左侧深浅静脉血栓形成，盆腔肿物穿刺病理示：符合炎性肌纤维母细胞性肿瘤，病理至我院会诊示：符合慢性炎症机化改变，行抗凝治疗并继续中药治疗。肿物逐渐增大，并于 2020 年 5 月出现肉眼血尿，夹杂血块，就诊于我院泌尿外科，收入病房，CT：左侧盆腔巨大占位，最大截面 13.5cm×10.8cm，考虑肿瘤累及周围结构，腹膜后、盆腔及左侧腹股沟多发淋巴结肿大；左肾及左侧输尿管扩张积水，左肾萎缩，膀胱镜检查见：左侧输尿管口内侧可见大小约 3cm×4cm，左侧膀胱后壁可见两枚大小约 1cm 表面光滑肿物，分别取病理，病理示：弥漫大 B 细胞淋巴瘤，生发中心型，肿瘤基因检测提示 TP53 突变。后患者转入我科，PET-CT：提示盆腔内病灶、双肾病灶、左侧肾周筋膜结节、多区域软组织病灶均为活动性病灶。患者诊断明确，为弥漫性大 B 细胞淋巴瘤（生发中心型，Ⅳ期，IPI 5 分，CNS-IPI 6 分，TP53 突变），于 2020 年 5 月 20 日起给予标准剂量 R-CHOP 方案化疗，共化疗 6 周期，行腰穿鞘注 4 次并给予利妥昔单抗联合大剂量甲氨蝶呤方案化疗 2 周期，预防中枢复发。患者症状明显减轻，中期及末期 PET-CT 均示完全缓解（Deauville 评分 2～3 分）。建议患者行自体干细胞移植，患者考虑后拒绝，后规律口服来那度胺维持治疗。2021 年 5 月 10 日再次出现左下腹不适，PET-CT 示疾病复发，原病理组织加做 B 细胞淋巴瘤检测示：MYD88、STAT6、CREBBP、SPEN、TP53 突变（7.1%），2021 年 5 月起给予 OR 方案治疗（奥布替尼 150mg qd，利妥昔单抗 600mg d1，来那度胺 10mg d1～14，q3w），期间每2～3周期复查 CT 示疾病稳定。2022 年 3 月患者左下腹再次出现腹胀不适。PET-CT 示疾病再次进展。现患者为行进一步治疗来我院，门诊以"复发/难治性弥漫性大 B 细胞淋巴瘤"收入病房。

既往史： 2 型糖尿病史 10 余年，规律口服二甲双胍、阿卡波糖控制血糖，血糖控制可。结节性甲状腺肿病史 10 余年，未行特殊治疗。否认高血压、冠心病病史，否认肝炎、结核等传染病史。无外伤，无其他手术史。有输血史。自述对磺胺类过敏。否认毒物、放射性物质接触史。否认烟酒嗜好。无冶游史。配偶及孩子体健。

家族史： 无特殊。

（二）体格检查

体温 36.1℃，脉搏 99 次/分，呼吸 19 次/分，血压 138/67mmHg。神志清楚，精神可，贫血貌。全身皮肤黏膜无黄染及出血点。全身浅表淋巴结未触及肿大。睑结膜苍白，口唇无发绀，咽无充血。颈软，颈静脉无怒张，甲状腺 III 度肿大。胸骨无压痛，双肺呼吸音清，未闻及明显干湿啰音。心率 99 次/分，律齐，未闻及病理性杂音。腹平软，左侧髂窝处可触及一质韧包块，大小约 5cm×6cm，无明显触痛，全腹无压痛，无反跳痛，肝脾肋下未触及，双下肢无水肿，神经系统检查无特殊。

（三）辅助检查

2020 年 5 月 6 日病理：（膀胱左侧管口内侧活检、膀胱左侧后壁活检）非霍奇金弥漫大 B 细胞淋巴瘤，生发中心型，建议 FISH 检测除外高级别 B 细胞淋巴瘤。免疫组化：CD20（＋），CD79a（－），CD19（＋），CD10（＋），MUM-1 阳性率 20%，Bcl-6（－），CK（－），P63（散在＋），GATA-3（－），ALK（－），CD3（－），CD31（－），CD34（－），STAT6（－），CD30（－），CD5（－），Bcl-2（＋），EBER（－），c-Myc 阳性率约 30%，P53（散在＋），Ki-67 阳性率 90%。FISH：Bcl-2 阳性，Bcl-6 阳性，C-myc 阴性。

2020 年 5 月 14 日 PET-CT：①提示盆腔内病灶（与子宫、膀胱及肠道分界不清，大小约 9.4cm×6.2cm×13.0cm，SUVmax 29.9，SUVmean 19.0）、双肾病灶（左肾病灶，大小约 3.7cm×2.6cm，SUVmax 25.1，SUVmean16.3，右肾病灶，大小约 1.0cm×0.9cm，SUVmax 6.2，SUVmean 3.6）、左侧肾周筋膜结节（SUVmax 6.0，SUVmean 3.6）、多区域软组织病灶（与肌肉分界不清，累及左侧髂骨、左侧髋臼及左侧股骨头，大者最大截面约 13.4cm×11.6cm，邻近左侧髂骨、左侧髋臼及左侧股骨头骨质密度不均匀，SUVmax 3.5～35.2，SUVmean 2.3～20.6）均为活动性病灶；②结节性甲状腺肿；双肺纤维灶，右侧胸腔积液；胆囊结石；左肾萎缩，左肾盂扩张积液；右侧卵巢区良性病变（卵巢囊肿？）；多部位皮下水肿。纵隔血池 SUVmax 1.4，肝脏 SUVmax 1.5。

2021 年 5 月 10 日 PET-CT：原盆腔左侧病灶体积增大，FDG 摄取程度增高，最大截面约 6.6cm×3.3cm，SUVmax 7.1。于右侧内乳区、左侧膈上、腹盆腔内及腹膜后（约 L_3 水平）新见多发中高度摄取 DG 的淋巴结影，部分病灶与肠道分界欠清，大者约 3.2cm×2.6cm，SUVmax 11。纵隔血池 SUVmax 2.1，肝脏 SUVmax 5.2。

2021 年 5 月 26 日原病理组织加做 B 细胞淋巴瘤检测：MYD88、STAT6、CREBBP、SPEN、TP53 突变（7.1%）。

2022 年 3 月 21 日 PET-CT：原盆腔左侧部病灶体积增大、FDG 代谢活性增强，最大截面约 8.6cm×6.4cm，SUVmax 11.6；部分区域淋巴结（腹盆腔、腹膜后）较前增多、部分体积增大、FDG 代谢活性增高，本次大者约 6.0cm×3.9cm，SUVmax 13.0；提示左侧大收肌新发淋巴瘤病灶，范围约 2.5cm×1.6cm，SUVmax 6.5；乙状结肠及直肠新发活动性淋巴瘤病灶不除外，SUVmax 8.5；以上病灶 Deauville 评分均为 5 分。原右侧内乳区淋巴结体积变小、FDG 代谢水平降低，Deauville 评分 2 分，原左侧膈上淋巴结消失。总体提示病情进展。纵隔血池 SUVmax 2.0，肝脏 SUVmax 3.5。

（四）入院诊断

1. 复发 / 难治性弥漫性大 B 细胞淋巴瘤。

2. 2 型糖尿病。

3. 结节性甲状腺肿。

二、诊治过程

（一）诊断依据

1. 老年女性，既往 2 型糖尿病及结节性甲状腺肿病史。

2. 2016 年起病，慢性病程，2020 年确诊为弥漫性大 B 细胞淋巴瘤，给予 R-CHOP 方案化疗及中枢预防，达完全缓解，后规律口服来那度胺维持治疗，半年余后患者出现复发，给予 OR^2 方案治疗，疾病稳定，1 周前患者症状及影像学示疾病再次进展。

3. 查体 贫血貌，睑结膜苍白，甲状腺Ⅲ度肿大，左侧髂窝处可触及一质韧包块，大小约 5cm×6cm，无明显触痛。其他无明显异常。

4. 实验室和辅助检查 多次 PET-CT 及 CT 示全身多部位病灶，病理示弥漫性大 B 细胞淋巴瘤。

（二）诊断思路

患者以腹腔及腹股沟肿块起病，缓慢进展，2016 年及 2019 年先后 2 次行病灶穿刺，病理均考虑炎性反应性增生，2020 年最终确诊为弥漫性大 B 细胞淋巴瘤。

对于多部位肿块患者，需重点考虑的疾病包括淋巴瘤、其他恶性肿瘤累及淋巴结、淋巴结核、风湿性疾病等。对于此类患者，诊断的金标准为病理检查，必要时可多部位多次活检，此外需行血常规、风湿系列、肿瘤系列、感染、骨髓穿刺、PET-CT 等相关检查排除其他疾病。本患者确诊前先后行 2 次病理检查，均未确诊，对于类似的诊断困难而又高度怀疑恶性疾病可能的患者，应积极完善 PET-CT 检查，在 PET-CT 的指导下行高代谢部位的活检，必要时多次穿刺甚至手术取病理。

弥漫性大 B 细胞淋巴瘤通常呈侵袭性病程，该患者从出现症状至诊断明确间隔了 4 年时间，在不接受化疗的情况下，弥漫性大 B 细胞淋巴瘤存活 4 年的可能性较小，考虑本患者可能存在前期为惰性淋巴瘤，后期转化为弥漫性大 B 细胞淋巴瘤的情况。大部分情况下，转化患者较原发患者的治疗难度更大，预后更差。

患者明确诊断后，接受了标准化疗及中枢预防，达完全缓解后口服来那度胺维持治疗，半年后出现首次复发，给予二线 OR^2 方案治疗，无进展生存期约 10 个月，现再次进展，复发 / 难治性弥漫性大 B 细胞淋巴瘤诊断明确。

（三）鉴别诊断

本病应注意的鉴别诊断如下：

1. **慢性淋巴结炎** 多有明显的感染灶，常为局灶性淋巴结肿大，有疼痛和触痛，急性发作时有红、肿、热、痛，经抗炎治疗可明显好转。

2. **淋巴结核** 儿童和青少年发病较多，浅表淋巴结结核以颈部最多。临床表现多数患者病程长、进展慢，也可急性起病，未必可发现结核病史。临床表现差异较大，可以全身表现为主，缺乏局部体征，常有不同程度发热、盗汗等表现，PPD 试验、T-SPOT、抗结核抗体可阳性，局部病变有时可呈现局部波动感或破溃，抗结核治疗有效。

3. **淋巴结转移癌** 淋巴结转移癌淋巴结常较硬，多个淋巴结转移时其质地软硬不一，可找到原发灶，很少全身淋巴结肿大。

（四）治疗措施与方案

患者入院后完善相关辅助检查，原病理组织加做 PD-L1：TPS = 5%，CPS = 10，骨髓细胞学、免疫分型、骨髓活检阴性，电子胃肠镜：食管孤立性静脉瘤，食管血疱，非萎缩性胃炎，乙状结肠炎症，直肠静脉曲张。2022 年 3 月 30 日给予佳罗华＋吉西他滨＋顺铂方案化疗（佳罗华 1000mg d0，吉西他滨 1.4g d1，顺铂 35mg d1 ~ 3），患者化疗耐受差，化疗后出现感染性发热，体温最高 39.4℃，给予左氧氟沙星、美罗培南、替考拉宁等抗感染治疗后症状好转。并出现骨髓抑制，血小板最低下降至 17×10^9/L，给予刺激造血后好转。2022 年 4 月 17 日行 CAR-T 单个核细胞采集，采集后行盆腔病灶局部放疗（18Gy/10f/1.8Gy）、佳罗华联合 PD-1 单抗桥接治疗。CAR-T 前行 PET-CT：原盆腔左侧部病灶体积较前缩小，FDG 代谢程度明显减低，原右侧内乳区淋巴结较前未见明显变化，Deauville 评分均为 3 分；腹盆腔、腹膜后、肠系膜走行区及肝周淋巴结病灶数目较前增多；左侧大收肌处、乙状结肠、直肠病灶范围较前增大，FDG

代谢增高；肝及子宫内见新发病灶；以上病灶 Deauville 评分均为 5 分；总体提示病情进展。颅脑 MRI：双侧大脑半球少许缺血变性灶。腰穿阴性。2022 年 5 月 19 日给予 FC 方案清淋（氟达拉滨 25mg/m² d1 ~ 3、环磷酰胺 250mg/m² d1 ~ 3）。清淋后患者再次发热，体温最高 38.7℃。外周血感染基因：拟脆弱杆菌 35 条，细环病毒 4141 条。先后给予头孢哌酮钠舒巴坦、美罗培南、替考拉宁、卡泊芬净等抗感染治疗，发热好转，因患者体温高，CAR-T 细胞推迟输注，于 2022 年 5 月 27 日行瑞基奥仑塞回输，输注后患者病情平稳，无任何细胞因子释放综合征（CRS）及免疫效应细胞相关神经毒性综合征（ICANS）反应。CAR-T 细胞输注 1 个月后复查 PET-CT 示：原盆腔左侧部病灶、多区域淋巴结病灶、左侧大收肌处病灶乙状结肠、直肠病灶较前体积/范围减小，FDG 摄取水平不同程度减低；原肝右叶病灶、子宫病灶、右侧内乳区病灶此次检查未见明确显示，提示治疗有效。纵隔血池 SUVmax 1.8，肝脏 SUVmax 3.5。治疗效果评估为部分缓解，目前仍门诊规律随访中，等待 CAR-T 细胞输注 3 个月后再次行 PET-CT 评估。

（五）最终诊断

1. 复发/难治性弥漫性大 B 细胞淋巴瘤

CAR-T 治疗后。

2. 2 型糖尿病。

3. 结节性甲状腺肿。

三、经验分享

本患者为老年女性，诊断为弥漫性大 B 细胞淋巴瘤（DLBCL），慢性病程，不除外惰性淋巴瘤转化可能，经评估为高危患者，初治给予 R-CHOP 方案化疗，并给予腰穿鞘注和大剂量甲氨蝶呤预防中枢复发，治疗后患者达完全缓解，后规律口服来那度胺维持治疗，但半年后患者出现复发，给予奥布替尼联合来那度胺联合利妥昔单抗方案治疗，疾病稳定，无进展生存期约 10 个月，二次进展后患者选择行 CAR-T 治疗，给予化疗减轻肿瘤负荷以及放疗等桥接治疗后，给予 CAR-T 细胞输注，输注后患者病情稳定，无 CRS 及 ICANS 反应，目前 1 个月后 PET-CT 评估部分缓解，仍观察随访中。

DLBCL 是临床最常见的淋巴瘤类型，占非霍奇金淋巴瘤的 30% ~ 40%。一线 R-CHOP 方案治疗后，最终仍有 30% ~ 40% 的患者出现复发或难治。复发/难治的患者整体预后差、生存期短。SCHOLAR-1 研究纳入 603 例患者，评估早期复发/原发难治 DLBCL 患者的预后，中位总生存期仅 6.3 个月，CR 仅 7%。同样，一项中国的真实世界研究 4（REAL-TREND 研究）也显示，难治性 DLBCL 患者的缓解率和 OS 很低，客观缓解率仅 30%，其中完全缓解率为 9%；中位总生存期仅 5.9 个月；2 年总生存期率仅 16%。

目前二线标准治疗方案为高剂量化疗序贯自体造血干细胞移植，但是这仅仅针对大约 50% 化疗敏感复发而适合移植的患者，另外 50% 患者由于年龄偏大、身体状况欠佳及合并症等因素无法接受大剂量化疗或移植。通过二线挽救治疗获得完全缓解的患者在接受自体造血干细胞移植后，整体治愈率为 25% ~ 35%。另外，异基因造血干细胞移植也可使部分复发/难治 DLBCL 患者获得治愈，但较高的移植相关死亡率通常会抵消其移植物抗肿瘤效应的优势，因此只适用于少部分经过严格筛选的患者。

嵌合抗原受体（CAR）-T 细胞疗法是一种基因修饰的细胞疗法，第一批获批用于复发/难治 DLBCL 的为靶向 CD19 的自体 CAR-T 细胞，是目前淋巴瘤治疗的革命性疗法。几项针对复发或难治性侵袭性 B 细胞非霍奇金淋巴瘤患者的关键性临床研究结果显示，靶向 CD19 的 CAR-T 细胞产品的总有效率为 52% ~ 82%，完全缓解率为 40% ~ 54%。ZUMA-1 研究的 5 年随访数据显示，接受 CAR-T 治疗的复发/难治的 B 细胞非霍奇金淋巴瘤患者，5 年总生存率为 42.6%，达完全缓解患者的 5 年总生存率为 64.4%，中位生存时间未达到。目前 FDA 已批准多款 CAR-T 产品上市，批准用于治疗既往接受过 ≥ 2 线治疗的复发/难治 DLBCL，为既往经历多种治疗的复发/难治 DLBCL 患者提供了新的治疗选择。中国国家药监局目前批准了 2 款 CAR-T 细胞在国内上市，分别为阿基仑赛注射液及瑞基奥仑赛注射液，主要区别为共刺激域结构的不同，进而导致了在体内扩增时间、CRS 和 ICANS 的严重程度和发生时间有所区别，但长期疗效无明显差别。

但是 CAR-T 细胞治疗也有其局限性，首先 CAR-T 细胞治疗具有比较特殊的毒性谱，主要表现为 CRS 和 ICANS，多数发生在最初几周内，部分患者反应较重，甚至个别患者需转入重症监护室进一步生命支持。此外，CAR-T 产品从细胞采集到回输至患者体内需要经过 17 ~ 54 天的制备周期，很多疾病进展迅猛的 DLBCL 患者无法等到制备成功。另外，接受 CAR-T 治疗也给患者带来较重的经济负担，使得只有少数患者能够获取这种治疗方式。

总之，新的治疗方案逐渐进入临床，复发/难治 DLBCL 患者有了更多的治疗选择，CAR-T 细胞作为近年来出现的革命性疗法，很大程度上改善了复发/难治 DLBCL 患者的预后。

参考文献

[1]Crump M，Neelapu SS，Farooq U，et al. Outcomes in refractory diffuse large B-cell lymphoma：results from the international SCHOLAR-1 study[J]. Blood，2017，130（16）：1800-1808.

[2]Wang S，Wang L，Hu J，et al. Outcomes in refractory diffuse large B-cell lymphoma：results from a multicenter real-world study in China[J]. Cancer Commun（Lond），2021，41（3）：229-239.

[3]Crump M，Kuruvilla J，Couban S，et al. Randomized comparison of gemcitabine，dexamethasone，and cisplatin versus dexamethasone，cytarabine，and cisplatin chemotherapy before autologous stem-cell transplantation for relapsed and refractory aggressive lymphomas：NCIC-CTG LY.12[J]. J Clin Oncol，2014，32（31）：3490-3496.

[4]Neelapu SS，Locke FL，Bartlett NL，et al. Axicabtagene Ciloleucel CAR T-Cell Therapy in Refractory Large B-Cell Lymphoma[J]. N Engl J Med，2017，377（26）：2531-2544.

[5]Schuster SJ，Bishop MR，Tam CS，et al. Tisagenlecleucel in Adult Relapsed or Refractory Diffuse Large B-Cell Lymphoma[J]. N Engl J Med，2019，380（1）：45-56.

[6]Locke FL，Ghobadi A，Jacobson CA，et al. Long-term safety and activity of axicabtagene ciloleucel in refractory large B-cell lymphoma（ZUMA-1）：a single-arm，multicentre，phase 1-2 trial[J]. Lancet Oncol，2019，20（1）：31-42.

[7]Jacobson CA，et al. ASH 2021．Abstract #1764.

病例 31　嗜铬细胞瘤

一、病例摘要

（一）基础信息

患者女性，64 岁。

主诉：因"口渴伴乏力 15 年，发现肾上腺占位 5 天"于 2019 年 10 月 14 日入院。

现病史：患者 15 年前无明显诱因出现口渴伴乏力，无明显多尿、多饮、多食，无视物模糊、手足麻木，于当地医院就诊，诊为"2 型糖尿病"，给予二甲双胍、瑞格列奈降糖，空腹血糖控制在 7 ~ 8mmol/L。3 年前因血糖控制欠佳，空腹血糖 16mmol/L，降糖方案调整为格列美脲、二甲双胍、阿卡波糖，未规律监测血糖，血糖控制不详。10 天前因血糖控制欠佳再次于当地医院住院，查糖化血红蛋白 9.59 %，尿微量白蛋白 4.8mg/L，空腹 C 肽 0.29nmol/L，餐后 2 小时 C 肽 1.05nmol/L。四肢血管超声示双下肢动脉硬化并左侧斑块形成。颈动脉超声示双侧颈动脉硬化并左侧斑块形成。感觉阈值测量示左右脚重度感觉阈值丧失。诊断为"2 型糖尿病 糖尿病周围血管病变 糖尿病周围神经病变"，给予胰岛素泵降糖，后改为 30/70 重组人胰岛素注射液早 17 单位、晚 12 单位皮下注射，米格列醇 50mg po tid、二甲双胍 0.5g po bid 降糖，自述空腹血糖控制于 7mmol/L，餐后血糖 9mmol/L。患者 5 天前在住院期间行 CT 发现：左侧肾上腺区占位性病变，考虑嗜铬细胞瘤可能，腺瘤待排。来我院门诊以"①2 型糖尿病 糖尿病周围神经病变 下肢动脉病变；②左肾上腺占位 嗜铬细胞瘤待排"收入病房观察。患者自发病以来，饮食睡眠可，大小便正常，近 10 年体重减轻 13kg。

患者 30 年前查体发现血压升高，血压 180/100mmHg，无头痛头晕等不适，未予治疗，自述之后多次测血压正常。

既往史：18 年前因子宫肌瘤行子宫切除术，否认肝炎、结核等传染病病史及其密切接触史。否认其他手术史、重大外伤史及输血史，否认食物及药物过敏史，预防接种史随当地。无烟酒等不良嗜好。既往月经规律，46 岁绝经。配偶及子女均体健。否认家族性遗传病及传染病史。

（二）体格检查

体温 36℃，心率 65 次 / 分，呼吸 17 次 / 分，血压 140/69mmHg，体重 67kg，身高 158cm，BMI 26.84kg/m²。老年女性，神志清，精神好。全身皮肤黏膜未见黄染、出血点，无肝掌、蜘蛛痣。全身浅表淋巴结未触及肿大。颈软，气管居中，甲状腺未触及肿大，颈静脉无怒张。双肺叩清音，呼吸音粗，未闻及干湿性啰音。心前区无隆起和异常搏动，未触及震颤，心脏相对浊音界无扩大，心率 65 次 / 分，节律规整，心音正常，各瓣膜听诊区未闻病理性杂音及心包摩擦音。腹膨隆，触软，肝、脾肋下未触及，全腹无压痛及反跳痛，未触及包块，肝、肾、脾区无叩痛，肝、脾浊音界正常，移动性浊音（－），肠鸣音无异常。双下肢无水肿。四肢肌力及肌张力正常。双侧跟、膝腱反射正常，双侧 Babinski 征（－），脑膜刺激征（－）。

（三）辅助检查

2019 年 10 月 5 日：糖化血红蛋白 9.59%，尿微量白蛋白 4.8mg/L，空腹 C 肽 0.29nmol/L，餐后 2 小时 C 肽 1.05nmol/L。

2019 年 10 月 5 日甲状腺功能：FT3 4.90pmol/L，FT4 18.84pmol/L，TSH 3.66uIU/ml。

2019 年 10 月 5 日乙肝五项：阴性。

2019 年 10 月 8 日四肢血管超声：双下肢动脉硬化并左侧斑块形成。

2019 年 10 月 8 日颈动脉超声：双侧颈动脉硬化并左侧斑块形成。

2019 年 10 月 8 日感觉阈值测量：左右脚重度感觉阈值丧失。

2019 年 10 月 9 日 CT：左侧肾上腺区占位性病变，考虑嗜铬细胞瘤可能，腺瘤待排。

（以上结果均来自郯城县第一人民医院）

（四）入院诊断

1. 2 型糖尿病

   糖尿病周围神经病变；

下肢动脉病变。

2. 左肾上腺占位

嗜铬细胞瘤待排。

二、诊治过程

（一）诊断依据

1. 老年女性，2 型糖尿病史。

2. 30 年前查体发现血压升高，血压 180/100mmHg，无头痛头晕等不适，未予治疗，自述之后多次测血压正常。

3. 影像学检查意外发现肾上腺占位，嗜铬细胞瘤可能。无明显头痛、心悸、出汗等典型症状。

4. 实验室和辅助检查　昼夜皮质醇节律：皮质醇（8am）7.75μg/dl，促肾上腺皮质激素（8am）15.69pg/ml；皮质醇（4pm）5.93μg/dl，促肾上腺皮质激素（4pm）9.74pg/ml。

醛固酮肾素立卧位试验：肾素（立位）3.33pg/ml，血管紧张素Ⅱ（立位）157.82pg/ml，醛固酮（立位）134.89pg/ml，醛固酮/肾素浓度比值40.51 ↑；肾素（卧位）3.13pg/ml，血管紧张素Ⅱ（卧位）140.08pg/ml，醛固酮（卧位）142.98pg/ml，醛固酮/肾素浓度比值45.68 ↑。

儿茶酚胺与代谢产物：去甲肾上腺素 0.45nmol/L，肾上腺素 0.44 ↑ nmol/L，去甲变肾上腺素 5.58 ↑ nmol/L，变肾上腺素 3.36 ↑ nmol/L，多巴胺＜ 0.14nmol/L，高香草酸 65.01nmol/L，香草扁桃酸 78.24 ↑ nmol/L。

24 小时尿：17- 酮类固醇 4.68mg/24h，17- 羟类固醇 5.53mg/24h，香草扁桃酸 33.83 ↑ mg/24h。

肿瘤系列：糖链抗原 19-9 26.36U/ml，神经原特异性烯醇化酶 28.19 ↑ ng/ml，癌胚抗原 4.39ng/ml，糖链抗原 242 12.11U/ml，人绒毛膜促性腺激素 0.14ng/ml，甲胎蛋白 5.68ng/ml，游离前列腺特异性抗原 0.02ng/ml，总前列腺特异性抗原 0.04ng/ml，糖链抗原 125 4.79U/m1，糖链抗原 153 7.50U/ml，细胞角蛋白 19 片断 5.40 ↑ ng/ml，鳞状细胞癌相关抗原 0.18ng/ml。

肝肾功能、心肌酶、电解质、凝血系列等未见明显异常。总胆固醇 3.06mmol/L，高密度脂蛋白胆固醇 1.18mmol/L，低密度脂蛋白胆固醇 1.44mmol/L，三酰甘油 0.95mmol/L；葡萄糖 5.98mmol/L。

血常规：白细胞 6.04×10^9/L，中性粒细胞比率 53.50%，血红蛋白 141.0g/L，血小板计数 199×10^9/L。

尿常规：白细胞 24.50/μl，红细胞 25.00/μ1，上皮细胞 28.50↑/μl，尿胆原 1+↑。

动态血压：收缩压最大值 172mmHg，最小值 99mmHg，舒张压最大值 97mmHg，最小值 47mmHg；平均值 133/66mmHg；心率最大值 78bpm，最小值 53bpm。

垂体 MRI：平扫未见异常。

肾上腺 CT 及肾动脉 CTA（病例 31 图 1）：左侧肾上腺见直径约 4.5cm 类圆形略密度肿块影，增强后较明显不均匀强化，双肾及右肾上腺大小、形态、密度未见明显异常。腹膜后未见明显肿大淋巴结影。双侧肾动脉及上静脉未见明显充盈缺损，血管未见明显狭窄及扩张。检查结论：考虑左侧肾上腺嗜铬细胞瘤，请结合临床；双侧肾血管 CTA 未见明显异常。

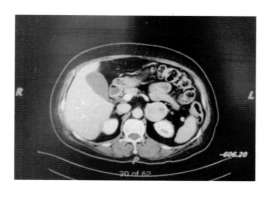

病例 31 图 1　肾上腺 CT 及肾动脉 CTA

患者于 2019 年 11 月 15 日行腹腔镜左侧嗜铬细胞瘤切除术。术中可见左侧肾上腺区一大小约 5cm×5cm 肿瘤，包膜完整，表面血供丰富，与腹主动脉及肾血管明显粘连。游离肿瘤、左侧肾上腺、肿瘤供应动脉、肾上腺中心静脉，Hemolock 结扎肿瘤供应动脉、肾上腺中心静脉，将肾上腺及肿瘤完整切除。切除组织送病理（病例 31 图 2）：（左肾上腺）嗜铬细胞瘤，直径 5.5cm（病理号：201960545）。

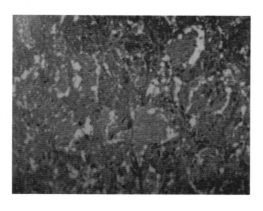

病例 31 图 2　病理图片

（二）诊断思路

嗜铬细胞起源的儿茶酚胺分泌性肿瘤在肾上腺髓质、交感神经节中分别称为"嗜铬细胞瘤""肾上腺外儿茶酚胺分泌性副神经节瘤（肾上腺外嗜铬细胞瘤）"。临床症状由循环血中过多的儿茶酚胺所致。其继发性高血压可表现为顽固性（约半数患者），或阵发性（约 1/3 患者）。其余患者则表现为正常血压。

有下列至少一项的患者应怀疑罹患嗜铬细胞瘤：

1. 高肾上腺素发作性症状（如自限性非劳累型心悸、出汗、头痛、颤抖、苍白）。

2. 顽固性高血压。

3. 家族性儿茶酚胺分泌性肿瘤倾向综合征（如 MEN-2、NF1、VHL）。

4. 嗜铬细胞瘤家族史。

5. 偶然发现的肾上腺肿块。

6. 高血压与糖尿病。

7. 麻醉、手术、血管造影术时出现血管收缩反应。

8. 早发性高血压（如 20 岁以下）。

9. 特发性心肌病。

10. 胃间质瘤或肺软骨瘤病史（Carney 三联症）。

嗜铬细胞瘤起源于肾上腺髓质，主要合成和分泌大量儿茶酚胺，如去甲肾上腺素、肾上腺素及多巴胺，引起患者血压升高等一系列综合征。各年龄段均可发病，由于肾上腺素能受体广泛分布于全身多种组织和细胞，故患者除高血压外，还有其他特征性的临床表现，如头痛、心悸、多汗是最常见的三联症，对诊断具有重要意义。确诊方法是测定血浆及 24 小时尿液中儿茶酚胺与代谢产物含量。该测试的阴性结果具有极佳的特异性。

由于计算机辅助成像技术的普及，有许多隐匿性肾上腺髓质瘤的患者偶然在影像诊断中被发现。该例患者即为意外发现肾上腺髓质瘤，血浆和 24 小时尿液中儿茶酚胺及代谢产物升高，高度提示嗜铬细胞瘤可能。术后病理进一步证实嗜铬细胞瘤诊断。

（三）鉴别诊断

本病应注意与一些伴交感神经亢进和高代谢状态的疾病鉴别：如冠心病所致心绞痛、心肌缺血等；不稳定性伴高肾上腺素能活性的原发性高血压；甲状腺功能亢进症伴高血压；周期性偏头痛、脑瘤、蛛网膜下腔出血、先兆子痫等疾病、糖尿病、绝经期综合征、心理疾病等；某些可能促进儿茶酚胺突然释放或抑制代谢的药物如苯丙胺、可卡因、麻黄碱等的长期持续应用。

（四）治疗措施与方案

本病一经确诊及定位，应选择手术切除。

1. 术前准备

（1）α-肾上腺素能受体阻滞剂：术前 7 ~ 10 天应用 α-肾上腺素能受体阻滞剂降压减轻心脏负荷，并使原来缩减的血管容量扩大。该患者术前应用多沙唑嗪（可多华）后转入泌尿外科行手术治疗。

（2）â-肾上腺素受体阻滞剂：在应用足够的 α-肾上腺素能受体阻滞剂后，应开始使用 â-肾上腺素受体阻滞剂，一般在术前使用 2 ~ 3 天。目的在于控制循环血中高浓度的儿茶酚胺和 α-肾上腺素能受体阻滞剂所引起的心动过速。β-肾上腺素能受体阻滞剂应在 α-肾上腺素能受体阻滞剂起效后使用，这是因为未控制的 α-肾上腺能反射性激活，使得单独使用 â-肾上腺素能受体阻滞剂会加剧血压的升高。在嗜铬细胞瘤患者，建议应用高选择性 â 受体阻滞剂。

（3）钙通道拮抗剂：是术前控制血压的另一个选择。它可以减少血管平滑肌上去甲肾上腺素介导的跨膜钙离子内流，同时钙离子可减轻儿茶酚胺引起的冠状动脉痉挛。其优势是不会引起术后低血压。

（4）高血压危象：可在术前或术中发生。发生高血压危象时应静脉应用硝普钠、酚妥拉明或尼卡地平治疗。硝普钠由于其起效快且持续时间短，是高血压发作时理想的静脉血管扩张药。酚妥拉明是非选择性 α-肾上腺能受体阻滞药，半衰期短。尼卡地平是术前准备中常用的钙通道阻滞药。

2. 手术 位于肾上腺的嗜铬细胞瘤应将整个腺体都切除。在切除嗜铬细胞瘤之后可能会发生低血压及低血糖，应给予补液，必要时给予升压药物、监测血糖水平并给予 5% 的葡萄糖静脉输注。术后 1 ~ 2 周，应进行血浆和 24 小时尿液中儿茶酚胺及代谢产物测定，如结果正常，则认为嗜铬细胞瘤切除完全。如果双侧肾上腺都被切除，应给予终身糖皮质激素和盐皮质激素替代治疗。需对手术患者进行终身随访，建议每年至少复查 1 次以评估肿瘤有无复发或转移。

（五）最终诊断

1. 嗜铬细胞瘤。

2. 2 型糖尿病

　　糖尿病周围神经病变；

　　下肢动脉病变。

三、经验分享

嗜铬细胞瘤和副神经节瘤（pheochromocytoma and paraganglioma，PPGL）是一种少见的内分泌疾病，国内尚缺乏 PPGL 发病率或患病率的数据。国外报道在普通高血压门诊中的患病率在 0.2% ~ 0.6%，生前未诊断而在尸检中的发现率为 0.05% ~ 0.1%，在儿童高血压患者中患病率为 1.7%，在肾上腺意外瘤中约占 5%。头痛、心悸、多汗是 PPGL 高血压发作时常见的三联征，对诊断具有重要意义。

指南推荐 PPGL 筛查对象为：①有 PPGL 的症状和体征，尤其有阵发性高血压发作的患者；②使用 DA D2 受体拮抗剂、拟交感神经类、阿片类、NE 或 5 羟色胺再摄取抑制剂、单胺氧化酶抑制剂等药物可诱发 PPGL 症状发作的患者；③肾上腺意外瘤伴有或不伴有高血压的患者；④有 PPGL 的家族史或 PPGL 相关的遗传综合征家族史的患者；⑤有既往史的 PPGL 患者。本病例为肾上腺意外瘤，高度怀疑嗜铬细胞瘤可能，故需进行相关激素及代谢产物的测定进行定性诊断。

内分泌性高血压已经逐渐引起重视，对于高血压的筛查已经越来越普遍。随着影像学的发展和普及，许多不典型的内分泌性高血压患者甚至无高血压表现的患者发现肾上腺意外瘤，进一步进行功能筛查，使得这类患者得以及时确诊及治疗。

参考文献

[1]Kronenberg HM，Melmed S，Polonsky KS，et al. 向红丁，译 . 威廉姆斯内分泌学（第 11 版）[M]. 北京：人民军医出版社，2011

[2] 中华医学会内分泌学分会肾上腺学组 . 嗜铬细胞瘤和副神经节瘤诊断治疗的专家共识 [J]. 中华内分泌代谢杂志，2016，32（03）：181-187

[3]Jacques WM，Lenders，Quan-Yang Duh，Graeme Eisenhofer. Pheochromocytoma and paraganglioma：an endocrine society clinical practice guideline[J]. J Clin Endocrinol Metab，2014，99（6）：1915-1942.

[4] 何丽，余学锋 . 意外发现的嗜铬细胞瘤 39 例临床分析 [J]. 中国医师杂志，2014，16（7）：970-973.

第六章
老年内分泌系统疾病

病例 32　老年 2 型糖尿病酮症酸中毒并发 心律失常、休克

一、病例摘要

（一）基础信息

患者男性，89 岁。

主诉： 因"发现血糖升高 20 余年，晕倒 10 小时"于 2019 年 5 月 29 日入院。

现病史： 患者 20 多年前发现血糖升高，诊断为"2 型糖尿病"并进行药物治疗（具体不详），曾应用倍欣、来得时等药物降糖，未规律监测血糖。4 年前曾因低血糖昏迷于我科住院治疗病情好转出院。1 年前因"心慌、胸闷 10 余年，加重 1 周"于我院心内科住院，将降糖方案调整为诺和灵 50R 18U、16U ih 早餐前 30 分钟，诺和龙 1mg qd 午餐前，拜唐平 50mg bid，血糖控制可。出院后患者未规律服用降糖药物，后自行停用，未监测血糖。后转入我科住院治疗，调整降糖方案为诺和锐 30 早餐前 16U、晚餐前 12U 皮下注射、诺和龙午餐前 1mg 口服、拜唐平 100mg 三餐时服用，出院后规律服药至今。10 小时前患者家属发现患者晕倒于家中，意识丧失约十几分钟，无抽搐，无口吐白沫，清醒后走路不稳，精神欠佳，目前患者无头痛、头晕，无恶心、呕吐，无意识障碍，无肢体活动不灵等不适。为行进一步诊疗，再次收入我科。患者自出院以来，饮食睡眠可，大小便正常，体重较前无明显变化。

既往史： 冠状动脉粥样硬化性心脏病 10 年余，1 年多前住院时出现阵发性心房纤颤，曾口服拜阿司匹林、盐酸曲美他嗪（万爽力）、单硝酸异山梨酯（欣康）、螺内酯、呋塞米等药物治疗，近期未服用药物，偶有胸闷。高血压病史 10 余年，最高血压 160/100mmHg，平素服用氨氯地平等药物，血压控制在 120/80mmHg，近期未服用药物。50 余年前曾因肝炎住院治疗后痊愈，具体不详。7 年余前因"周围性面瘫（右侧）"于

我院住院，给予激素、抗病毒、营养神经、改善循环等药物治疗后好转出院。于 6 年余前因"胆囊炎、胰腺炎"于我院住院，给予抗感染、保肝、抑酸、降糖、优化心肌供能等治疗。于 3 年余前因"胆囊结石并胆囊炎"于我院消化内科在全麻下行 ERCP 憩室内乳头 EST ＋ ERPD 术，后再次于全麻下行 ERCP 胆总管结石 EPBD 取石术 ＋ ENBD 术，半年多前行腹腔镜胆囊切除 ＋ 右侧腹股沟疝无张力修补术。2 年前曾发生第 1 腰椎压缩性骨折，未行特殊治疗。患者于 2 年余前因"脑梗死"于我院住院，给予抗血小板聚集、改善循环、营养神经、调节血糖等治疗。

（二）体格检查

体温 36.2℃，脉搏 116 次 / 分，呼吸 20 次 / 分，血压 130/73mmHg，体重 58kg，身高 170cm。老年男性，嗜睡状态，神志欠清，精神差，发育正常，营养一般，自主体位，查体欠合作。全身皮肤、黏膜未见黄染、出血点，无肝掌、蜘蛛痣。全身浅表淋巴结未触及肿大。头颅外形无异常眼睑无水肿，巩膜轻度黄染，双侧瞳孔等大等圆，直径约 0.4cm，对光及辐辏反射存在。耳郭外形无异常，外耳道无异常分泌物，听力下降鼻翼无翕动，鼻中隔居中鼻前庭未见脓性分泌物，各鼻窦区无压痛。口唇无发绀，舌苔正常，伸舌居中，扁桃体无肿大，咽部无充血。颈软，气管居中甲状腺未触及肿大，颈静脉无怒张。胸廓对称，两侧呼吸动度对称，触觉语颤对称，双肺叩清音呼吸音清，未闻及明显干湿啰音。心前区无隆起和异常搏动，未触及震颤，心脏相对浊音界无扩大，心率 116 次 / 分，律规整，心音低钝，各瓣膜听诊区未闻及病理性杂音及心包摩擦音。腹部平坦，未见肠形和蠕动波，无腹壁静脉曲张。腹软，无压痛及反跳痛，肝脾肋下未触及，Murphy 征阴性，腹部未触及明显包块。腹部叩诊呈鼓音，肝肾区无叩击痛，移动性浊音阴性。肠鸣音 3 ~ 4 次 / 分，未闻及血管杂音。脊柱呈正常生理弯曲，活动自如，无杵状指（趾）。双下肢无凹陷性水肿。四肢肌力肌张力正常。双侧跟、膝腱反射正常，Babinski 征（-），脑膜刺激征（-）。

（三）入院诊断

1. 晕厥原因待查。

2. 2 型糖尿病。

3. 冠状动脉粥样硬化性心脏病

　　不稳定型心绞痛；

　　心律失常 阵发性心房纤颤 偶发多源室性早搏；

　　心功能 Ⅱ 级（NYHA 分级）。

4. 高血压病（2 级，极高危）。

5. 前列腺增生。

6. 骨质疏松症 腰椎压缩性骨折。

二、诊治过程

患者入院后测血糖27mmol/L，心电监护示窦性心律，心率110～120次／分，血压130/73mmHg。急查血液指标，并行急诊CT检查。立即给予吸氧、胰岛素泵入、补液等治疗。化验示：肝肾功无明显异常，血葡萄糖32.3mmol/L，血酮体阳性。凝血：凝血酶时间21.20second，凝血酶时间比率1.21，血浆D-二聚体测定1.24μg/ml，纤维蛋白（原）降解产物测定5.04μg/ml。电解质：钾（干）5.4mmol/L，钠（干）143mmol/L，氯（干）102mmol/L，二氧化碳（干）20mmol/L，钙（干）2.78mmol/L，镁（干）1.10mmol/L，磷（干）1.83mmol/L。心梗三项：血清肌红蛋白160.50ng/ml，肌酸激酶同工酶2.60ng/ml，血清高敏肌钙蛋白I 130.79ng/L；血常规：白细胞9.31×10^9/L，中性粒细胞比率84.10%，淋巴细胞比率12.20%，红细胞比容50.60，平均红细胞体积104.7fl。N端脑钠肽前体4261.00pg/ml。血气分析：酸碱度7.29，二氧化碳分压35.00mmHg，氧分压72.00mmHg，血红蛋白20.90g/dl，氧饱和度93.00%，钾4.50mmol/L，钠143.00mmol/L，钙1.32mmol/L，葡萄糖30.00mmol/L，乳酸2.10mmol/L，氯101.00mmol/L，标准钙1.26mmol/L，pH（T）7.29，pCO_2（T）35.00mmHg，pO_2（T）72.00mmHg，总二氧化碳17.90mmol/L，标准碱剩余-9.8mmol/L，实际碱剩余-8.6mmol/L，标准碳酸氢根18.00mmol/L，实际碳酸氢根16.80mmol/L。CT片取回后请神经内科会诊：未见明显脑出血，建议行颅脑MRI＋MRA进一步明确病情。患者嗜睡状态，意识欠清，精神差，血糖32.3mmol/L，酸碱度7.29，酮体阳性，提示处于糖尿病酮症酸中毒状态。血象高，合并感染。心肌酶、肌钙蛋白升高，不能排除心肌受损。积极给予补液、降糖、抗感染、纠正酸中毒及电解质紊乱、改善循环、营养心肌、抗氧化应激及对症支持等治疗。嘱患者家属给患者多饮水，记好出入量。监测血糖，及时复查电解质、酮体、心肌损伤标志物等。患者2019年5月29日23：30心率突然升至170次／分，心电监护示房扑、房颤，血压波动在80～140/60～90mmHg，血氧饱和度99%。立即给予倍他乐克12.5mg po st，效果不佳。遂给予艾司洛尔以0.2mg/（kg·min）的速度静脉泵入，夜间心率波动在90～150次／分。次日凌晨5点，患者体温38.9℃，给予消炎痛栓33.3mg肛入st。心内科会诊意见：继续纠正DKA，维持血钾4.5mmol/L，继续艾司洛尔泵入，建议停用莫西沙星，改用头孢哌酮钠舒巴坦钠，如病情稳定后可以考虑射频消融术，营养心肌治疗。患者CT结果示脑内多发缺血梗死灶及缺血灶，脑萎缩，双肺炎症、双肺纤维灶，双肺小结节灶，升主动脉扩张，主动脉及冠状动脉钙化，前列腺增大。复查血常规：白细胞8.74×10^9/L，中性粒细胞比率75.80%，红细胞4.42×10^{12}/L，血红蛋白152.0g/L，血小板计数119×10^9/L；葡萄糖10.55mmol/L，肾功能、血生化：尿素氮12.60mmol/L，肌酐 114μmol/L，钾 3.32mmol/L，钠 147mmol/L；酮体阴性。患者心率一直较快，波动在 90 ~ 180 次 / 分，2019 年 6 月 2 日患者出现休克，血压降低至 76/46mmHg，给予去甲肾上腺素维持血压，并转入 ICU 治疗。其间经间断应用盐酸胺碘酮（可达龙）控制心律失常，磷酸肌酸 4g qd 营养心肌，美罗培南 1g q12h 抗感染，并加强呼吸道管理、化痰、保护胃黏膜及营养支持等一系列治疗后，患者病情逐渐好转，恢复窦性心律、血压及各项血液指标恢复正常，好转出院。

2019 年 6 月 1 日、2 日的心电图，见病例 32 图 1、病例 32 图 2。

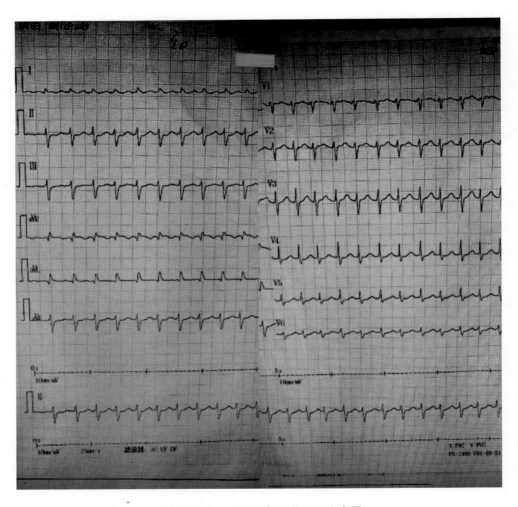

病例 32 图 1　2019 年 6 月 1 日心电图

注：心房扑动（传导比例不等）；电轴左偏；左前分支传导阻滞。

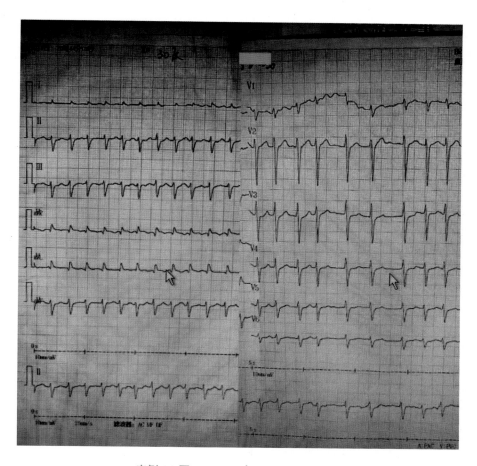

病例 32 图 2　2019 年 6 月 2 日心电图

注：心房颤动；电轴左偏；左前分支传导阻滞；极度顺钟向转位。

（一）诊断依据

1. 老年男性，急性起病，多病共存，病情复杂。

2. 2 型糖尿病 20 余年，未规律检测血糖，此次临床表现为突发晕厥。

3. 实验室和辅助检查：血葡萄糖 32.3mmol/L，血酮体阳性，血气分析示代谢性酸中毒。血常规：WBC $9.31 \times 10^9/L$、N 84.1%。心肌梗死三项：血清肌红蛋白 160.50ng/ml，肌酸激酶同工酶 2.60ng/ml，血清高敏肌钙蛋白 I 130.79ng/L，N 端脑钠肽前体 4261.00pg/ml。心电图示：房扑、房颤。CT 结果示脑内多发缺血梗死灶及缺血灶，脑萎缩，双肺炎症、双肺纤维灶，双肺小结节灶，升主动脉扩张，主动脉及冠状动脉钙化，甲状腺密度不均匀减低，建议进一步超声检查，部分肝内胆管扩张积气，胆囊未显示，前列腺增大。

（二）诊断思路

诊断标准：血浆葡萄糖升高；动脉血 $pH < 7.35$ 或 $HCO_3^- < 15mmol/l$；尿酮体或

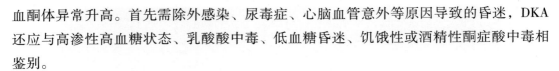

血酮体异常升高。首先需除外感染、尿毒症、心脑血管意外等原因导致的昏迷，DKA还应与高渗性高血糖状态、乳酸酸中毒、低血糖昏迷、饥饿性或酒精性酮症酸中毒相鉴别。

（三）鉴别诊断

本病应注意的鉴别诊断如下：

1. 双胍类药物引起的乳酸酸中毒　因服用二甲双胍过量或肾功能下降而积聚，则其极可能引起乳酸酸中毒，较为少见。

2. 高渗性昏迷　是一种常发生在老年 2 型糖尿病患者的急性并发症，在 1 型糖尿病患者身上比较少见，临床表现与酮症酸中毒相似，只是血中没有酮体，少有酸中毒。由于血糖和血渗透压很高，患者很容易发生昏迷，一旦发病，死亡率也远比酮症酸中毒昏迷为高。

（四）治疗措施与方案

1. 纠正酮症酸中毒　给予吸氧、心电监护、无菌导尿术导尿。患者进食进水较少，给予置胃管，滴入温开水 100ml/ 小时。此患者为高龄老人，既往冠心病病史，心功能差，应注意补液速度。血糖降至 13.9mmol/L 可输入 5%GS，并按一定比例加入胰岛素。根据患者体重和血糖下降速度，以 0.1U/（kg·h）速度静脉泵入胰岛素。每 1 ~ 2 小时测定血糖，要求血糖下降速度＜ 6.1mmol/（L·h）。酸中毒和脱水纠正，且患者能饮水和进食后，胰岛素过渡到皮下注射。当血糖降低至 13.9mmol/L 以下后，应补充葡萄糖液体，特别是对于不能进食者每日必须至少补充 150 ~ 200g 葡萄糖。注意补钾治疗：在尿量、血肌酐正常情况下，当血钾＜ 5.0mmol/L 时，可按照 10mmol/L 的速度补钾；当血钾＜ 3.5mmol/L 时，速度可调整为 40 ~ 80mmol/L。目标是维持血清钾离子＞ 3.5mmol/L。同时给予其他改善循环、营养心肌、抗氧化应激等对症支持治疗。

2. 去除和治疗诱因　评估患者 DKA 诱发因素（感染？依从性差？创伤？），寻找诱发因素。对糖尿病病人及家属进行糖尿病宣教，了解 DKA 的诱因及症状及降糖药物使用的注意事项。此患者血象升高，CT 示双肺炎症，首先插入鼻胃管防胃内容物反流误吸，用药上需给予抗感染及止咳化痰、雾化吸入等治疗。

3. 治疗心血管并发症　考虑到老老年糖尿病患者冠心病、心肌梗死和充血性心衰的风险显著增加，首先应管理心血管疾病的危险因素，包括控制血压、血脂、血糖，戒烟戒酒，控制体重，规律作息等。尤其对于合并心衰的 2 型糖尿病患者禁止应用噻唑烷二酮类降糖药物；心衰稳定期可应用二甲双胍，但应注意监测肾功能。对于 2 型糖尿病合并冠心病患者，排除禁忌均应考虑使用抗血小板药物、β - 受体阻滞剂、他汀类、ACEI 或 ARB 类等药物。纠正酮症后可酌情应用 SGLT2 抑制剂以及 GLP-1 受体激动剂。此患者心脏基础差，既往有阵发性心房纤颤，偶发多源室性早搏病史，入院后出现房扑、房颤等心律失常，针对此情况间断应用了盐酸胺碘酮（可达龙）和艾司洛尔控制心律失常，以及磷酸肌酸营养心肌治疗。

4. 其他治疗　加强呼吸道管理，保护胃黏膜及营养支持，以及血管活性药物应用。

（五）最终诊断

1. 2 型糖尿病 酮症酸中毒。

2. 冠状动脉粥样硬化性心脏病

　　稳定型心绞痛；

　　心律失常；

　　心房纤颤 心房扑动 偶发多源室性早搏；

　　心功能 II 级（NYHA 分级）。

3. 高血压病（2 级，极高危）。

4. 缺血性脑血管病。

5. 肺部感染。

6. 前列腺增生。

7. 骨质疏松症 腰椎压缩性骨折。

三、经验分享

患者高龄，2 型糖尿病合并冠心病、心律失常、心功能不全、电解质紊乱等多种疾病，首发症状为晕厥，在诊断糖尿病酮症酸中毒的基础上，应首先与心源性晕厥、脑血管意外、降糖药或胰岛素所致低血糖等相鉴别。尽早行颅脑 CT 或 MRI、心电图检查，有助于帮助早期诊断。

在早期患者尿量较多的情况下，可出现肾前性肾功能不全。所以在补液过程中，要非常仔细地选择适当的补液内容和速度，以确保心、脑、肾等重要脏器的血流灌注。补液速度先快后慢，建议在最初的 18 ~ 24 小时补充失液量的一半，剩余的失液量在下一个 24 小时内补完。如患者合并心力衰竭水钠潴留，可根据实际情况减慢输液速度，避免加重心衰。补液过程中还要注意在尿量足够的情况下及时补钾，因为胰岛素的作用、酸中毒的改善以及尿液的钾离子丢失都会促使钾离子由细胞外向细胞内转移，加重低钾血症。对于碳酸氢盐的缺乏，往往不需要补充碳酸氢盐，除非出现严重的酸中毒（动脉 pH < 7.0），尤其在老老年人群中，纠酸过快可能进一步降低组织氧合，加重心脏损伤和引起低钾血症。

对症支持处理，最为重要的是积极防治感染。感染是诱发胰岛素抵抗、血糖急剧升高的重要原因，此类患者入院时往往病情十分危重，因此早期积极地使用有效的抗生素治疗至关重要，使感染尽快得到有效控制。故建议早期就开始使用广谱的有效抗生素，待病情稳定后再将抗生素降阶梯治疗。此患者在早期静脉应用了莫星沙星 0.4g qd，可能影响 QT 间期，对于低钾血症、心力衰竭、既往心律失常的患者，具有诱发快速室性心律失常的风险。因此在患者出现房扑、房颤以后随即停用，更改为其他抗生素。这也是老年人伴心血管基础疾病诊治的一个注意点。

积极防治并发症与合并症。患者入院当天发生心律失常（房扑、房颤），血压降低，血流动力学不稳，随后即出现休克。这与合并较多基础病，尤其心血管疾病，以及目前身体内环境改变（高渗状态、电解质紊乱、能量缺乏、炎症状态）都息息相关。这在老年人患者中极为常见。因此，应严密监测实验室指标，如血酮体、电解质等，监测生命体征，如神志、血压、心率、皮肤湿度、尿量、肺部啰音、骶尾部及背部皮肤情况，球结膜有无水肿。高龄患者往往自理能力差，有些患者由于神志改变、胃轻瘫或呕吐还可引起肺误吸，加重感染，需要插入鼻胃管防胃内容物误吸，精心护理；还应避免患者皮肤破损，预防压疮的发生。在纠正了酮症酸中毒、减轻心脏负荷、抗心律失常及一系列对症支持治疗之后。患者心功能明显好转，恢复窦性心率，血压正常，血流动力学稳定。最终经多学科共同努力，患者转危为安，抢救成功，好转出院。

参考文献

[1]Nyenwe EA， Kitabchi AE. The evolution of diabetic ketoacidosis： An update of its etiology，pathogenesis and management. Metabolism，2016 Apr，65（4）：507-521.

[2]Trachtenbarg DE. Diabetic ketoacidosis. Am Fam Physician，2005，71（9）：1705-1714.

[3]Butts DE. Fluid and electrolyte disorders associated with diabetic ketoacidosis and hyperglycemic hyperosmolar nonketotic coma. Nurs Clin North Am，1987，22（4）：827-836.

病例 33 老年 2 型糖尿病严重乳酸酸中毒合并多器官功能衰竭

一、病例摘要

（一）基础信息

患者女性，86 岁。

主诉：因"反复发热 1 年余"于 2018 年 3 月 23 日入院。

现病史：患者此次入院前 1 年余无明显诱因出现发热，查血象升高，胸片示右肺炎症，给予美罗培南抗感染，因心功能差、频发腹痛、大便潜血阳性，2017 年 1 月 15 日行 PICC 置管肠外营养支持治疗，同时给予抗感染、化痰平喘、保护胃黏膜、改善循环、营养心肌、改善心功能等治疗，并间断输注红细胞及血浆纠正贫血、支持治疗。患者反复发热，根据体温、血常规、PCT、尿常规、血培养＋药敏、尿培养＋药敏等指标，先后应用氟康唑、头孢哌酮舒巴坦、利奈唑胺、美罗培南、左氧氟沙星等抗感染。2 个月后仍间断发热反复查找发热原因，2017 年 3 月 17 日予以拔除 PICC 置管，送病原学检查，2017 年 3 月 21 日血培养及导管尖培养均示表皮葡萄球菌，先后给予达托霉素、卡泊芬净、利奈唑胺抗感染，免疫球蛋白调节免疫。2017 年 4 月 10 日胸部 CT 示双肺多发病变，支气管肺炎可能性大。2017 年 4 月 11 日行心脏彩超示下腔静脉前壁入右房口处可探及 2 ～ 3 条低密度线状回声附着，考虑感染性心内膜炎可能。患者病情危重，感染性发热、血流感染、肺部感染，感染性心内膜炎不能排除，多次组织院内外相关科室会诊，根据体温变化、血尿常规、PCT、血培养、肾功等先后应用利奈唑胺、莫西沙星、替加环素、万古霉素、美罗培南、达托霉素、利福霉素、磷霉素等抗感染，因反复间断发热且药敏对利奈唑胺敏感，长期间断应用利奈唑胺（2018 年 2 月 10 日至 2018 年 2 月 23 日、2018 年 3 月 1 日至 2018 年 3 月 9 日、2018 年 3 月 14 日至 2018 年 3 月 23 日）抗感染。期间多次发生阵发性房颤，给予可达龙或自行转复。

既往史：2 型糖尿病 30 余年，目前应用胰岛素泵降糖，及动态血糖实时监测，血糖控制平稳；高血压病史 30 余年，间断服用降压药物，血压控制在 120 ～ 140/50 ～ 70mmHg。冠心病、陈旧性心肌梗死病史 10 余年，曾行 PCI 术，阵发性房颤病史 4 年，目前服用硫酸氢氯吡格雷（泰嘉）、尼可地尔（喜格迈）等治疗。高三酰甘油血症病史多年，间断服用调脂药物。否认肝炎、结核等传染病史。白内障术后 15 年余，右髋关节置换术后 10 年余。脑外伤后行颅内血肿穿刺引流术、腰椎穿刺引流术、头皮血肿清创术后 4 年余。对青霉素、链霉素、庆大霉素过敏。有输血史，血型 A 型 RH 阳性，无输血反应。否认毒物、放射性物质接触史。否认烟酒嗜好。

家族史：无特殊。

（二）体格检查

体温 36.2℃，脉搏 62 次 / 分，呼吸 18 次 / 分，血压 135/65mmHg。老年女性，神志清楚，精神可，全身浅表淋巴结未触及肿大，口唇无发绀，咽无充血。颈软，气管居中，颈静脉无怒张。双肺呼吸音粗，双肺未闻及干湿性啰音及胸膜摩擦音。心率 62 次 / 分，律齐，未闻及病理性杂音。腹平软，无压痛，无反跳痛，未触及包块，肝脾肋下未触及，双下肢无水肿，右侧肢体肌力、肌张力正常，左侧肌张力稍低，左上肢近端肌力 1 级，远端肌力1级，左下肢肌力3级。双下肢无水肿。

（三）辅助检查

2017年4月10日颅脑胸腹盆CT：右侧顶叶、基底节放射冠区软化灶；脑白质多发缺血变性灶；双肺多发病变，支气管肺炎可能性大；右肺下叶背段小结节；胆囊炎，胆汁淤积；子宫肌瘤可能性大。2017年4月11日心脏彩超：下腔静脉前壁入右房口处可探及2～3条低密度线状回声附着，活动度大，建议定期复查排除感染性心内膜炎。2018年2月9日颅脑胸腹盆CT：左下肺少许炎症；双侧胸腔积液；肺动脉主干较粗。2018年2月9日心脏彩超：双房大，主动脉瓣、二尖瓣、三尖瓣、肺动脉瓣反流（轻度），肺动脉高压（中度），提示左室舒张功能障碍。下腔静脉前壁入右房口处可探及线状回声附着，回声增强。2018年3月22日血常规：白细胞5.39×10^9/L、中性粒细胞百分比69.5%、红细胞2.71×10^{12}/L、血红蛋白81g/L、血小板224×10^9/L，前降钙素0.391ng/ml，白蛋白36g/L，尿素氮8.5mmol/L、肌酐118μmol/L，血清高敏肌钙蛋白I 49.38ng/L，N端脑钠肽前体8392pg/ml。

（四）入院诊断

1．2型糖尿病。

2．感染性发热 肺部感染 感染性心内膜炎观察 泌尿系感染。

3．冠状动脉粥样硬化性心脏病 陈旧性心肌梗死 PCI术后

阵发性心房纤颤；

心功能Ⅲ级（NYHA分级）。

4．高血压病（3级，很高危）。

5．高三酰甘油血症。

二、诊治过程

患者给予降糖、降压、保护胃黏膜、抗血小板聚集、抗心律失常、改善心功能、保肾、维持水电解质平衡、调节肠道菌群及营养支持等治疗。2018年4月1日再次出现发热，给予利奈唑胺抗感染，2018年4月21日患者出现少尿、嗜睡，24小时尿量120ml，呼吸急促伴腹式呼吸，心电监护示血压94～110/36～46mmHg，心率42～50次/分，血氧饱和度100%。查体：神志欠清，精神萎靡。双肺（－）。心率50次/分，心律规整，心音低钝，未闻及病理性杂音。双下肢无水肿。动脉血气分析示酸碱度6.97↓、二氧化碳分压26mmHg↓、氧分压114mmHg、钾6.1mmol/L↑、乳酸＞20mmol/L↑、标准碱剩余−25.8mmol/L↓、实际碱剩余−24.1mmol/L↓、标准碳酸氢根6.10mmol/L↓、实际碳酸氢根6.00mmol/L↓，前降钙素5.75ng/ml↑。肝功能：白蛋白38.1g/L↓，空腹血

糖 7.10mmol/L ↑，酮体阴性。肾功能：尿素氮 21.6mmol/L ↑、肌酐 248μmol/L ↑。血生化：血钾 6.0mmol/L ↑、钠 123mmol/L ↓、氯 86mmol/L ↓。心肌损伤标志物：肌酸激酶同工酶 7.8ng/ml ↑、乳酸脱氢酶 315U/L ↑、血清高敏肌钙蛋白 I 1869.46ng/L ↑，N 端脑钠肽前体 21097pg/L ↑。动态心电图：窦性心律；继发性窦性停搏（＞ 2.0s 的 R-R 间期共 2 阵；最长 2.84s）；偶发房性早搏，有时成对，有时伴室内差异性传导；短阵房性心动过速；阵发性心房动；阵发性心房扑动，部分室 2 ：（1 ~ 3）：1 下传；结性逸搏，加速性结性逸搏节律；ST-T 改变；偶发室性早搏。患者出现少尿、高钾血症、乳酸酸中毒、心力衰竭、心律失常，病情危重，嘱病危，经多学科会诊，考虑利奈唑胺导致严重乳酸酸中毒，停用利奈唑胺，给予股静脉置管行床旁血液滤过治疗，并给予美罗培南＋万古霉素抗感染治疗，去甲肾上腺素、多巴胺维持血压，西地兰强心，盐酸胺碘酮（可达龙）控制心室率及营养支持等治疗。4 月 22 日患者出现消化道出血，给予对症治疗。4 月 24 日查血气分析示 I 型呼吸衰竭，给予无创呼吸机辅助呼吸，持续 CRRT 纠正水电解质紊乱、乳酸酸中毒。患者自主咳痰能力弱，无创呼吸机不能维持血氧饱和度，于 2018 年 4 月 28 日给予气管插管呼吸机辅助通气、间断床旁纤维支气管镜吸痰。继续给予抗感染、CRRT 治疗，并给予营养支持，间断输注红细胞、血小板、冷沉淀纠正贫血、预防出血，纠正低蛋白血症，间断应用利多卡因、可达龙控制心律失常，磷酸肌酸营养心肌，西地兰、新活素改善心功能，硝酸甘油改善心肌供血，并加强呼吸道管理、化痰、保护胃黏膜等治疗。2018 年 5 月 28 日经多学科会诊停用呼吸机、拔除气管插管，并于 2018 年 9 月 28 日停止床旁血液滤过治疗。

相关检查如病例 33 图 1 至图 5 所示。

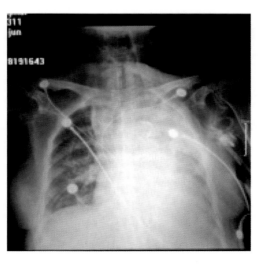

病例 33 图 1 2018 年 4 月 28 日胸片

注：示双肺纹理多，左肺大部呈高密度影；右心缘显示清。

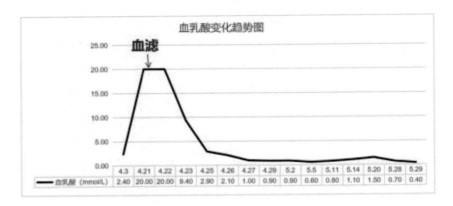

病例 33 图 2　2018 年 4 月 3 日至 2018 年 5 月 29 日血乳酸变化趋势图

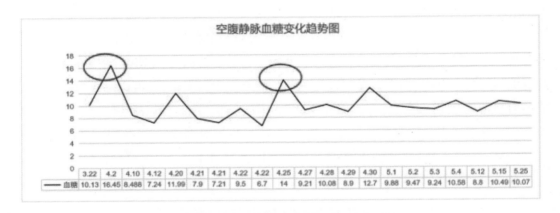

病例 33 图 3　2018 年 3 月 22 日至 2018 年 5 月 25 日空腹静脉血糖变化趋势图

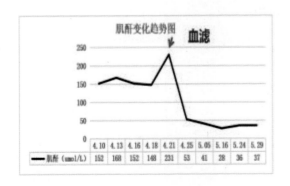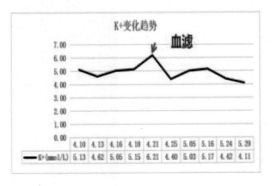

病例 33 图 4　2018 年 4 月 10 日至 2018 年 5 月 29 日血肌酐及血钾变化趋势图

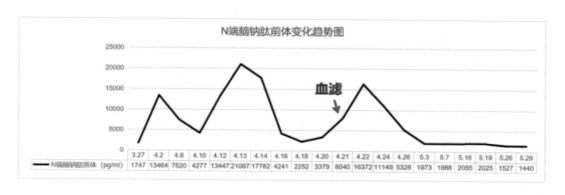

病例 33 图 5　2018 年 3 月 27 日至 2018 年 5 月 29 日 N 端脑钠肽前体变化趋势图

（一）诊断依据

1. 老年女性，多病共存，病情复杂。

2. 感染性心内膜炎长期应用抗生素利奈唑胺病史。

3. 主要表现为少尿、嗜睡，呼吸急促伴腹式呼吸。

4. 查体　神志欠清，精神萎靡。双肺呼吸音粗，未闻及干湿性啰音。心率 50 次 / 分，心律规整，心音低钝，未闻及病理性杂音。双下肢无水肿。

5. 实验室和辅助检查　动脉血气分析示酸碱度 6.97 ↓、钾 6.1mmol/L ↑、乳酸 20mmol/L ↑、标准碱剩余 –25.8mmol/L ↓、实际碱剩余 –24.1mmol/L ↓、标准碳酸氢根 6.10mmol/L ↓、实际碳酸氢根 6.00mmol/L ↓，前降钙素 5.75ng/ml ↑，空腹血糖 7.10mmol/L ↑，酮体阴性。肾功能：尿素氮 21.6mmol/L ↑、肌酐 248μmol/L ↑。血生化：血钾 6.0mmol/L ↑。心肌损伤标志物：血清高敏肌钙蛋白 I 1869.46ng/L ↑，N 端脑钠肽前体 21097pg/L ↑。动态心电图：窦性心律；继发性窦性停搏（> 2.0s 的 R–R 间期共 2 阵；最长为 2.84s）；偶发房性早搏，有时成对，有时伴室内差异性传导；短阵房性心动过速；阵发性心房动；阵发性心房扑动，部分室 2：1 ～ 3：1 下传；结性逸搏，加速性结性逸搏节律；ST–T 改变；偶发室性早搏。

（二）诊断思路

乳酸酸中毒通常定义为血清乳酸盐浓度 > 4mmol/L。乳酸酸中毒的病因大致分为两类：组织氧合明显受损相关的病因（A 型）；以及氧合全身性受损不存在或不明显的病因（B 型）。然而，A 型和 B 型乳酸酸中毒之间常存在重叠。A 型乳酸酸中毒大多数病因是低血容量、心力衰竭、脓毒症或心肺骤停所致的组织灌注明显不足。B 型乳酸酸中毒时，全身性灌注不足的证据并不明显。可能参与 B 型乳酸酸中毒的机制包括毒素诱导的细胞代谢损伤和局部缺血。

药物诱导的线粒体功能障碍，损伤线粒体蛋白质合成和复制的药物也能导致乳酸酸中毒。利奈唑胺是一种噁唑烷酮类抗生素，它通过抑制细菌核糖体亚单位作用于细菌蛋白质合成。它也可以影响人体线粒体核糖体和蛋白质合成，有时导致乳酸酸中毒。据报道，利奈唑胺所致乳酸酸中毒可在长疗程抗生素治疗后，也有的病例在开始用药后不久便发生。

考虑该患者乳酸中毒与静脉长期应用利奈唑胺有关，目前已停用利奈唑胺。同时患者心脏疾病为此次病情加重始发因素之一，微循环障碍同为乳酸中毒原因之一。

（三）鉴别诊断

本病应注意的鉴别诊断如下：

1. 双胍类药物引起的乳酸酸中毒 二甲双胍因为过量或肾功能下降而积聚，则其极可能引起乳酸酸中毒。但是，这种情况不太常见。该患者因肾功能不全已停用二甲双胍一年余，故可排除该原因导致的乳酸酸中毒。

2. 糖尿病酮症酸中毒 部分糖尿病酮症酸中毒患者可发生乳酸酸中毒。低血容量可能起了重要作用。通过检测血清葡萄糖、血酮体等协助诊断。该患者长期应用胰岛素泵降糖，血糖控制可，此次病情变化时查血酮体阴性，排除糖尿病酮症酸中毒可能。

（四）治疗措施与方案

通过多学科会诊，考虑患者乳酸中毒与长期应用利奈唑胺有关，立即停用利奈唑胺，治疗关键为降低血液乳酸含量，维持生命体征平稳。治疗方面：①抑制乳酸合成，降低体温，改善氧供；②持续床旁血液滤过（CRRT）治疗，促进乳酸排泄；③控制患者血糖在 10mmol/L 左右，加强机体有氧代谢，每日保证葡萄糖供能 1200 ~ 1500kcal；④加强抗感染，小剂量应用糖皮质激素抗炎、减轻应激，预防消化道出血，补充人血白蛋白，营养心肌，给予硫辛酸、左卡尼汀、丁苯酞抗氧化、改善微循环、改善细胞代谢。

（五）最终诊断

1. 2 型糖尿病。

2. 感染性发热

肺部感染；

感染性心内膜炎观察；

泌尿系感染。

3. 严重乳酸酸中毒。

4. 呼吸衰竭

气管插管呼吸机辅助呼吸。

5. 慢性肾功能不全（CKD5 期）

高钾血症 CRRT 治疗。

6. 冠状动脉粥样硬化性心脏病

    陈旧性心肌梗死；

    PCI 术后；

    阵发性心房纤颤；

    心功能 III 级（NYHA 分级）。

7. 高血压病（3 级，很高危）。

8. 消化道出血。

9. 贫血。

10. 低蛋白血症。

11. 血小板减少症。

12. 低纤维蛋白原血症。

13. 高三酰甘油血症。

14. 脑外伤术后。

三、经验分享

患者高龄，2 型糖尿病合并冠心病、心律失常、心功能不全、感染性发热（肺部感染、感染性心内膜炎观察、泌尿系感染）、慢性肾脏病、贫血、低蛋白血症、电解质紊乱等多种疾病，因利奈唑胺导致严重乳酸酸中毒、多脏器功能衰竭，病情危重，依托多学科团队，为患者制订最佳诊疗方案，经老年病科、呼吸科、心内科、血液净化科、ICU、肾内科、血液科、麻醉科等多学科共同努力，患者转危为安，抢救成功。

该患者因感染性心内膜炎且药敏及治疗反应显示对利奈唑胺敏感，在病程中多次应用利奈唑胺治疗。应用利奈唑胺过程中血小板减少比较常见，故我们密切关注了血小板变化，血小板低于 50×10^9/L 时及时停药，血小板可逐渐恢复正常；且避免长疗程（＞28 天）应用。

乳酸性酸中毒虽然报道主要出现在应用利奈唑胺超过推荐的最长应用时间（28 天）的患者中，但在用药时间较短的患者中也有报道。患者在接受利奈唑胺时，如发生反复恶心或呕吐、腹痛、有原因不明的酸中毒、低碳酸血症或换气过度，需要立即进行临床检查。

利奈唑胺诱导的乳酸酸中毒是一种严重的疾病，临床症状主要表现为肝肾功能损伤、消化道症状、精神症状、心动过速等，严重病例可以出现呼吸困难甚至昏迷、休克。在有药物蓄积风险的患者中，应密切监测血清利奈唑胺浓度和血乳酸水平。解决利奈唑胺致乳酸性酸中毒最有效的方法是停止使用利奈唑胺，对于轻度乳酸酸中毒并需要长期使用的患者可减量使用，对于严重乳酸酸中毒可采用停药和体外肾脏替代疗法。

利奈唑胺作为一种应用越来越广泛的抗菌药物，临床上主要用于治疗耐药的革兰阳性菌感染，如多重耐药肺炎链球菌、耐万古霉素肠球菌、耐甲氧西林金黄色葡萄球菌等。大多数情况下，利奈唑胺有良好的耐受性，不良反应较少。利奈唑胺用药时限为28天，但由于少数患者病情危重、复杂，用药时间往往会超过时限。这样就很可能导致严重的不良反应，如乳酸酸中毒、5-羟色胺综合征、外周或视神经病变和骨髓抑制等。我们应在用药过程中加强用药监护，特别关注血小板基数值较低、肾功能不全、老年患者以及药物间相互作用，及时发现并进行干预，避免严重药品不良反应的发生。

参考文献

[1]Madias NE. Lactic acidosis[J]. Kidney Int，1986，29（3）：752-774.

[2]Umpierrez G，Tofé Povedano S，Pérez Manghi F，et al. Efficacy and safety of dulaglutide monotherapy versus metformin in type 2 diabetes in a randomized controlled trial（AWARD-3）[J]. Diabetes Care，2014，37（8）：2168-2176.

[3]Maruthur NM，Tseng E，Hutfless S，et al. Diabetes Medications as Monotherapy or Metformin-Based Combination Therapy for Type 2 Diabetes：A Systematic Review and Meta-analysis[J]. Ann Intern Med，2016，164（11）：740-751.

病例 34　糖尿病肾病血液透析患者反复胸腔积液的治疗

一、病例摘要

（一）基础信息
患者男性，65岁。

主诉：血糖升高8年，发现血清肌酐升高伴双下肢水肿1年，胸闷喘憋加重1天。

现病史：患者8年前查体发现血糖升高，此后每年查体空腹血糖均高于正常值，具体数值不详，但患者未饮食控制，也未进一步检查及接受药物治疗。6年前查体发现尿蛋白阳性，此后多次查体尿蛋白均为阳性，但患者未在意。1年前患者无明显诱因出现胸闷并伴双下肢水肿，于外院住院治疗。住院期间发现血压升高、血清肌酐达200μmol/L左右，诊断为糖尿病肾病。给予皮下注射胰岛素降糖、口服活性炭降肌酐及降压药物治疗。出院月余后出现尿量减少、双下肢水肿加重，并出现胸闷喘憋，夜间不能平卧。来我院住院治疗，查血清肌酐 428μmol/L，经利尿治疗后症状改善不明显，给予右侧股静脉置管后开始床旁血液透析滤过治疗，病情稳定后改为血液透析。住院期间为行长期血液透析治疗予左前臂动静脉造瘘术，出院后接受每周 3 次常规血液透析至今。3 个月前患者出现视物模糊，眼科诊断为"糖尿病视网膜病变"。患者于昨晚开始出现胸闷喘憋加重，夜间憋醒数次，不能平卧，再次来我院门诊并收入院进一步治疗。

既往史： 既往有慢性支气管炎病史 5 年。否认肝炎结核等传染病史，无外伤手术史。否认吸烟，机会饮酒。配偶及子女均体健。

（二）体格检查

体温 36.1℃，脉搏 70 次 / 分，呼吸 18 次 / 分，血压 170/67mmHg，体重 66.5kg，身高 170cm。老年男性，发育正常，神志清，精神可，自主体位，查体合作。全身皮肤、黏膜无出血点及黄染，浅表淋巴结未触及肿大。眼睑轻度水肿，巩膜无黄染，双侧瞳孔等大等圆，对光反射及调节反射正常存在。听力正常，耳鼻无异常。口唇无发绀，胸廓无畸形，双侧呼吸动度对称，双肺呼吸音粗，右下肺呼吸音低，叩诊呈浊音，左肺闻及少量湿啰音。心律齐，心音有力，各瓣膜听诊区未闻及病理性杂音。腹软，无压痛及反跳痛，无移动性浊音。左上肢动静脉造瘘处血管隆起，可触及震颤。双下肢轻度凹陷性水肿。神经系统查体未见异常。

（三）辅助检查

血：Cr 742μmol/L，BUN 18.75mmol/L，Glu 15.23mmol/L，Alb 32.9g/L，CO_2-CP 17.2mmol/L，K^+ 4.54μmol/L，Na^+ 136mmol/L，Cl^- 104mmol/L，Ca^{2+} 2.06mmol/L，P 2.28mmol/L，Mg 1.07mmol/L，pro-BNP > 35000pg/ml，Hb 95g/L；尿常规：Pro 3+；B 超：右侧胸腔积液，最深达 12cm。心电图：大致正常。

（四）入院诊断

1. 2 型糖尿病

   糖尿病肾病（Ⅴ期）；

   糖尿病视网膜病变。

2. 高血压病（3 级，极高危）。

3. 慢性支气管炎。

二、诊治过程

（一）诊断依据

1. 老年男性，既往 2 型糖尿病病史 8 年余。6 年前发现尿蛋白阳性，1 年前开始出现血肌酐水平升高伴双下肢水肿，病史支持糖尿病肾病诊断。

2．查体：双下肢轻度凹陷性水肿，右下肺呼吸音低。叩诊呈浊音。

3．实验室和辅助检查　血 Cr 742μmol/L，BUN 18.75mmol/L，pro-BNP＞35000pg/ml，Glu 15.23mmol/L，Alb 32.9g/L，CO_2-CP 17.2mmol/L，Hb 95g/L；尿常规：Pro3+；B 超：右侧大量胸腔积液。

（二）诊断思路

《糖尿病肾病防治专家共识（2014 年版）》指出糖尿病肾病诊断分病理诊断和临床诊断，其中肾脏病理被认为是金标准。而对糖尿病肾病的临床诊断既认可了美国肾脏基金会肾病预后质量倡议（NKF-K/DOQI）指南标准，也提出了中华医学会糖尿病学分会微血管并发症学组工作建议：

1．（NKF-K/DOQI）指南标准如下：

在大部分糖尿病患者中，出现以下任何一条者考虑其肾脏损伤是由糖尿病引起的：

（1）大量白蛋白尿。

（2）糖尿病视网膜病变伴微量白蛋白尿。

（3）在 10 年以上糖尿病病程中的Ⅰ型糖尿病中出现微量白蛋白尿。

2．中华医学会糖尿病学分会微血管并发症学组工作建议如下：

（1）大量白蛋白尿。

（2）糖尿病视网膜病变伴任何一期慢性肾脏病。

（3）在 10 年以上糖尿病病程中的Ⅰ型糖尿病中出现微量白蛋白尿。

1987 年 Mogenson 建议，根据糖尿病肾病的病理生理特点和演变过程，将 1 型糖尿病患者的糖尿病肾病分为 5 期，并认为 2 型糖尿病患者的糖尿病肾病可参考该分期：

Ⅰ期：急性肾小球高滤过期，肾小球入球小动脉扩张，肾小球内压增加，肾小球滤过率（GFR）升高，伴或不伴肾体积增大。

Ⅱ期：正常白蛋白尿期，尿微量白蛋白排泄率（UAE）正常（＜20μg/min 或＜30mg/24h）（如休息时），或呈间歇性微量白蛋白尿（如运动后、应激状态），病理检查可发现肾小球基底膜轻度增厚。

Ⅲ期：早期糖尿病肾病期（UAE 20～200μg/min 或＜30～300mg/24h），以持续性微量白蛋白尿为标志，病理检查肾小球基底膜（GBM）增厚及系膜进一步增宽。

Ⅳ期：临床（显性）糖尿病肾病期，进展性显性白蛋白尿，部分可进展为肾病综合征，病理检查肾小球病变加重，如肾小球硬化、灶性肾小管萎缩及间质纤维化。

Ⅴ期：肾衰竭期。肾小球硬化。

糖尿病肾病诊治思路：糖尿病肾病的治疗以控制血糖、控制血压、减少尿蛋白为主，还包括生活方式干预、纠正脂质代谢紊乱、治疗肾功能不全的并发症等。而对于糖尿病肾病V期患者肾脏替代治疗不可避免,包括肾移植、腹膜透析及血液透析,以接受血液透析患者为最多。

(三)鉴别诊断

本病应注意的鉴别诊断如下:

与原发性高血压肾损害鉴别:有较长期高血压病史,其后再出现肾损害,临床上远曲小管功能损伤,如尿浓缩功能减退、夜尿增多等,表现多较肾小球功能损伤早,同时尿蛋白排泄量相对较少,同时也常有高血压的其他靶器官并发症。

(四)治疗措施与方案

入院后接化验室危急值报告,血肌酐791μmol/L、尿素氮26.5mmol/L、血钾6.5mmol/L,立即给予床旁血液滤过治疗24小时,患者病情趋于稳定。之后根据患者病情特点给予降压、降糖、皮下注射促红素纠正贫血,同时给予每周3次床旁血液透析滤过,每次24小时,参数设置为透析液1500ml/h、置换量1500ml/h、超滤量180ml/h。2周后因患者仍时有胸闷憋喘,于床旁B超检查显示右侧胸腔积液较入院时减少不明显,液性暗区最深处达12cm。征得患者同意后给予胸腔穿刺引流,引流液为淡黄色透明液体,实验室检查显示为漏出液。当日引流出胸水约800ml,保留引流管,次日再次引流800ml后无胸水继续流出,床旁B超检查仅余少量胸腔积液,遂拔除引流管。胸腔积液引流后患者胸闷、憋喘症状已不明显,继续给予每周3次床旁血液透析滤过,患者病情平稳,胸闷、憋喘未加重,B超未见胸水增多。1周后过渡为每周床旁血液透析滤过1次,每次24小时,超滤量180ml/h;常规血液透析2次,每次4小时,超滤量为600ml/h。2周后改为血液透析3次,并嘱咐患者控制饮水量,监测干体重。2周后患者再次出现胸闷憋喘较前加重,查体双下肢水肿不明显,干体重无明显增加,但B超检查发现右侧胸腔液性暗区深度约10cm。遂再次予胸腔穿刺引流,间断放出胸水约1500ml左右,患者胸闷喘憋症状好转。短暂床旁血液透析滤过后,继续接受血液透析治疗,但改为每周4次,超滤量仍为600ml/h。观察2周后胸闷憋喘未加重、胸腔积液未增加,嘱其院外每周4次常规血液透析治疗。此后随诊,未发生胸闷憋喘加重,B超未见胸水大量增多。

(五)最终诊断

1. 2型糖尿病

   糖尿病肾病(V期);

   糖尿病视网膜病变。

2. 高血压病(3级,极高危)。

3. 慢性支气管炎。

三、经验分享

随着 2 型糖尿病患者的增多，长期维持性血液透析患者中糖尿病肾病占比逐年升高，尤其在老年患者中比例逐渐接近欧美发达国家。目前院外每周 3 次长期维持性血液透析是通常做法。但糖尿病肾病患者以大量尿蛋白为主，即使发展至肾功能不全阶段，尿蛋白的排泄量仍然较多，以致患者低蛋白血症较为明显。同时，因为毛细血管通透性增加，较易发生浆膜腔积液。本例患者即因大量胸腔积液致胸闷憋喘加重入院，经床旁血液透析滤过及胸腔穿刺引流后症状得以缓解。但改为一周 3 次血液透析后，在外周水肿及体重增加均不明显的情况下，短时间内再次形成大量胸腔积液，胸闷憋喘加重，这在老年糖尿病肾病患者中较为常见。临床观察显示，每小时超滤量超过 600ml 时透析患者的死亡率增加，所以通过增加单位时间超滤量来维持这部分患者的干体重风险较大，因此每周 3 次常规血液透析无法达到合适的超滤量。增加透析频度，改为每周 4 次使本例患者院外血液透析得以长期维持，是对这类患者一个有效的治疗方法。

参考文献

[1] 中华医学会糖尿病学分会微血管并发症学组 . 糖尿病肾病防治专家共识（2014 年版）[J]. 中华糖尿病杂志，2014，6（11）：792-801

[2]KDOQI. KDOQI Clinical Practice Guidelines and Clinical Practice Recommendations for Diabetes and Chronic Kidney Disease[J]. Am J Kidney Dis，2007，49（2 Suppl 2）：S12-154.

病例 35　低钠血症合并肾病综合征

一、病例摘要

（一）基础信息

患者男性，92 岁。

主诉：因"双下肢水肿 3 年，左手背红肿 1 天"于 2019 年 5 月 21 日入院。

现病史：患者 3 年前发现双下肢水肿，当时未予治疗。8 个月前因双下肢水肿较前加重，去医院就诊，给予补充白蛋白、营养神经、控制血压等治疗，效果欠佳。1 天前患者出现左手背明显红肿，伴疼痛、皮温高，无外伤，无破溃，双下肢仍有水肿。无发热寒颤，无胸闷、憋喘，无咳嗽、咳痰。为行进一步诊疗，收入我病房。患者自发病以来，饮食可，睡眠欠佳，大便干结，夜尿多，有尿不尽感，体重无明显变化。

既往史：发现肾病综合征 10 余年，前列腺增生病史 18 年，2017 年前曾于我院行前列腺电切治疗，效果差，目前未服用药物。高血压病史 10 余年，血压最高 185/100mmHg。冠心病病史 10 余年，目前未服药。

（二）体格检查

体温 36.2℃，脉搏 82 次 / 分，呼吸 18 次 / 分，血压 130/55mmHg。老年男性，神志清，精神可，发育正常，营养良好，自主体位，查体欠合作。全身皮肤、黏膜未见黄染，无肝掌、蜘蛛痣。全身浅表淋巴结未触及肿大。头颅外形无异常，视物模糊，眼睑无水肿，巩膜无黄染，双侧瞳孔等大等圆，直径约 0.4cm，对光及辐辏反射存在。耳郭外形无异常，外耳道无异常分泌物，听力减退。鼻翼无翕动，鼻中隔居中，口唇无紫绀，咽部无充血，扁桃体不大。颈静脉无怒张，颈动脉无异常搏动，颈软，气管居中，甲状腺未触及肿大。胸廓对称，双侧呼吸动度对称，触觉语颤均等，双肺叩清音，呼吸音粗，未闻及明显干、湿性啰音及胸膜摩擦音。心前区无隆起和异常搏动，未触及震颤，心脏相对浊音界无扩大，心率82次/分，节律规整，心音低钝，各瓣膜听诊区未闻及病理性杂音及心包摩擦音。腹平坦，未见胃肠型及蠕动波，触软，肝、脾肋下未触及，无压痛及反跳痛，Murphy征（−），肝、脾浊音界正常，移动性浊音（−），肠鸣音3～5次/分。脊柱呈正常生理弯曲，活动轻度受限，无杵状指（趾）。左手背红肿，皮温高，无破溃，双下肢轻度凹陷性水肿。神经系统检查无特殊。

（三）辅助检查

2017年12月7日颅脑磁共振：脑内少许缺血变性灶，脑萎缩，副鼻窦炎，双侧乳突炎，左枕部皮下脂肪瘤，颅脑SWI所示静脉血管未见明显异常，脑动脉硬化并右侧大脑中动脉狭窄，C_2～C_7椎间盘突出并$C_{4～5}$、$C_{5～6}$、$C_{6～7}$水平椎管狭窄，部分节段黄韧带肥厚，颈椎退行性改变。（山东大学齐鲁医院）

（四）入院诊断

1．水肿原因待查（以四肢为主）。

2．高血压（3级，极高危）。

3．冠状动脉粥样硬化性心脏病 心功能Ⅱ级（NYHA分级）。

4．脑萎缩。

5．脑动脉供血不足。

6．前列腺肥大。

7．颈椎间盘突出症并椎管狭窄。

二、诊治过程

患者入院后完善各项辅助检查，化验示：血白蛋白22.3g/L，钾3.03mmol/L，钠124mmol/L，氯88mmol/L，钙1.88mmol/L，前降钙素0.221ng/ml。肿瘤系列：非小细胞肺癌相关抗原3.96ng/ml，鳞状细胞癌相关抗原2.200ng/ml，胃泌素释放肽前体222.68pg/ml，24h尿总蛋白4.95g/L，尿白蛋白3067.36mg/L，糖化血红蛋白6.20%，平均血糖浓度7.48mmol/L。尿常规：红细胞21.90/μl，葡萄糖+−，尿潜血+−，酸碱度7.0，尿蛋白3+，血常规：白细胞10.60×10⁹/L，中性粒细胞比率78.30%，淋巴细胞比率12.50%，血红蛋白106g/L，血沉112mm/h。入院后查24h尿量1.30L，24h尿钾23.71mmol/L，钠75mmol/L，氯55mmol/L，尿渗透压251.00mOsm/kg，血清渗透压295.00mOsm/Kg，促肾上腺皮质激素（8am）57.64pg/ml，皮质醇（8am）11.94μg/dl。甲状腺功能未见明显异常。肾内科会诊意见为：肾病综合征，患者高龄，以对症处理为宜。皮肤科会诊：不排除皮肤软组织感染。建议抗生素应用7～10天，加用莫匹罗星软膏（百多邦）、多磺酸粘多糖乳膏（喜辽）妥外用。患者存在低钠血症、低钾血症、低蛋白血症、血象及 PCT 等感染指标升高，给予补充钠、钾、蛋白以及抗感染等治疗。患者肿瘤标志物升高，行胸腹盆 CT 检查，CT 示左肺上叶见分叶状结节，大小约 3.6cm×1.8cm，周围见毛刺，建议进一步检查除外肿瘤。

2018 年 7 月 18 日胸部 CT，见病例 35 图 1。

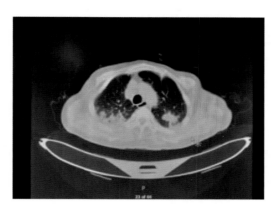

病例 35 图 1　2018 年 7 月 18 日胸部 CT

注：左肺上叶结节，双肺间质性肺炎；双肺纤维结节及钙化灶；双侧胸膜增厚；纵隔淋巴结肿大。

（一）诊断依据

1. 老年男性，急性起病。

2. 既往肾病综合征、高血压、冠心病病史。

3. 主要表现为双下肢水肿，左手背明显红肿。

4. 查体　视物模糊，听力减退，左手背红肿，皮温高，无破溃，双下肢轻度凹陷性水肿。其他无明显异常。

5. 实验室和辅助检查　血白蛋白 22.3g/L，钾 3.03mmol/L，钠 124mmol/L，氯 88mmol/L，钙 1.88mmol/L，前降钙素 0.221ng/ml。肿瘤系列：非小细胞肺癌相关抗原 3.96ng/ml，鳞状细胞癌相关抗原 2.200ng/ml，胃泌素释放肽前体 222.68pg/ml，24 小时尿总蛋白 4.95g/L，尿白蛋白 3067.36mg/L，糖化血红蛋白 6.20%，平均血糖浓度 7.48mmol/L。尿常规：红细胞 21.90/μl，葡萄糖 +-，尿潜血 +-，酸碱度 7.0，尿蛋白 3+。血常规：白细胞 10.60×10^9/L，中性粒细胞比率 78.30%，淋巴细胞比率 12.50%，血红蛋白 106g/L，血沉 112mm/h。入院后查 24h 尿量 1.30L，24h 尿钾 23.71mmol/L，钠 75mmol/L，氯 55mmol/L，尿渗透压 251.00mOsm/kg，血清渗透压 295.00mOsm/kg，促肾上腺皮质激素（8am）57.64pg/ml，皮质醇（8am）11.94μg/dl。甲状腺功能未见明显异常。患者 CT 示左肺上叶见分叶状结节，大小约 3.6cm×1.8cm，周围见毛刺，建议进一步检查除外肿瘤。

（二）诊断思路

1. 低钠血症临床诊治思路：

第一步：看血浆渗透压。血浆渗透压正常见于假性低钠血症，常见的疾病如多发性骨髓瘤导致的高球蛋白血症，严重高三酰甘油血症等；增高则提示血中含有高渗性物质如高血糖等。而降低是最常见的变化，且一旦确认后需走下一步。

第二步：进行容量评估。查体时明确血压的高低，观察皮肤弹性及外周水肿情况，检测 HCT 和 BUN/Cr 水平。部分患者的判断难度较大，可结合病史并对上述指标进行动态观察，或进一步查中心静脉压。

第三步：看尿钠水平。与容量结合后判断，目前常用的截断值设在 30mmol/L，部分文献对此亦有轻微出入。

第四步：看尿渗透压。以 100mOsm/（kg·H$_2$O）为界，降低见于原发性烦渴、盐摄入不足、嗜酒等，增高见于抗利尿激素分泌不适当综合征（SIADH）、急性肾前性肾衰竭、脑耗盐综合征、肝硬化等大部分病。

2. 患者抗利尿激素异常分泌综合症（SIADH）相关临床表现

（1）血清钠降低＜ 130mmlol/L。

（2）尿钠＞ 30mmoL/L。

（3）血浆渗透压降低＜ 270mmol/L。

（4）影像学提示存在肺部炎症，以及恶性肿瘤可能性，肿瘤指标升高。

（5）甲状腺功能、肾功能、肾上腺皮质功能正常。

3. 肾病综合相关临床表现

（1）长期出现四肢水肿。

（2）24h 尿总蛋白 4.95g/L，尿白蛋白 3067.36mg/L。

（3）血白蛋白 22.3g/L。

（三）鉴别诊断

本病应注意的鉴别诊断如下：

1. 假性低钠血症　可见于高脂血症、多发性骨髓瘤、干燥综合征、巨球蛋白血症或部分糖尿病患者存在高血糖、高三酰甘油血症或口服降糖治疗时。

2. "真性"低钠血症的病因除了 SIADH 外，还存在下列原因。

（1）肾失钠所致低钠血症特别是肾上腺皮质功能减退症、失盐性肾病、醛固酮减少症、Fanconi 综合征、利尿药治疗等均可导致肾小管重吸收钠减少，尿钠排泄增多而致低钠血症。常有原发疾病及失水表现，血尿素氮常升高。而 SIADH 患者血容量常正常或增高，血尿素氮常降低。对可疑病例，可做诊断性治疗，将每日水摄入量限制为 0.6 ~ 0.8L，如在 2 ~ 3 天体重下降 2 ~ 3kg，低钠血症与低渗血症被纠正，尿钠排出明显降低，对 SIADH 有诊断意义。如体重减轻而低钠血症未被纠正，尿钠排出仍多，则符合由于肾失钠所致低钠血症。

（2）胃肠消化液丧失如腹泻、呕吐及胃肠、胆道、胰腺造瘘或胃肠减压等都可失去大量消化液而致低钠血症，常有原发疾病史，且尿钠常低于 30mmol/L。

（3）甲状腺功能减退症有时也可出现低钠血症，可能由于 AVP 释放过多或由于肾不能排出稀释尿所致。但甲状腺功能减退症严重者伴有黏液性水肿等表现，结合甲状腺功能检查不难诊断。

（4）顽固性心力衰竭、晚期肝硬化伴腹水或肾病综合征等可出现稀释性低钠血症，但这些患者各有相应原发病的特征，且常伴明显水肿、腹水，尿钠常降低。

（5）精神性烦渴由于饮水过多，也可引起低钠血症与血浆渗透压降低，但尿渗透压明显降低，易与 SIADH 鉴别。

（6）脑性盐耗综合征（cerebral salt wasting syndrome，CSWS），本症是在颅内疾病的过程中肾不能保存钠而导致进行性尿钠自尿中大量流失，并带走过多的水分，从而导致低钠血症和细胞外液容量的下降。CSWS 的主要临床表现为低钠血症、尿钠增高和低血容量；而 SIADH 是正常血容量或血容量轻度增加，这是与 CSWS 的主要区别。此外，CSWS 对钠和血容量的补充有效，而限水治疗无效，反而使病情恶化。

（四）治疗措施与方案

1. 纠正低钠血症，治疗分为紧急纠正低钠血症和慢性低钠血症的纠正两阶段。血钠 < 120mmol/L 并伴有中枢神经系统症状应立即治疗，可在 6 小时内输入 3% ~ 5% 的氯化钠溶液，但应注意补钠速度，24 小时内上升速度 < 10mmol/L，以免发生脱髓鞘病变；对慢性症状性低钠血症患者来说，过快纠正慢性低钠血症也容易增加脱髓鞘病变的风险，理论上在前 24h 内血钠上升的速度不应超过 8mmol/L。

（1）对于高容量性低钠血症，要限制入水，通过水的负平衡使血钠浓度上升，并输注高渗盐水（如 3%），按照缺钠量根据以下公式计算：净失钠量（mmol）＝血钠浓度的改变（mmol/L）× 总体水量（kg）（估计的总体水量女性为 0.5× 体重，男性为 0.6× 体重），可根据情况按照先补缺钠量的 1/3。

（2）对正常容量性低钠血症，主要以限水、利尿为主，必要时可输注高渗盐水。每日饮水量控制在 500 ~ 1000ml/d 可能是长期、主要的治疗措施。同时可以适当使用襻利尿药，增加自由水的清除。注意及时补充钠盐和钾盐，防止利尿带来的电解质紊乱。

（3）对低容量性低钠血症，可应用等渗盐水补充血容量，有容量明显不足的患者可以适当补充白蛋白、血浆等胶体物质提高胶体渗透压。

（4）对无症状、非容量消耗的低钠血症患者，主要治疗限制水摄入量，每日水摄入量应控制在 1000ml 以下，通过水的负平衡使血钠浓度上升。

2. 病因治疗及早治疗原发病。恶性肿瘤所致的 SIADH 患者，经手术切除、放射治疗或化学治疗后，SIADH 可减轻或消失。患者影像学高度提示肺部可疑恶性肿瘤，但是考虑到患者高龄，肺部穿刺活检难配合，病理类型尚难以确定，且心肺功能差，目前不宜行外科手术治疗。另外，肾病综合征的病因诊断也需患者配合行肾穿刺活检，患者目前难以配合实现。向家属讲明病情，目前以保守治疗为主。

3. 根据钠水分布情况，有效管理血容量。患者四肢水肿，酌情给予速尿进行利尿治疗，避免因输入高渗盐水而引发细胞外液增多；给予补充白蛋白、控制血压、补钾及抗感染等其他对症支持治疗，注意维持电解质平衡。

4. 给予精氨酸加压素（AVP）受体拮抗剂，此类药物能够选择性增加游离水排泄而没有明显的电解质丢失，降低尿渗透压从而提高血 Na 浓度。口服的制剂，如托伐普坦是选择性 V_2 受体拮抗剂；而静脉制剂如考尼伐坦可同时阻断 V_2 和 V_{1a} 受体。患者低钠血症较为顽固，入院后虽进行口服及静脉补钠治疗，但是效果并不理想。应用托伐普坦后，血钠水平逐渐恢复至正常。

（五）最终诊断

1. 抗利尿激素分泌不适当综合征（SIADH）。

2. 肾病综合征。

3. 肺结节 肺肿瘤？

4. 肺部感染。

5. 高血压（3 级，很高危）。

6. 冠状动脉粥样硬化性心脏病 心功能 Ⅱ 级（NYHA 分级）。

7. 脑萎缩。

8. 脑动脉供血不足。

9. 前列腺肥大。

10. 颈椎间盘突出症并椎管狭窄。

三、经验分享

此患者以四肢水肿为首发症状，既往肾病综合征病史，大量蛋白从肾脏流失是一个重要因素。但是由于患者高龄，合并冠心病、高血压等心血管基础疾病。应注意评估患者心功能、肝肾功能以及上下肢动静脉血管的情况，与心源性水肿、肝源性水肿、肾源性水肿、特发性水肿相鉴别。

患者血钠水平明显降低，口服补钠效果差，血钠最低降至 118mmol/L，低钠血症诊断明确。患者无高血糖及严重的高脂血症等，首先排除了假性低钠血症的可能。患者无呕吐，腹泻，血钾水平正常，基本排除摄入不足和丢失过多所致的低钠血症。另外，内分泌疾病也可导致低钠血症，此患者腺垂体功能、甲状腺功能正常，基本可除外。

接下来就要根据钠与水之间的关系进行分析。首先，患者有肾病综合征病史，目前大量蛋白尿，血白蛋白降低，血浆胶体渗透压降低，可导致细胞外液增加，四肢明显水肿，但其有效循环血容量也可降低。所以临床医生一旦发现患者有水肿情况，不能只考虑其存在血容量增多稀释性低钠的情况而一味加大利尿剂剂量，很可能会使病情进一步恶化，甚至出现低血压休克。但是，根据临床观察，肾病综合征患者血容量并不一定都减少，大多数患者血容量正常甚至增多，可能由于血管内渗透压下降，血管内容量下降激活 RAAS 系统、交感神经、血管加压素系统共同作用，导致肾小管重吸收增加，水钠潴留，形成水肿。提示肾病综合症的血钠异常可能与肾脏调节钠平衡障碍有关，不能仅以一个机制来解释；其次，等容量低钠血症最常见于抗利尿激素不适当分泌综合征。因抗利尿激素分泌过多，血钠稀释性下降的同时尿钠异常升高，血浆渗透压低于尿渗透压，此种情况以肺部肿瘤最为多见。此患者肺部 CT 高度提示肺恶性肿瘤可能性，不能排除 SIADH 因素所致的低钠血症。

综上所述，此患者高龄，多病共存，多个因素共同导致了低钠血症的发生，多个机制共同引发机体钠与水之间的失衡，较为复杂，这在老年患者身上极为常见，尤其当患者病情严重，合并肾功能不全、肝功能不全、重度充血性心衰，纠正低钠时输注液体往往加重容量负荷，因此在诊治这类患者时要注意平衡各个因素，如遇到与诊断标准不符的地方，可能要以多个机制来解释，这也是老年患者合并症诊治的难点所在。

参考文献

[1]Rosemary Dineen，Christopher J Thompson，Mark Sherlock. Hyponatraemia – presentations and management[J]. Clin Med（Lond），2017 Jun，17（3）：263-269.

[2]Richard H. Sterns. Treatment of Severe Hyponatremia[J]. Clin J Am Soc Nephrol，2018，13（4）：641-649.

[3]Shinichi Nishi，Yoshifumi Ubara，Yasunori Utsunomiya，et al. Evidence-based clinical practice guidelines for nephrotic syndrome 2014[J]. Clin Exp Nephro，2016，20：342-370.

[4]Wang CS，Greenbaum LA. Nephrotic Syndrome[J]. Pediatr Clin North Am，2019，66（1）：73-85.

病例 36　肾功能不全－高钙血症－贫血

一、病例摘要

（一）基础信息

患者男性，83 岁。

主诉： 因"血糖升高 1 年，上腹胀 1 个月，左手肿胀麻木 2 周"于 2019 年 10 月 12 日入院。

现病史： 患者 1 年前查体发现血糖升高，空腹血糖 8mmol/L，无口渴、多尿、多饮、多食，无体重下降，无视物模糊、手足麻木，曾服用阿卡波糖降糖，后停用降糖药物，行饮食控制，空腹血糖控制在 8mmol/L 左右。3 个月前查体血常规及肝肾功正常，尿蛋白阳性，给予中药汤剂治疗，具体成分不详。1 个月前无明显诱因觉上腹胀，伴间断恶心、呕吐，进食后明显，共呕吐 3 次，为胃内容物，呕吐后腹胀好转。无发热、胸闷，无腹痛、腹泻，停服中药。2 周前出现左手肿胀麻木，伴握拳轻度受限，于外院化验示肌酐 246μmol/L、谷丙转氨酶 161U/L（未见化验报告）。患者为进一步诊治，门诊以"2 型糖尿病 糖尿病周围神经病变？肾功能异常；肝功能异常"入院。患者自发病以来，饮食睡眠可，大小便正常，近半年体重减轻 6kg。

既往史： 高血压病史 20 年，血压最高可达 200/100mmHg，平日无头痛、头晕等不适，规律口服络活喜、倍他乐克缓释片降压，血压控制 130 ～ 150/70 ～ 80mmHg。6 年前行腹股沟疝修补术，否认肝炎、结核等传染病病史及其密切接触史。否认其他手术史、重大外伤史及输血史，否认食物及其他药物过敏史，预防接种随当地。

个人史： 生于原籍。否认外地久居及疫区居住史，否认工业毒物及放射性物质接触史，平时服用多种保健品，经常喝牛初乳及牛奶等乳制品，爱好单杠等体育锻炼，无吸烟酗酒等不良嗜好。

家族史： 父亲因患胃癌去世，否认其他家族性遗传病史。

（二）体格检查

体温 36.3℃，脉搏 88 次 / 分，呼吸 18 次 / 分，血压 151/68mmHg，BMI 21.3kg/m²。老年男性，神志清，精神好，发育正常，营养中等，自主体位，查体合作。左腕部可扪及一花生米大小包块，质硬、活动差，有触痛。全身皮肤黏膜未见黄染、出血点，无肝掌、蜘蛛痣。全身浅表淋巴结未触及肿大。睑结膜略苍白。颈软，气管居中，甲状腺未触及肿大，颈静脉无怒张。胸廓无畸形，双侧对称，双肺叩清音，呼吸音粗，未闻及干湿性啰音。心前区无隆起和异常搏动，未触及震颤，心脏相对浊音界无扩大，心率88次/分，节律规整，心音正常，各瓣膜听诊区未闻病理性杂音及心包摩擦音。腹平坦，触软，肝、脾肋下未触及，全腹无压痛及反跳痛，未触及包块，肝、肾、脾区无叩痛，肝、脾浊音界正常，移动性浊音（-），肠鸣音无异常。脊柱呈正常生理弯曲，活动自如，无杵状指（趾）。双手轻度肿胀，握拳轻度受限。双下肢轻度凹陷性水种。四肢肌力及肌张力正常，双侧跟、膝腱反射正常，Babinski 征（-），脑膜刺激征（-）。

（三）辅助检查

暂缺。

（四）入院诊断

1. 2 型糖尿病 糖尿病周围神经病变？
2. 肾功能不全。
3. 肝功能异常。

二、诊治过程

患者入院后完善相关辅助检查，血常规：白细胞 13.30×10^9/L ↑、中性粒细胞比率 69.40%、中性粒细胞计数 9.23×10^9/L ↑、红细胞 2.53×10^{12}/L ↓、血红蛋白 75.0g/L ↓、血小板计数 280×10^9/L；外周血异常白细胞形态检查：白细胞形态大致正常；肝功能：谷丙转氨酶 59U/L ↑、γ- 谷丙酰基转肽酶 557U/L ↑、碱性磷酸酶 393U/L ↑、直接胆红素 7.0μmol/L、前白蛋白 14.1mg/dl ↓、总蛋白 52.3g/L ↓、白蛋白 31.4g/L ↓；血脂：低密度脂蛋白胆固醇 2.04mmol/L、三酰甘油 1.40mmol/L；葡萄糖 5.37mmol/L，糖化血红蛋白 5.8%，C 肽空腹 2.35mmol/L；肾功能：尿素氮 18.70mmol/L ↑、肌酐 221μmol/L ↑；血生化：钾 3.86mmol/L、钠 145mmol/L、氯 109mmol/L、钙 3.24mmol/L ↑；骨标志物系列：甲状旁腺素 5.74pg/L ↓、维生素 D 46.69ng/ml、N- 端骨钙素 46.22ng/ml、β- 胶原降解产物 2.57ng/ml、总 Ⅰ 型胶原氨基端延长肽 146.40ng/ml ↑；降钙素 4.34pg/ml；N 端脑钠肽前体 751.10pg/ml；D- 二聚体 0.80μg/ml ↑；肿瘤系列：神经元特异性烯醇化酶 36.70ng/ml ↑、余肿瘤指标正常；超敏 CRP 19.00mg/L ↑；戊型肝炎抗体（IgG）测定弱阳性（±）、余肝炎抗体阴性；自免肝系列正常；免疫球蛋白 G 5.45g/l ↓、免疫球蛋白 A < 0.24g/L ↓、免疫球蛋白 M < 0.175g/L ↓、β_2 微球蛋白 8.90ng/L ↑、C3、C4、IgE 正常。甲状腺功能、风湿系列、ANCA 正常；抗结核抗体阴性（-）；血管紧张素 73.95pg/ml；促红细胞生长素 19.12mIU/ml。尿常规：尿蛋白 1+；尿总蛋白

0.93g/L、尿白蛋白 43.90mg/L、尿白蛋白肌酐比值 0.10gAlb/gCr；24 小时尿钙 5.50mol/L、磷 16.90mol/L（尿量 2850ml）。大便常规正常、大便潜血阴性。动态心电图：偶发房性早搏，有时成对，有时呈二联律，短阵房性心动过速，偶发室性早搏。眼底照相未见异常。运动传导速度：双侧运动神经传导减慢。上肢肌电图：双正中神经损伤（运动感觉均受累），双尺神经损伤（感觉神经受累），双上肢所检肌肉呈神经源性损害（双拇短展肌、右小指展肌可见自发电位）。左上肢动静脉超声：未见明显异常。双下肢动静脉超声：双下肢动脉硬化并斑块形成。腹部超声：胆囊泥沙样结石并胆囊炎，胆总管扩张，提示胆总管内多发偏强回声；双肾实质回声增强；双肾囊肿。胸腹盆 CT：左肺下叶磨玻璃结节，考虑小肺癌可能；右肺上肺少许细支气管炎；双肺纤维灶，胸膜局部增厚；冠状动脉钙化；胆囊结石并胆囊炎；双肾囊肿可能；前列腺增生并钙化灶。甲状旁腺超声：双侧甲状旁腺超声未见明显异常。全身骨 ECT：双侧股骨近端骨代谢异常，股骨头缺血坏死不除外；提示多发骨关节病变；全身其他骨骼未见明显异常。骨盆正位 X 线片：双髋关节间隙可，关节面光滑。左腕部超声：左手背皮下水肿，左腕部分肌腱腱鞘炎，左腕关节滑膜炎并积液。PET-CT：双肺散在纤维灶，左肺下叶斜裂胸膜下磨玻璃结节轻微摄取 FDG，低代谢型恶性病变不能排除；建议结肠镜排除乙状结肠恶性病变的可能；食管憩室？双肾囊肿；左侧额部脑膜瘤？提示双侧两侧股骨头 / 颈部良性病变；多胸腰椎间盘变性，许莫氏结节；鼻窦炎；前列腺增生。患者高钙血症，PTH 水平降低，排除原发性甲状旁腺功能亢进症可能，根据相关辅助检查，考虑恶性肿瘤导致可能性大，患者同时存在左肺占位、乙状结肠占位，需取病理进一步明确诊断，患者及家属考虑患者高龄，拒绝行 CT 引导下肺占位穿刺术及电子肠镜检查。行生活方式干预，停用所有保健品及中药，避免进食含钙丰富食物及乳制品，给予患者补充生理盐水、鲑鱼降钙素等治疗。患者肝功能异常考虑胆石症并胆囊炎，给予保肝、利胆等治疗，肝功明显好转。患者存在贫血、高钙血症、肾功能不全、体重下降等临床表现，虽然骨 ECT 及 PET-CT 未见溶骨性破坏，外周血异常白细胞形态检查未见明显异常，胸腹盆 CT 及 PET-CT 提示肺及乙状结肠提示恶性肿瘤存在可能，仍考虑多发性骨髓瘤可能。进一步行相关检查，血轻链：免疫球蛋白 κ 轻链 1.90g/L、免疫球蛋白 λ 轻链 0.48g/L ↓、轻链 κ / λ 值 3.96g/L ↑。尿轻链：轻链 κ / λ 值（尿）188.89 ↑、尿免疫球蛋白 κ 轻链 1020mg/L ↑、尿免疫球蛋白 λ 轻链 5.4mg/L。免疫固定电泳：κ 阳性、λ 阴性、M 蛋白 11.61g/L ↑、M 蛋白 1% 3.20% ↑。考虑多发性骨髓瘤诊断。请血液科会诊，行骨髓细胞学：浆细胞系，分化差的、形态呈瘤状改变的浆细胞占 16%。形态学支持：多发性骨髓瘤。骨髓活检：HE 及 PAS 染色示送检骨髓增生较活跃（60% ~ 70%），异常浆细胞明显增多，散在或灶性分布；粒红两系各阶段细胞可见，均以中幼及以下阶段细胞为主，巨核细胞不少，分叶核为主。网状纤维染色（MF-1 级）。FISH 检测报告（MM 探针系列）：

IGH2 融合，异常个数 30，异常 % 为 15%（正常值 3%）。血清固定电泳：免疫固定电泳－血 κ、λ 在 α_2 区可见一条单克隆轻链 κ 成分。

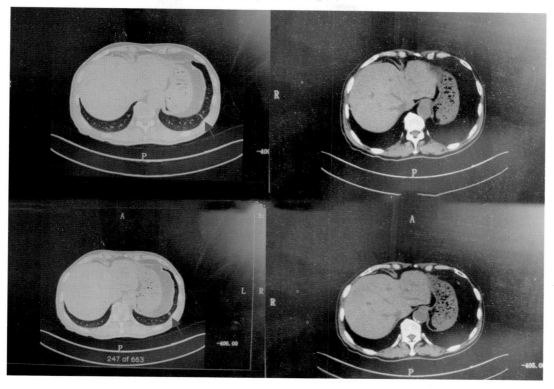

病例 36 图 1　2019 年 10 月 14 日胸部 CT

注：示左肺下叶背段胸膜下见直径约 1cm 磨玻璃结节，形态不规则，内见空泡，周缘见毛刺征，斜裂胸膜牵拉增厚。

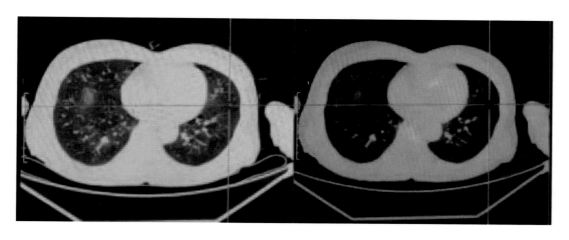

病例 36 图 2　2019 年 10 月 29 日 PET-CT

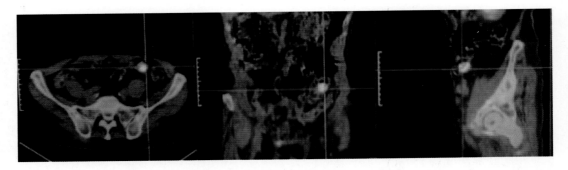

病例 36 图 2　2019 年 10 月 29 日 PET-CT（续）

　　注：示左肺下叶斜裂胸膜下见一轻微摄取 FDG 的磨玻璃结节影，肺窗径线约 1.1cm，可见胸膜牵拉征。乙状结肠上段范围约 2.3cm×1.9cm 局限性增厚并高度摄取 FDG，SUVmax 11.2，SUVmean 6.5。

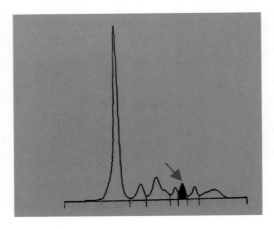

病例 36 图 3　2019 年 11 月 15 日免疫固定电泳

　　注：示 κ 阳性、λ 阴性、M 蛋 1 1.61g/l、M 蛋白 1% 3.20%。

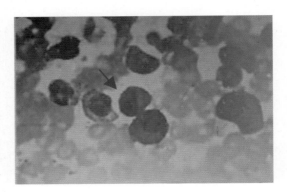

病例 36 图 4　2019 年 11 月 20 日骨髓细胞形态学检查

　　注：示形态学支持多发性骨髓瘤。

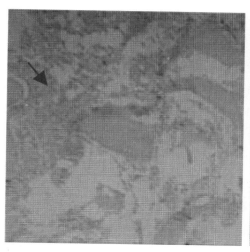 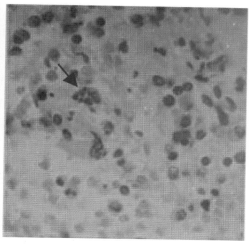

病例 36 图 5　2019 年 11 月 22 日骨髓活检

注：示 HE 及 PAS 染色示送检骨髓增生较活跃（60%～70%），异常浆细胞明显增多，散在或灶性分布。

（一）诊断依据

1. 老年男性，多病共存，病情复杂。

2. 既往 2 型糖尿病、高血压病史。平时服用多种保健品，经常喝牛初乳及牛奶等乳制品，爱好体育锻炼。近期曾服用中药汤剂。

3. 主要表现为上腹胀，伴间断恶心、呕吐，进食后明显；左手肿胀麻木，伴握拳轻度受限。

4. 查体　见左腕部可及一花生米大小包块，质硬、活动差，有触痛。睑结膜苍白。双手轻度肿胀，握拳轻度受限。双下肢轻度凹陷性水肿。其他无明确异常。

5. 实验室和辅助检查　血红蛋白 75.0g/L；肝功能：谷丙转氨酶 59U/L、r- 谷丙酰基转肽酶 557U/L、碱性磷酸酶 393U/L、白蛋白 31.4g/L；肾功能：尿素氮 18.70mmol/L、肌酐 221μmol/L；钙 3.24mmol/L；甲状旁腺素 5.74pg/L、维生素 D 46.69ng/ml；神经元特异性烯醇化酶 36.70ng/ml。运动传导速度：双侧运动神经传导减慢。上肢肌电图：双正中神经损伤（运动感觉均受累），双尺神经损伤（感觉神经受累），双上肢所检肌肉呈神经源性损害（双拇短展肌、右小指展肌可见自发电位）。双下肢动静脉超声：双下肢动脉硬化并斑块形成。腹部超声：胆囊泥沙样结石并胆囊炎，胆总管扩张，提示胆总管内多发偏强回声，双肾实质回声增强，双肾囊肿。胸腹盆 CT：左肺下叶磨玻璃结节，考虑小肺癌可能。左腕部超声：左手背皮下水肿，左腕部分肌腱腱鞘炎，左腕关节滑膜炎并积液。PET-CT：左肺下叶斜裂胸膜下磨玻璃结节轻微摄取 FDG，低代谢型恶性病变不能排除；建议结肠镜排除乙状结肠恶性病变的可能。尿轻链：轻链 κ/λ 值（尿）

188.89↑、尿免疫球蛋白κ轻链1020mg/L↑、尿免疫球蛋白λ轻链5.4mg/L。免疫固定电泳：κ阳性、λ阴性、M蛋白1 1.61g/l↑、M蛋白1% 3.20%↑。骨髓细胞学：浆细胞系，分化差的、形态呈瘤状改变的浆细胞占16%。形态学支持：多发性骨髓瘤。骨髓活检：HE及PAS染色示送检骨髓增生较活跃（60%~70%），异常浆细胞明显增多，散在或灶性分布。FISH检测报告（MM探针系列）：IGH 2融合，异常个数30，异常%为15%（正常值3%）。血清固定电泳：免疫固定电泳-血κ、λ在α2区可见一条单克隆轻链κ成分。

（二）诊断思路

1. 患者以肝肾功能不全入院，曾服用多种保健品及中药汤剂，考虑药物性肝、肾损害可能，经检查及对治疗的反应，最终确定肝功能异常原因为胆石症并胆囊炎所致。

2. 高钙血症诊断思路　患者多次查血钙＞2.75mmol/L，高钙血症诊断明确，高钙血症的诊断思路如病例36图6所示。

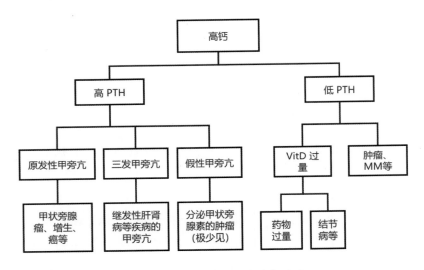

病例36图6　高钙血症的诊断思路

3. 确诊多发性骨髓瘤　通常基于下列一种或多种临床表现而疑诊多发性骨髓瘤：①骨痛伴常规骨骼X线检查或其他影像学检查中发现的溶骨性病变；②血清总蛋白浓度升高和（或）尿液或血清中存在单克隆蛋白；③提示恶性肿瘤的全身性体征或症状，例如不明原因的贫血；④有症状的或偶然发现的高钙血症；⑤急性肾衰竭伴尿液分析无明显异常，或在极少数情况下存在因合并免疫球蛋白轻链型淀粉样变性导致的肾病综合征。

根据患者相关临床表现，完善血尿轻链、血免疫固定电泳、骨髓细胞形态学、骨髓活检等检查后明确多发性骨髓瘤诊断。

诊断 MM 要求满足以下标准：克隆性骨髓浆细胞 ≥ 10% 或活检证实骨 / 软组织浆细胞瘤 – 克隆性应通过证实 κ / λ 轻链限制性来确定，方法包括流式细胞计、免疫组化或免疫荧光检测。

上述标准＋下列条件之一：存在相关的器官或组织损害 – 终末器官损伤的提示性表现包括：血浆钙水平升高、肾功能不全、贫血和骨损害。这些因素的变化必须被认为与基础浆细胞增殖性疾病相关，才能被算作诊断标准。

（三）鉴别诊断

本病应与引起高钙血症的其他疾病鉴别：

1. 甲状旁腺功能亢进症　原发性甲状旁腺功能亢进症中的高钙血症是由于甲状旁腺激素（parathyroid hormone，PTH）介导的破骨细胞激活，导致骨质吸收增加。此外，肠道钙吸收增加。PTH 升高或正常高值提示原发性甲状旁腺功能亢进症。存在高钙血症的情况下，甲状旁腺激素（PTH）浓度低于 20pg/ml 通常并不符合原发性甲状旁腺功能亢进症。与继发性和三发性甲状旁腺功能亢进症的鉴别：重度慢性肾脏病伴继发性甲状旁腺功能亢进的患者，通常有甲状旁腺增生且血清钙浓度明显降低或处于正常低值。但随着病程延长，部分患者可能发生高钙血症。在某些晚期和长期肾衰竭患者中，甲状旁腺增生可能逐渐进展为自主过度生成 PTH，血清钙浓度升高也无法抑制。这类患者血清 PTH 浓度升高可导致高钙血症，这称为三发性甲状旁腺功能亢进症。该患者高血钙、肾功能不全，但 PTH 水平降低，可排除甲状旁腺功能亢进症。

2. 维生素 D 中毒　患者曾服用多种保健品，爱好体育锻炼，晒太阳较多，但化验示维生素 D 水平 46.69ng/ml，未见明显升高，维生素 D 中毒的可能性不大。

3. 乳碱综合征　在无肾衰竭的情况下，高钙血症可由摄入大量牛奶或碳酸钙（更为常见）诱发，导致高钙血症、代谢性碱中毒及肾功能不全（乳碱综合征）。乳碱综合征通常发生在过度补充碳酸钙治疗骨质疏松或消化不良的情况下。患者进食乳制品较多，服用多种保健品，存在高钙血症、肾功能不全，但无代谢性碱中毒情况。

4. 内分泌疾病　甲亢、嗜铬细胞瘤、肢端肥大症等可引起高钙血症，无相关证据。

5. 肉芽肿性疾病　如结节病可引起高钙血症，患者左腕部可及一花生米大小包块，CT 示左肺下叶结节，超声示左腕部分肌腱腱鞘炎，且患者无其他系统受累的证据，不支持相关诊断。

（四）治疗措施与方案

患者肝功能异常考虑胆石症并胆囊炎，给予保肝、利胆等治疗，复查肝功恢复正常。患者左腕腱鞘炎，嘱局部制动，外用消肿止痛药物。患者高钙血症，避免可能加重高钙的因素，停用所有保健品及中药，避免进食含钙丰富食物及乳制品，给予补充生理盐水、鲑鱼降钙素等治疗。患者多发性骨髓瘤诊断明确后，转血液科排除化疗禁忌后给予

VCD 方案（硼替佐米、环磷酰胺、地塞米松）化疗，同时行降钙、保肾等治疗。化疗 2 周期后复查血红蛋白 82g/L、谷丙转氨酶 9U/L、r-谷丙酰基转肽酶 20U/L、碱性磷酸酶 79U/L、白蛋白 34.6g/L；肌酐 315μmol/L；钙 2.82mol/L。患者出现咳嗽咳痰，查血常规：白细胞 13.45×10^9/L、中性粒细胞 11.29×10^9/L、中性粒细胞比例 83.90%。胸腹部 CT：双肺炎症，双肺纤维灶，双侧胸腔积液并邻近肺组织膨胀不全，心腔密度减低，胆囊炎、双肾囊肿可能，腹膜略厚，前列腺增生并钙化灶，双侧肱骨头、股骨颈、右侧髋臼低密度影。给予抗感染等治疗，患者出现昏迷，呼之无应答。查体：双下肺可闻及广泛湿性啰音。血气分析：pH 6.97、二氧化碳分压 135.0mmHg，乳酸 1.90mmol/L，提示Ⅱ型呼吸衰竭，患者家属拒绝气管插管等一切有创抢救措施，给予无创呼吸机辅助通气。复查肾功：尿素氮 38.19mmol/L、肌酐 482μmol/L、N 端脑钠肽前体 13 344.00pg/ml、前降钙素 0.933ng/ml。患者病情危重，多发性骨髓瘤出现重症感染、呼吸衰竭、心肾衰竭，给予抗感染、保肾、纠正心功能、维持水电解质及酸碱平衡、营养支持等治疗，治疗效果差，病情进一步恶化，最终因多脏器功能衰竭死亡。

（五）最终诊断

1. 多发性骨髓瘤。

2. 2 型糖尿病。

3. 下肢动脉病变。

4. 胆石症并胆囊炎。

5. 右肺支气管炎。

6. 左肺下叶结节性质待查。

7. 乙状结肠占位性质待查。

8. 左腕腱鞘炎。

9. 周围神经病。

三、经验分享

回顾本例的诊治过程，诊断思路要开阔，要善于发现诊断的线索，本病以肝肾功能异常为首发表现，但通过仔细分析该病例，高钙血症则成为寻求诊断的重要线索。在高钙血症的所有病因中，原发性甲状旁腺功能亢进症和恶性肿瘤最常见，占 90% 以上。分析高钙血症病因时主要按以下思路分析：一旦确认高钙血症，我们检测血清 PTH。PTH 升高或处于正常中－上水平通常提示原发性甲状旁腺功能亢进。当血清 PTH 浓度处于正常低限或偏低（如 < 20pg/ml）时，可以检测 PTHrP 和维生素 D 代谢物水平，以评估是否为恶性肿瘤高钙血症和维生素 D 中毒。如果甲状旁腺激素相关蛋白（PTHrP）

和维生素 D 代谢物水平未升高，则必须考虑其他引起高钙血症的原因。该病例通过检测 PTH 及维生素 D 水平排除了甲状旁腺功能亢进症及维生素 D 中毒，考虑是否存在恶性肿瘤可能。

许多恶性肿瘤患者会发生高钙血症，实体肿瘤及血液系统恶性肿瘤患者均可发生。与高钙血症相关的最常见癌症是乳腺癌、肺癌和多发性骨髓瘤等。通过 CT、PET-CT、骨 ECT 等影像学提示该病例存在肺或乙状结肠恶性肿瘤可能，并且未发现溶骨性破坏。但左肺下叶结节为低代谢型病变，且因患者原因无法取得病理明确诊断。通过繁杂的临床表现，去粗存精、抽丝剥茧，抓住病例中的主要线索，患者存在贫血、肾功能不全、高钙血症、体重下降，进而怀疑多发性骨髓瘤可能，通过血尿轻链、血清固定蛋白电泳、骨髓细胞学、骨髓活检等检验检查进一步求证，得以确诊。如病情允许且患者同意可活检行病理检查明确肺及乙状结肠占位性质。

恶性肿瘤高钙血症的发生主要有三个机制：肿瘤分泌甲状旁腺激素相关蛋白（PTHrP）；溶骨性转移伴局部释放细胞因子；肿瘤产生 1，25- 二羟维生素 D。在非转移性实体瘤患者及一些非霍奇金淋巴瘤患者中，高钙血症的最常见原因为 PTHrP 的分泌，在恶性肿瘤高钙血症患者中占比高达 80%。最常见于鳞状细胞癌（肺部、头部和颈部）、肾癌、膀胱癌、乳腺癌或卵巢癌，通常为晚期且预后不良。对于多发性骨髓瘤以及部分淋巴瘤病例（有肿瘤浸润骨髓者），高钙血症的原因是肿瘤细胞释放破骨细胞活化因子。对开展 PTHrP 监测的医院可行该指标水平测定。

高钙血症的治疗应以降低血清钙浓度并在可能的情况下治疗基础疾病为目标。有效的治疗通过抑制骨吸收、增加尿钙排泄或减少肠道钙吸收来降低血清钙浓度。高钙血症的程度以及血清钙浓度升高的速度通常决定了临床症状和治疗紧迫性，选择治疗方法时应该考虑到这些差异。在恶性肿瘤引起高钙血症的患者中，高钙血症的加重必然伴随肿瘤的进展，因此应尽可能治疗引起高钙血症的基础疾病。该病例明确诊断后至血液科对多发性骨髓瘤进行治疗。

多发性骨髓瘤可侵犯全身多个脏器，可导致高黏滞血症、感染、凝血异常、贫血、舌头肥大、肾功能不全、高钙血症、骨质破坏等。多发性骨髓瘤为血液系统恶性肿瘤，多见于老年人，反复感染是一个重要的临床表现，也是导致患者死亡的主要原因。感染的主要原因是由于正常的免疫球蛋白减少，恶性浆细胞分泌的单克隆免疫球蛋白缺乏免疫活性。感染以细菌多见，感染部位以呼吸道最为常见，其次为泌尿系统和消化道，严重的感染可导致败血症致患者死亡。

在疾病诊治过程中，遵循"一元论"的原则去考虑可能的诊断，但难以解释病情全貌时，需要拓展思路，结合症状、体征、实验室和影像学检查进行全面分析，抽丝剥茧，最终明确诊断，指导进一步治疗。

参考文献

[1]Rajkumar SV，Dimopoulos MA，Palumbo A，et al. International Myeloma Working Group updated criteria for the diagnosis of multiple myeloma[J]. Lancet Oncol，2014，15（12）：e538-548.

[2]Mundy GR，Edwards JR. PTH-related peptide（PTHrP）in hypercalcemia[J]. J Am Soc Nephrol，2008，19（4）：672-675.

[3]Vos JM，Gustine J，Rennke HG，et al. Renal disease related to Waldenström macroglobulinaemia：incidence，pathology and clinical outcomes[J]. Br J Haematol，2016，175（4）：623-630.

第八章

老年风湿骨病

病例 37　老年类风湿关节炎

一、病例摘要

（一）基础信息

患者老年男性，72岁，因"骨关节疼痛5年余，加重伴食欲不振3年"于2019年8月15日11：32入院。

现病史： 患者5年前无明显诱因于晨起后出现手指关节僵硬，持续2小时左右，可自行缓解；后逐渐发展为骨关节疼痛，初为双手指关节疼痛，渐累及全身多关节，以膝关节、肘关节、肩关节、掌指关节为著，就诊于当地医院诊断为类风湿关节炎，给予口服氯芬酸钠等非甾体抗炎药物治疗，病情未见缓解。3年前上述症状逐渐加重，伴食欲减退，并出现口腔溃疡、皮肤溃疡、皮下结节，偶有腹痛，伴身体消瘦，无恶心、呕吐，无头晕、头痛，无胸闷、憋喘，无视物不清。其间患者多次就诊于当地医院并住院治疗，多次行血液学检查均提示：抗CCP抗体强阳性，类风湿因子强阳性；白细胞减少：最低1.20×10^9/L。贫血：血红蛋白低至65g/L。多次胸部CT示：肺间质纤维化；行电子胃肠镜示糜烂性胃炎、结肠溃疡（患者口述，未见报告）。住院期间给予口服非甾体抗炎药物及对症支持治疗，病情控制可，出院后患者关节疼痛、皮肤溃疡、食欲不振等状况逐渐加重，并逐渐出现肢体活动受限，以左肘关节、左膝关节为著。患者家属诉患者因病情困扰曾多次自杀未遂。现患者为求进一步治疗于我科就诊，门诊以"类风湿关节炎"收入我科治疗。患者自发病以来神志清，精神差，饮食差，睡眠可，便秘，小便正常，近3年体重减轻25kg。

既往史： 糖尿病史15年，空腹血糖最高可达12mmol/L，口服二甲双胍、皮下注射甘舒霖，未规律监测血糖，控制情况不详。高血压病史10余年，最高血压可达140/90mmHg，口服吲达帕胺，未规律监测血压，控制情况不详。

个人史：吸烟 40 余年，20 支 / 天，戒烟 1 年。

婚育史、家族史：无特殊。

（二）体格检查

体温 36.3℃，脉搏 88 次 / 分，呼吸 20 次 / 分，血压 108/58mmHg，体重 50kg，身高 160cm，BMI 19.52kg/m^2。老年男性，神志清，精神差，发育正常，营养差。全身皮肤多处皮肤溃疡、流脓、渗血，以双耳郭、枕部、左股部为著，左股部可见一直径约 2cm 皮肤破溃，表面少许脓性渗出；皮下多处黄豆至鹌鹑蛋大小结节，活动度可，触痛。双肺呼吸音粗，可闻及 Velco 啰音。双手鱼际肌萎缩，杵状指；左膝、左肘关节活动受限，肌力 4$^+$ 级，右侧正常。余查体未见明显异常。

（三）初步诊断

1. 类风湿关节炎 白细胞减少 贫血 皮肤黏膜溃疡 结缔组织病相关间质性肺炎。
2. 2 型糖尿病。
3. 高血压（2 级 很高危）。

二、诊治过程

（一）诊断依据

1. 老年男性，慢性病程。
2. 多发性关节炎、皮下结节等。
3. 多脏器受累表现。
4. 抗 CCP 抗体强阳性，类风湿因子强阳性，白细胞减少及贫血。

（二）鉴别诊断

1. 强制性脊柱炎 强制性脊柱炎多起始于骶髂关节，而非四肢小关节，类风湿因子检查因子，该例患者不考虑。

2. 骨关节炎 骨关节炎多见于中老年人，关节局部无红肿现象，受损关节以附中的膝关节、脊柱等常见，血沉多为正常，类风湿因子阴性。该例患者不考虑。

（三）治疗措施和思路

患者入院后完善相关实验室检查，结果示，血常规：WBC 1.39×10^9/L，NEU 0.44×10^9/L，红细胞 3.17×10^{12}/L，血红蛋白 68.0g/L；红细胞沉降率 122.00mm/h；hsCRP 70mg/L。白蛋白 29.2g/L。空腹血糖 8.02mmol/L；HbA1c 6.8%。甲状腺功能：FT3 2.22pmol/L。类风湿系列：抗 CCP 抗体 1728.23RU/ml，类风湿因子定量 > 300.00U/ml。体液免疫：IgG 21.5g/L，IgA 8.23g/L，IgM 4.42g/L。PCT、G 试验、GM 试验、T-spot、男性肿瘤系列、ANCA、抗核抗体谱、HLA-B27 等均未见明显异常。心电图未见明显异常。甲状腺

超声：甲状腺右叶结节，建议 FNA（TI-RADS 分类：4 类）；甲状腺左叶结节（TI-RADS 分类：2 类）；甲状腺左侧叶多发钙化点。双腕正位片（病例 37 图 1）：两腕部诸骨及诸掌指骨均未见异常。胸腹盆 CT（病例 37 图 2、图 3）：双肺间质性炎症；双肺小结节；双肺纤维灶；主动脉及冠状动脉钙化；肺动脉干增宽；双侧胸膜增厚；胆囊炎；左侧肾上腺略粗；胃壁及局部肠壁略厚；腹腔及腹膜后小淋巴结，局部略大；前列腺钙化灶；前腹壁皮下多发结节。给予缓解风湿疼痛、降糖、降压、加强胃肠营养及对症支持等治疗。

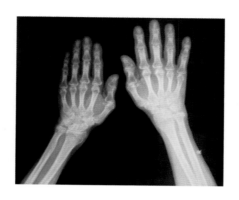

病例 37 图 1　双腕正位片

注：两腕部诸骨及诸掌指骨均未见异常。

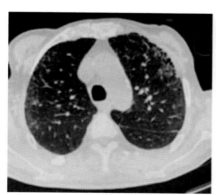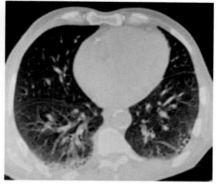

病例 37 图 2　胸部 CT

注：双肺间质性炎症，双肺小结节，双肺纤维灶，双侧胸膜增厚。

同时继续完善贫血指标检测，骨髓穿刺、活检及染色体检查：网织红细胞百分数 4.14%，网织红细胞绝对计数 $0.14 \times 10^{12}/L$。贫血系列：EPO 24.5mIU/ml，铁蛋白、转铁蛋白、维生素 B_{12}、叶酸、触珠蛋白、血清铁等均未见明显异常。骨髓细胞形态：反应性骨髓象。骨髓病理活检：造血组织增生（50%），粒系增生，各阶段均见，中、晚幼粒细胞、嗜酸性粒细胞偏多，幼红细胞、淋巴细胞数量偏少。皮肤科建议行皮肤活检，但患者因恐惧疼痛，拒绝行皮肤组织病理学活检。

根据化验检查结果修正诊断：①类风湿关节炎 Felty 综合征 白细胞减少 脾大 贫血 皮肤黏膜溃疡 结缔组织病相关间质性肺炎 甲状腺功能减低；②甲状腺结节；③ 2 型糖尿病；④高血压（2 级 很高危）。

对患者进行目标化治疗：对患者类风湿关节炎疾病活动度评价（压痛关节数 16、肿胀关节数 2、血沉 122mm/H，健康状况评分 80）：DAS28 ＝ 7.12，属于高度活动；同时由于患者白细胞、粒细胞计数减低，暂不考虑应用 DMARDS。综合考虑，给予患者锝 [99Tc] 亚甲基二膦酸盐注射液（^{99}Tc–MDP）0.2ug ivdrip × 14 天、泼尼松 10mg bid、依托考昔 60mg bid；优甲乐 25μg qd；培哚普利 4mg qd。

考虑患者骨髓增生活跃，粒少、贫血，与免疫破坏有关，暂不给予 EPO。并请内分泌科会诊，血糖：强化降糖方案，来得时 16U qn、诺和锐 8U、10U、12U（三餐前 15 分钟），密切监测血糖，及时调整剂量，避免低血糖。甲减：应用优甲乐治疗。请营养科会诊：增加食物种类（鸡蛋、牛奶、瘦肉等）、增加蔬菜摄入（每日 500g 以上），主食每餐不超过 100g，先蔬菜、肉类，后主食，定期监测血糖。

入院第 30 天（2019 年 9 月 13 日），查血常规：白细胞 3.84 × 10^9/L，中性粒细胞 2.02 × 10^9/L，血小板 123 × 10^9/L，血红蛋白 83g/L；血沉 80mm/h；血小板降低，停用依托考昔（安康信）；患者皮肤破溃、口腔黏膜溃疡愈合、结痂，皮下结节消失（病例 37 图 4），关节疼痛较前明显好转。

入院第 35 天（2019 年 9 月 18 日），复查血常：白细胞 1.55 × 10^9/L，中性粒细胞 0.80 × 10^9/L，血小板 139 × 10^9/L，血红蛋白 78g/L；血沉 80mm/h。患者仅有两处掌指关节轻压痛，无关节肿胀，皮肤破溃愈合、皮下结节消失，再次对患者类风湿关节炎疾病活动度评价（压痛关节数 2、肿胀关节数 0、血沉 80mm/h，健康状况评分 50）：DAS28 ＝ 4.56，病情仍属于中度活动，给予托珠单抗（雅美罗）240mg ivdrip。

入院后第 41 天（2019 年 9 月 24 日），复查血常规：白细胞 3.73 × 10^9/L，中性粒细胞 2.50 × 10^9/L，血小板 168 × 10^9/L，血红蛋白 83g/L；再次给予托珠单抗（雅美罗）240mg ivdrip，并出院。

出院 1 个月，于当地县人民医院复查，血沉降至正常，肝功正常，血常规仍存在轻度贫血，患者疼痛消失，生活质量显著改善（电话随访）。

（四）最终诊断

1. 类风湿关节炎 Felty 综合征 白细胞减少 脾大 贫血 皮肤黏膜溃疡 结缔组织病相关间质性肺炎 甲状腺功能减低。

2. 甲状腺结节。

3. 2 型糖尿病。

4. 高血压（2 级 很高危）。

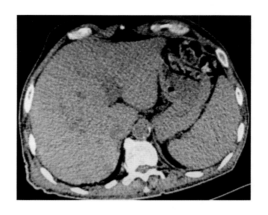

病例 37 图 3　腹部 CT

注：脾大。

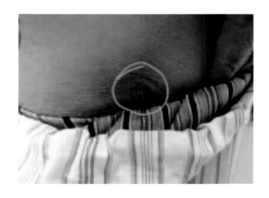

病例 37 图 4　皮肤溃疡愈合

三、经验分享

类风湿关节炎（Rheumatoid Arthritis，RA）是风湿科常见的疾病之一，主要侵犯滑膜、关节软骨及破坏骨质，同时也会有关节外表现，如肺脏、甲状腺、皮肤黏膜、血液系统以及心血管系统等部位累及。Felty 综合征（Felty Syndrome，FS）是 RA 中一种少见特殊类型，是 1924 年由美国医生 Augustus Roy Felty 首次报道，1932 年 Hanrahan 医生把具有类风湿关节炎、粒细胞减少和脾大的三联征称为 Felty 综合征。

这例患者类风湿关节炎病史 5 年、确诊 3 年，由于依从性较差，基层医院对该病的识别能力不足，患者未接受系统治疗。入院后相关检查结果提示多系统损害，如血液系统、脾脏、肺脏、甲状腺、消化道黏膜等。基本符合 FS 的诊断：①符合 RA 的诊断；②白细胞 $< 4 \times 10^9$/L 或中性粒细胞 $< 2 \times 10^9$/L；③腹部 CT 显示脾大；④排除其他疾病引起的脾大或者粒细胞减少。

FS 的治疗基本与 RA 的治疗一致，评估该患者 RA 病情活动度为高度活动（DAS28 = 7.12），根据《2018 中国类风湿关节炎诊疗指南》，应给予传统合成 DMARDs 联合小剂量糖皮质激素和（或）NSAIDS，但是由于该患者白细胞减少、粒细胞减少，而传统合成 DMARDs 不良反应之一为骨髓抑制，综合考虑给予患者一个疗程的 ^{99}Tc-MDP，同时联合小剂量泼尼松和安康信治疗。其间复查血常规，出现血小板轻度下降，故而停用安康信，定期复查肝肾功均未见明显异常。目标治疗一个月后对该患者进行评估，血常规提示白细胞减少、粒细胞减少，但临床症状较前明显好转，仅有两处掌指关节轻压痛，无关节肿胀，皮肤破溃愈合、皮下结节消失，病情活动度较前明显下降，但仍为中度活动（DAS28 = 4.56）。一项贝叶斯网络随机对照试验 meta 分析指出，对传统合成 DMARDs 反应不足的 RA 患者可给予托珠单抗治疗，但由于患者白细胞及粒细胞减少，给予托珠单抗时剂量减半，6 天后再次复查血常规显示基本正常，再次给予托珠单抗剂量减半。患者出院时，无关节疼痛及肿胀，皮肤破溃愈合、皮下结节消失，口腔溃疡愈合，食欲较前好转。出院 1 个月后电话随访，患者血常规提示贫血、血沉基本正常。

本病是 RA 的一种少见特殊类型，FS 诊断明确，同时累及多系统损害，白细胞及粒细胞的降低使该患者在治疗上存在诸多限制。一项多中心随机对照试验结果显示经 ^{99}Tc-MDP 治疗后，RA 患者压痛及肿胀关节数、血沉等均有显著改善，该患者应用后病情也有显著改善。目标治疗一个月后提示仍为中度活动，给予托珠单抗治疗后，病情缓解。尽管该患者未做皮肤组织病理学活检，但经过抗风湿治疗后，下肢溃疡及口腔溃疡愈合，皮下结节消失，也从侧面证明该患者皮肤黏膜损害属于 RA 的关节外表现。

参考文献

[1]Jaclyn Anderson, Liron Caplan, Jinoos Yazdany, et al. Rheumatoid arthritis disease activity measures: American College of Rheumatology recommendations for use in clinical practice[J]. Arthritis Care Res, 2012, 64（5）: 640-647.

[2]吴婵媛，曾小峰. 锝 [^{99}Tc] 亚甲基二膦酸盐注射液治疗类风湿关节炎专家共识 [J]. 中华临床免疫和变态反应杂志，2019，13（4）: 259-262.

[3]Martina Biggioggero, Chiara Crotti, Andrea Becciolini, et al. Tocilizumab in the treatment of rheumatoid arthritis: an evidence-based review and patient selection[J]. Drug Des Devel Ther, 2019, 13: 57-70. Published online 2018 Dec 19. doi: 10.2147/DDDT.S150580.

[4]Lesley J. Scott. Tocilizumab: A Review in Rheumatoid Arthritis[J]. Drugs, 2017, 77（17）: 1865-1879. Published online 2017 Nov 1. doi: 10.1007/s40265-017-0829-7.

[5]Lee YH, Bae SC. Comparative efficacy and safety of tocilizumab, rituximab, abatacept and tofacitinib in patients with active rheumatoid arthritis that inadequately responds to tumor necrosis

factor inhibitor：a Bayesian network meta-analysis of randomized controlled trials[J]. Int J Rheum Dis，2016，19（11）：1103-1111. DOI：10.1111/1756.185X.12822.

[6]Turesson C，Jacobsson L，Bergstrom U. Extra-articular rheumatoid arthritis：prevalence and mortality[J]. Rheumatology（Oxford），1999，38：668-674.

[7] 曾小峰，等 .2018 中国类风湿关节炎诊疗指南 [J]. 中华内科杂志，2018，57（4）：242-251.

[8]Mu R，Liang J，Sun L，et al. A randomized multicenter clinical trail of 99Tc-methylene diphosphonate in treatment of rheumatoid arthritis[J]. Int J Rheum Dis，2018，21：161-169.

病例 38　风湿性多肌痛

一、病例摘要

（一）基础信息

患者女性，71 岁。

主诉：因"周身疼痛 1 年，双下肢近端疼痛 7 天"于 2018 年 10 月 31 日入院。

现病史：患者 1 年前无明显诱因出现周身疼痛，呈游走性，以双侧肩关节、双上肢近端明显，持续约 10 分钟至 1 个小时，后疼痛症状减轻，但仍感周身疼痛不适，昼轻夜重，可耐受，情绪焦躁。无肌肉无力或麻木，无头痛、头晕，无恶心、呕吐，无走路不稳。就诊于我院，诊断为风湿性多肌痛观察，躯体化障碍，给予美卓乐 8mg 早一次口服，草酸艾斯西酞普兰（来士普）早 1 片口服，症状好转出院，出院后仍有阵发性双上肢近端疼痛，约每月 1 次，甲泼尼龙（美卓乐）1 个月减至 3mg。7 个月前再次双上肢近端疼痛加重，发作频率较前明显增高，每周 1 次，持续约 1 个小时，并且出现活动受限，无肌肉无力，情绪烦躁，加用改善情绪药物度洛西汀治疗后略好转。1 个月前疼痛和焦躁情绪再次加重，入住山东省精神卫生中心治疗诊断为"复发性抑郁障碍"，调整抗抑郁药物并加用泼尼松 10mg，略有改善。7 天前双下肢近端持续性疼痛，休息时缓解，活动或抵抗重力、阻力时疼痛加重，服用奥氮平、度洛西汀、加巴喷丁等，效果欠佳，为进一步诊断和治疗转入我院。

既往史：冠心病病史 20 余年，甲状腺部分切除术后。青霉素、磺胺类药物过敏。否认家族病史。否认烟酒等不良嗜好。适龄婚育，育有 2 子 1 女。

（二）体格检查

身高 167cm，体重 70kg，血压 124/72mmHg，呼吸 20 次 / 分，心率 84 次 / 分，温

度 36.9℃。神志清楚，全身浅表淋巴结未触及肿大，口唇无发绀，咽部无充血，颈软，气管居中，颈静脉无怒张，双肺呼吸音正常，未闻及干湿性啰音。心率 84 次 / 分，律齐，未闻及病理性杂音。腹平软，无压痛、反跳痛，未触及包块，肝脾肋下未及，双下肢无水肿。神经系统查体：情绪略焦躁，言语流利，定向力、理解力、计算力可。双侧瞳孔等大等圆，直径约 3mm，对光反射灵敏，眼球运动可。四肢无肌肉萎缩或皮温变化，肌肉压痛不明显，四肢肌张力正常，双上肢肌力 V 级，双下肢活动略受限，肌力 V⁻ 级。四肢腱反射（++），病理征（-）。感觉未见异常，共济运动无异常，脑膜刺激征（-）。

（三）辅助检查

血沉 85mm/h，CRP 65mg/L（2018 年 9 月，外院）。

（四）入院诊断

1. 风湿性多肌痛？
2. 焦虑状态？
3. 冠状动脉粥样硬化性心脏病。
4. 甲状腺部分切除术后。

二、诊治过程

入院后完善相关辅助检查：血沉 120mm/h，CRP 115mg/L，白蛋白 36g/L，白细胞 6.97×10^9/L，血红蛋白 98g/L，D-二聚体 5.04μg/ml。肝功肾功生化血糖血脂、甲状腺功能、肿瘤系列、风湿系列、TORCH 系列等均正常。髋部 CT：髋部关节少量积液。肌电图正常。目测类比疼痛评分法 9 分。颅脑磁共振示脑内少许缺血变性灶，轻度脑动脉硬化。颞动脉超声未见明显异常。^{18}F-FDG PET-CT 检查：扫描野内多部位肌肉组织中高度不均匀摄取 FDG，以关节周围为著，局部 CT 未见明显异常，多个腰椎边缘或椎小关节可见 CT 密度增高影，未见 FDG 异常摄取（进行性变）；扫描视野内其他骨骼肌各关节形态、密度及显像剂分布未见明显异常。符合风湿性多肌痛表现，甲状腺术后改变，右肺中叶纤维灶，脂肪肝，颅脑至股上段无其他明显异常发现。口服泼尼松 25mg，加用补钙补钾保护胃黏膜药物治疗，疼痛及活动受限明显好转，同时口服度洛西汀 20mg 早 1 次，病情明显好转，第 5 日出院，后 4 周减量泼尼松至 20mg，复查血常规血沉 C 反应蛋白等指标，白细胞 10.45×10^9/L，血红蛋白 108g/L，余均在正常范围。目测类比疼痛评分法 2 分。8 周后减量泼尼松至 10mg，后逐渐缓慢减量，每 4 周减量 1mg 直至停药，患者症状持续缓解，复查血沉 C 反应蛋白均在正常范围。

（一）诊断依据

1. 老年女性，病情迁延，波动性加重。

2. 既往有冠心病史，甲状腺结节术史。

3. 主要表现为周身疼痛 1 年，以双侧肩关节、双上肢近端明显，疼痛部位超过两处，持续存在，反复迁延波动，单纯服用抗抑郁药物治疗效果欠佳，曾对激素有反应，近 7 天双下肢近端疼痛加重。

4. 查体 情绪略焦躁，四肢无肌肉萎缩或皮温变化，肌肉压痛不明显，四肢肌张力正常，双上肢肌力 V 级，双下肢活动略受限，肌力 V‾ 级。四肢腱反射（++），病理征（−）。

5. 实验室和辅助检查：血沉 120mm/h，CRP 115mg/L。PET-CT：符合风湿性多肌痛表现。余基本正常。

（二）诊断思路

风湿性多肌痛诊断标准：2011 年中华医学会风湿病学分会公布了我国诊断标准，可根据下述 6 条临床特征做出诊断。

1. 发病年龄 ≥ 50 岁。

2. 颈部、肩胛部及骨盆部肌肉僵痛，至少 2 处，并伴晨僵，持续 4 周或 4 周以上。

3. 全身炎性反应的实验室证据。

4. 受累肌肉无红、肿、热，亦无肌力减退或肌萎缩。

5. 除外其他疾病。

6. 小剂量糖皮质激素（泼尼松 10 ~ 15mg/d）治疗反应甚佳。

在除外其他疾病的情况下，满足 1 ~ 3 或 1、2、6 即可诊断。本患者符合 1 ~ 6，可诊断为风湿性多肌痛。

（三）鉴别诊断

1. 巨细胞动脉炎（GCA） 风湿性多肌痛与巨细胞动脉炎关系密切，可合并出现，若风湿性多肌痛中出现：小剂量糖皮质激素治疗反应不佳；颞动脉怒张、波动增强或减弱并伴有触痛；伴有头皮痛或视觉异常等，均需进一步做颞动脉超声、血管造影或颞动脉活检等除外合并巨细胞动脉炎。本例患者颞动脉无触痛，无搏动增强，不伴有头痛或视觉异常，颞动脉超声正常，不合并有巨细胞动脉炎。

2. 类风湿性关节炎 持续性对称性小关节炎为主要表现，常有类风湿因子阳性，风湿性多肌痛虽可有关节肿胀，但无持续性小关节滑膜炎，无关节破坏性病变和无类风湿结节，为肌肉而非关节疼痛，通常类风湿因子阴性。

3. 多发性肌炎 以进行性近端肌无力为主要表现，伴肌萎缩、血清肌酶升高，肌电图示肌源性损害，肌肉活检示淋巴细胞浸润，肌纤维萎缩。风湿性多肌痛患者肌酸激酶、肌电图和肌活检正常，肌痛症状较无力更明显。

4. 纤维肌痛综合征 有固定对称的压痛点，如颈肌枕部附着点、斜方肌上缘中部、冈上肌起始部、肩胛棘上方近内侧缘、第 2 肋骨与软骨交界处外侧上缘、肱骨外上髁下 2cm 处、臀部外上象限臀肌皱褶处、大转子 2cm 处、膝关节内侧鹅状滑囊区等 9 处，共 18 个压痛点。并伴有睡眠障碍、紧张性头痛、激惹性肠炎、激惹性膀胱炎，ESR 正常，类风湿因子阴性，对糖皮质激素治疗反应不佳。本患者 ESR 增快，对激素反应较好。

5. 排除其他疾病　如结核等感染性疾病；排除多发性骨髓瘤和淋巴瘤或其他肿瘤；并注意同其他风湿性疾病如干燥综合征、系统性血管炎相区别。本例患者已一一进行排除。

（四）治疗措施与方案

1. 一般治疗　消除患者心理障碍，遵循医嘱，合理用药，防止病情复发，选择性推荐个体化的体育锻炼，旨在维持肌肉容积和功能，减低跌倒风险，尤其是长期服用激素的老年骨质疏松患者。

2. 药物治疗

（1）糖皮质激素：强烈推荐使用糖皮质激素替代 NSAIDs 治疗 PMR，强烈推荐最小有效的糖皮质激素个体化治疗，选择性推荐泼尼松 12.5 ～ 25mg/d 作为最小有效糖皮质激素的起始剂量治疗。疾病复发风险高及不良反应风险小的患者，可以考虑给予这个范围内偏高的激素剂量。而存在某些并发症（如糖尿病、骨质疏松、青光眼）及糖皮质激素相关不良反应危险因素的患者，偏向于选择偏低的剂量。不鼓励起始泼尼松剂量 ≤ 7.5mg/d，并且强烈不推荐起始剂量 > 30mg。

（2）强烈推荐对 PMR 患者进行规律随访，监测患者疾病活动情况、实验室检查和不良反应，并据此制订个体化的激素减量方案。起始减量方案：4 ～ 8 周减量至口服泼尼松 10mg/d 或等效剂量的其他激素。复发治疗方案：将口服泼尼松加量至复发前的剂量，在 4 ～ 8 周逐渐减量至复发时的剂量。达到缓解后的减量方案（继起始和复发治疗后）：每 4 周口服泼尼松减量 1mg/d（或减量 1.25mg/d，如隔天口服泼尼松 10mg/7.5mg 交替）。

（3）选择性推荐肌注甲泼尼松龙作为口服糖皮质激素的替代疗法。应用甲泼尼松龙 120mg，每 3 周肌内注射 1 次，作为起始剂量，持续至第 9 周，第 12 周时，肌内注射甲泼尼龙 100mg；随后改为每个月 1 次，每 12 周减量 20mg，至第 48 周；随后每 16 周减量 20mg，直至停药。

（4）选择性推荐 PMR 患者顿服糖皮质激素，但不推荐将每日剂量分开服用。需除外特殊情况，如泼尼松减量至 5mg/d 以下后明显夜间疼痛。

（5）选择性推荐在糖皮质激素基础上，早期加用甲氨蝶呤，尤其是对于复发风险高和（或）长疗程治疗，以及存在一些容易导致激素不良反应发生的危险因素、并发症或合并用药的患者。对复发、糖皮质激素反应不佳、或出现激素不良反应的患者，应考虑甲氨蝶呤的使用。在临床实验中，甲氨蝶呤口服剂量为 7.5 ～ 10mg/ 周。

（6）强烈不推荐应用肿瘤坏死因子 – α 拮抗剂治疗 PMR。

（五）最终诊断

1. 风湿性多肌痛。
2. 焦虑状态。
3. 冠状动脉粥样硬化性心脏病。
4. 甲状腺部分切除术后。

三、经验分享

风湿性多肌痛是一种以四肢及躯干近端肌肉疼痛为特点的临床综合征，是和其他诊断明确的风湿性疾病、感染以及肿瘤无关的疼痛性疾病。好发于 50 岁以上人群，女性多见，随年龄增长，发病率逐渐上升，70 ~ 80 岁达高峰，80 岁以后有所下降。常表现为颈部、双肩部、腰背部、骨盆带肌肉中 2 个或 2 个以上部位疼痛及僵硬，肌肉疼痛多呈对称性，也可局限单侧发作，持续 30 分钟或更长时间，严重者可出现肢体活动受限，上肢不能抬举或负重，下蹲及爬楼困难，甚至不能翻身起床，此外，还有发热、关节疼痛、乏力、贫血、体重下降、头痛和咽痛等非特异性全身表现。病程不小于 1 个月。

2011 年中华医学会风湿病学分会公布了我国诊断标准，需满足诊断项目条件（年龄、两部位及以上的疼痛、全身炎性反应指标、激素有效等），并排除其他疾病所致疼痛，另外超声虽不能明确诊断，但增加了诊断的特异性。风湿性多肌痛患者超声多显示影响关节周围结构，肱二头肌长头腱炎、肩峰下滑囊炎、三角下滑囊炎和粗隆部滑囊炎、附着点炎，其中肩峰下滑囊炎、三角下滑囊炎和肱二头肌长头腱炎似乎更为普遍。PET-CT 检查在肌肉疼痛方面无特异性，但可除外肿瘤、感染等继发原因所致的肌肉疼痛。治疗应用小剂量糖皮质激素可取得较好的效果，但须避免治疗不规范，过小剂量过早停药，易导致病情反复，迁延不愈。

本例患者起始症状不典型，因疼痛呈游走性，患者合并多种主诉，诊断为躯体化障碍，给予抗抑郁焦虑药物治疗，效果欠佳，也曾怀疑风湿性多肌痛，给予激素治疗，但剂量不足且时间较短，病情控制差，情绪反复，又进一步加重原病情。在排除其他疾病，同时满足风湿性多肌痛诊断标准的时候，若无禁忌，可征求患者同意，试用小剂量激素治疗，并向患者详细讲明所需剂量和疗程，提高依从性。对于合并较严重抑郁和焦虑情绪，可同时应用抗抑郁焦虑药物，可协助改善患者的疼痛症状。

风湿性多肌痛在老年多见，易误诊，临床医生应提高警惕，提高对不典型疼痛的识别。治疗应规范，治疗剂量应在 12.5 ~ 25mg，逐渐减量维持一年至一年半。正规治疗后再次反复、治疗效果不佳，或出现激素不良反应，可早期加用甲氨蝶呤。

参考文献

[1]Nesher G，Breuer GS. Giant cell arteritis and polymyalgiarheumatica：2016 update[J]. Rambam Maimonides Med J，2016，7（4）：e0035.

[2]Dasgupta B，Cimmino MA，Kremers HM，et al. 2012 provisional classification criteria for polymyalgia rheumatica：a European league against rheumatism/American College of Rheumatology collaborative initiative[J]. Arthritis & Rheumatology，2012，64（4）：943-954.

[3]Dejaco C，Singh YP，Perel P，et al. 2015 Recommendations for the management of polymyalgia rheumatica：a European League Against Rheumatism/American College of Rheumatology collaborative initiative[J]. Ann Rheum Dis，2015，74：1799-1807.

[4] 中华医学会风湿病学分会 . 风湿性多肌痛和巨细胞动脉炎诊断和治疗指南 [J]. 中华风湿病学杂志，2011，15（5）：348-350.

附 录

附录1 常用老年综合评估量表

附表1 Katz日常生活活动能力量表

在每一栏中圈出最能反映患者最佳功能状态的项目并在每栏的空白横线上评分（1分或者0分）。

项目	评分／分
A. 如厕	评分（　）
1. 能完全独立上厕所，无失禁	1
2. 需要提醒如厕，或需要帮助清洁，或偶有失禁（最多每周1次）	0
3. 熟睡时有便或尿失禁，并每周大于1次	0
4. 清醒时有便或尿失禁，并每周大于1次	0
5. 尿便完全无法控制	0
B. 进食	评分（　）
1. 能自己独立吃饭	1
2. 进餐时偶尔需要帮助，和／或在进食特殊烹调的食物时需要帮助，或餐后需要别人帮助	0
3. 进餐时经常需要帮助，并且不能保持进餐时整洁	0
4. 所有的进餐几乎全需要帮助	0
5. 不能自己进食，并且对他人帮助自己进食有抵触	0
C. 穿衣	评分（　）
1. 能自己穿衣、脱衣，并从衣橱自己挑选衣服	1
2. 能自己穿衣、脱衣，偶尔需要帮助	0
3. 经常需要帮助穿衣和选择衣物	0
4. 必须别人帮助穿衣，但能够配合	0
5. 完全不能穿衣，并且对别人的帮忙不能配合	0
D. 梳洗（整洁、头发、指甲、手、脸、衣服）	评分（　）
1. 能独立保持自我整洁和穿着得体	1
2. 能保持自我充分的整洁，偶尔需要很少帮助，如剃须	0

续表

项目	评分 / 分
3. 需要他人经常监督和帮助以保持自我整洁	0
4. 需要他人完全帮助，但是接受帮助后能够保持良好的整洁度	0
5. 完全依赖他人帮助其保持整洁的一切行为	0
E. 躯体活动	评分（ ）
1. 能四处随意活动	1
2. 能在住处附近或一个街区内活动	0
3. 行走时需要帮助（如下任何一项）：a. 他人搀扶；b. 固定扶手；c. 拐杖；d. 助步器；e. 轮椅	0
①上 / 下轮椅不需帮助；②上 / 下轮椅需要帮助	
4. 仅能独立坐于椅子或轮椅中，但需他人推动	0
5. 超过多半的时间卧床	0
F. 洗澡	评分（ ）
1. 能独立洗澡（盆浴、淋浴、搓澡）	1
2. 能自己洗澡，但出入浴缸需要帮助	0
3. 仅能洗脸和手，其他身体部位需要他人帮助	0
4. 不能自己洗澡，但他人帮忙能够配合	0
5. 不能自己洗澡，也不能配合他人的帮助	0

注：总分范围为 0 ~ 6 分。

附表2　巴塞尔指数评分量表

项目	分数 / 分	内容说明
1. 进食	10	可自行进食或自行使用进食辅具，不需要他人协助
	5	需协助使用进食辅具
	0	无法自行进食或喂食时间过长
2. 个人卫生	5	可以自行洗手、刷牙、洗脸及梳头
	0	需要他人部分或完全协助
3. 如厕	10	可自行上下马桶、穿脱衣服、不弄脏衣服、会自行使用卫生纸擦拭
	5	需要协助保持姿势的平衡、整理衣服或使用卫生纸
	0	无法自己完成，需要他人协助
4. 洗澡	5	能独立完成盆浴或淋浴
	0	需他人协助
5. 穿脱衣服鞋袜	10	能自行穿脱衣裤鞋袜，必要时使用辅具
	5	在别人协助下可自行完成一半以上的动作

项目	分数／分	内容说明
	0	需要他人完全协助
6. 大便控制	10	不会失禁，必要时能自行使用栓剂
	5	偶尔会失禁（每周不超过一次），需要他人协助使用栓剂
	0	需要他人处理大便事宜
7. 小便控制	10	日夜皆不会尿失禁，或可自行使用并清理尿布或尿套
	5	偶尔会失禁（每周不超过一次），使用尿布或尿套需他人协助
	0	需他人协助处理小便事宜
8. 平地行走	15	使用或不使用辅具，皆可独立行走 50m 以上
	10	需他人稍微扶持或口头指导才能行走 50m 以上
	5	虽无法行走，但可独立操纵轮椅（包括转弯、进门及接近桌子或床旁），并可推行轮椅 50m 以上
	0	完全无法行走或推行轮椅 50m 以上
9. 上下楼梯	10	可自行上下楼梯，可使用扶手、拐杖等辅具
	5	需稍微扶持或口头指导
	0	无法上下楼梯
10. 上下床或椅子	15	可自行坐起，由床移动至椅子或轮椅不需要协助（包括轮椅刹车、移开脚踏板），且无安全上的顾虑
	5	在上述移动过程中需些协助或提醒，或有安全上的顾虑
	0	可以自行坐起，但需他人协助才能够移动至椅子
		需他人协助才能坐起，或需两人帮忙方可移动

总分：

注：辅助装置不包括轮椅。0～20 分＝极严重功能障碍，20～45 分＝严重功能障碍，50～70 分＝中度功能障碍，75～95 分＝轻度功能障碍，100 分＝ ADL 自理。

附表3　Lawton工具性日常生活活动量表

项目	评分／分
A. 使用电话能力	评分（　）
1. 能主动打电话，能查号、拨号	1
2. 能拨几个熟悉的号码	1
3. 能接电话，但不能拨号	1
4. 根本不能用电话	0
B. 购物	评分（　）
1. 能独立进行所有需要的购物活动	1

项目	评分 / 分
2. 仅能进行小规模的购物	0
3. 任何购物活动均需要陪同	0
4. 完全不能进行购物	0
C. 备餐	评分（ ）
1. 独立计划、烹制和取食足量食物	1
2. 如果提供原料，能烹制适当的食物	0
3. 能加热和取食预加工的食物，或能准备食物但不能保证足量	0
4. 需要别人帮助做饭和用餐	0
D. 整理家务	评分（ ）
1. 能单独持家，或偶尔需要帮助（如重体力家务需家政服务）	1
2. 能做一些轻的家务，如洗碗、整理床铺	1
3. 能做一些轻的家务，但不能做到保持干净	1
4. 所有家务活动均需要在帮忙下完成	1
5. 不能做任何家务	0
E. 洗衣	
1. 能洗自己所有的衣物	1
2. 洗小的衣物；漂洗短裤以及长筒袜等	1
3. 所有衣物必须由别人洗	0
F. 使用交通工具	
1. 能独立乘坐公共交通工具或独自驾车	1
2. 能独立乘坐出租车并安排自己的行车路线，但不能乘坐公交车	1
3. 在他人帮助或陪伴下能乘坐公共交通工具	1
4. 仅能在他人陪伴下乘坐出租车或汽车	0
5. 不能外出	0
G. 个人服药能力	
1. 能在正确的时间服用正确剂量的药物	1
2. 如果别人提前把药按照单次剂量分好后，自己可以正确服用	0
3. 不能自己服药	0
H. 理财能力	
1. 能独立处理财务问题（做预算、写支票、付租金和账单、去银行），收集和适时管理收入情况	1

项目	评分 / 分
2．能完成日常购物，但到银行办理业务和大宗购物等需要帮助	1
3．无管钱能力	0

　　注：量表评分为 0 ~ 8 分。在一些项目中只有最高水平的功能状态可以获得 1 分。在其他项目中，2 个或者更多的功能状态水平可以得 1 分，因为每一项目描述的是某些最低功能状态水平的能力。这些项目尤其对于筛查患者目前的行为状况非常有用。多次应用这些评价工具，可以作为记录患者功能状态改善或者恶化的文字依据。

附表4　Tinetti 平衡评估量表

	项目	评分 / 分
坐位平衡	斜靠在椅子里或易滑落	0
	稳定，安全	1
起立过程	无他人帮助不能站起	0
	需要用上肢帮助，才能站起	1
	不需要上肢参与，即能站起	2
起立始动过程	无他人帮助不能完成	0
	需要＞1次的尝试，才能完成	1
	1 次尝试，即能完成	2
即刻站立平衡（前 5s 内）	不稳定（摇晃，脚移动，躯干摆动）	0
	稳定，但需要应用助步器或其他支持	1
	稳定，不需要任何支持	2
站立平衡	不稳定	0
	稳定，但步基宽和需要支持	1
	步基窄且不需要支持	2
轻推试验	开始跌倒	0
	摇晃，需要抓扶东西	1
	稳定	2
闭目	不稳定	0
	稳定	1
转身 360°	步伐不连续	0
	步伐连续	1
	不稳定（需要抓握东西，摇晃）	0
	稳定	1
坐下过程	不安全（距离判断异常，跌进椅子）	0

续表

项目	评分 / 分
用上肢协助，或动作不流畅	1
安全，动作流畅	2
平衡评分	/16

注：让患者坐在硬座无扶手的椅子上。

附表5　Tinetti 步态评估量表

项目		评分 / 分
1. 起步	有迟疑，或需尝试多次方能启动	0
	正常启动	1
2. 抬脚高度		
a. 左脚跨步	脚拖地，或抬高大于 3 ~ 5cm	0
	脚完全离地，但不超过 3 ~ 5cm	1
b. 右脚跨步	脚拖地，或抬高大于 3 ~ 5cm	0
	脚完全离地，但不超过 3 ~ 5cm	1
3. 步长		
a. 左脚跨步	跨步的脚未超过站立的对侧脚	0
	有超过站立的对侧脚	1
b. 右脚跨步	跨步的脚未超过站立的对侧脚	0
	有超过站立的对侧脚	1
4. 步态对称性	两脚步长不等	0
	两脚步长相等	1
5. 步伐连续性	步伐与步伐之间不连续或中断	0
	步伐连续	1
6. 走路路径（行走大约 3m）	明显偏移到某一边	0
	轻微 / 中度偏移或使用步行辅具	1
	走直线，且不需辅具	2
7. 躯干稳定	身体有明显摇晃或需使用步行辅具	0
	身体不晃，但需屈膝或弓背，或张开双臂以维持平衡	1
	身体不晃，无屈膝，不需张开双臂或使用辅具	2
8. 步宽（脚跟距离）	脚跟分开（步宽大）	0
	走路时两脚跟几乎靠在一起	1
步态评分		/12

注：Tinetti 平衡、步态评估量表总分为 28 分。总评分 ≤ 18 分，跌倒风险高；总评分 19 ~ 23 分，跌倒风险高；总评分 ≥ 24，跌倒风险高。

附录6　补充名称

项目	问题及指导语	评分/分
1. 定向力	现在是（星期几）（几号）（几月）（什么季节）（哪一年）	（　）5
	我们现在在哪里：（省市）（区或县）（街道或乡）（什么地方）（第几层楼）	（　）5
2. 记忆力	现在我要说三样东西的名称，在我讲完以后，请您重复说一遍。请您记住这三样东西，一会儿我还要再问您。（请仔细说清楚，每样东西间隔1s）。"皮球""国旗""树木"。请您把这三样东西说1遍（以第一次的答案记分）	（　）3
3. 注意力和计算力	请您算一算100减7，然后从所得的数目再减去7，如此一直计算下去，请您将每减一个7后的答案告诉我，直到我说停为止。93，86，79，72，65（若错了，但下一个答案是对的，那么只记一次错误）	（　）5
4. 回忆力	现在请您说出刚才我让您记住的三样东西，"皮球""国旗""树木"	（　）3
5. 命名能力	（出示手表）这个东西叫什么	（　）1
	（出示铅笔）这个东西叫什么	（　）1
6. 复述能力	现在我要说一句话，请您跟着我清楚地重复一遍。"四十四只石狮子"	（　）1
7. 理解力	（检查者给被测试者一张空白纸）我给您一张纸请您按我说的去做，现在开始："用右手拿着这张纸，用两只手将它对折起来，放在您的左腿上。"（不要重复说明，也不要示范）每个正确动作1分，共3分	（　）3
8. 阅读	请您念一念这句话，并且按照上面的意思去做（检查者把写有"闭上您的眼睛"大字的卡片出示给被测试者）	（　）1
9. 书写	您给我写一个完整的句子（句子必须有主语、动词，有意义）记下所叙述句子的全句	（　）1
10. 复制	（指着下面的图形）请您照着这个样子把它画下来	（　）1

注：满分为30分，其评分受年龄、教育程度等因素影响，通常认为评分低于27分，小学文化低于20分，文盲者低于17分，则需要做进一步评估。

附表7　简易智能状态检查

	项目	评定	
急性发作且病程波动	1a. 与平常相比较，是否有任何证据显示患者精神状态产生急性变化	否	是
	1b. 这些不正常的行为是否在一天中呈现波动状态？即症状时有时无或严重程度起起落落		
注意力不集中	2. 患者集中注意力是否有困难？例如容易分心或无法接续刚刚说过的话	否	是
思维缺乏逻辑	3. 患者是否思考缺乏组织或不连贯？如杂乱或答非所问，或不合逻辑的想法，或突然转移话题	否	是

	项目		评定
意识状态改变	4. 整体而言，您认为患者的意识状态是过度警觉、嗜睡、木僵、或昏迷	否	是
总评	1a＋1b＋2［是］＋3或4任何一项［否］	□	谵妄

附表8 老年抑郁量表

请为您过去一周内的感受选择最佳答案：

项目	答案
1. 您对您的生活基本上满意吗	是 / 否
2. 您减少了很多活动和嗜好（兴趣）吗	是 / 否
3. 您觉得生活空虚吗	是 / 否
4. 您常常感到厌烦吗	是 / 否
5. 您是否大部分时间内精神状态都好	是 / 否
6. 您会害怕将有不好的事情发生在您身上吗	是 / 否
7. 大部分时间内您觉得快乐吗	是 / 否
8. 您是否经常感到自己是无能和没用的	是 / 否
9. 您是否更愿意待在家里，而不喜欢外出和尝试新鲜事物	是 / 否
10. 您是否觉得与多数人比较，您的记性更差	是 / 否
11. 您是否认为"现在还能活着"是一件很好的事情	是 / 否
12. 您是否感到您现在活得很没有价值	是 / 否
13. 您觉得体力充沛吗	是 / 否
14. 您是否觉得您现在的处境没有希望	是 / 否
15. 您是否觉得大部分人比你过得更好	是 / 否
总分	

注：每一个答"是"为1分。0～5分为正常；5分以上提示抑郁。

附表9 患者健康问卷9项（PHQ-9）

在过去的2周内，您多久被下列问题烦扰1次？	无	几天	一半以上天数	几乎每天
1. 做事情没有兴趣或者乐趣	0	1	2	3
2. 情绪低落、沮丧或绝望	0	1	2	3
3. 入睡困难或易醒，或睡得太多	0	1	2	3
4. 感觉疲倦或缺乏精力	0	1	2	3
5. 食欲缺乏或暴饮暴食	0	1	2	3

续表

在过去的 2 周内，您多久被下列问题烦扰 1 次？	无	几天	一半以上天数	几乎每天
6. 感觉自己很差劲，或认为自己是个失败者，让自己或家人失望	0	1	2	3
7. 精神无法集中，如无法集中精力看报纸或电视	0	1	2	3
8. 言语或行动缓慢，或过多（别人能观察到）	0	1	2	3

如果有上述问题对您造成困扰，这些问题会对您做工作、处理家事或与别人相处造成多大困难？

没有困难□ 有些困难□ 非常困难 □极度困难□

注：初步诊断标准：在靠右侧的 2 列中至少有 4 个√（包括问题 1 和 2），则怀疑为抑郁性疾病。在靠右侧的 2 列至少有个√（其中一个为问题 1 或 2），怀疑为严重抑郁。在靠右侧的 2 列有 2 ~ 4 个√（其中的一个与问题 1 和 2 有关），怀疑为其他的部性疾病。

鉴于问卷是由患者自行完成，因此所有的答案必须由医生确认，并且确切的诊断是基于临床情况，要考虑到患者对于问卷理解程度以及患者提供的其他相关信息等。诊断严重抑郁或其他抑郁性疾病还需要有社交、职业或其他重要方面的功能感受并除外失去亲人的哀丧、躁狂疾病史（双向性情感障碍）、躯体疾病、使用药物的影响或其他能够引起抑郁症状的药物。

总分解读如下：0 ~ 4 分表示抑郁严重程度为无；5 ~ 9 分表示抑郁严重程度为轻度；10 ~ 14 分表示抑郁严重程度为中度；15 ~ 19 表示抑郁严重程度为中重度；20 ~ 27 分表示抑郁严重程度为严重。

附表10　膀胱过度活动症评分表

问题	症状	频率次数 / 次	评分 / 分（请在此栏划"√"）
1.白天排尿次数	从早晨起床到晚上入睡的时间内，小便的次数是多少？	≤ 7	0
2.夜间排尿次数	从晚上入睡到早晨起床的时间内，因为小便起床的次数是多少？	8 ~ 14	1
		≥ 15	2
		0	0
		1	1
		2	2
		≥ 3	3
3.尿急	是否有突然想要小便，同时难以忍受的现象发生？	无	0
		每周 < 1	1
		每周 ≥ 1	2
		每日 = 1	3
		每日 = 2 ~ 4	4

问题	症状	频率次数 / 次	评分 / 分（请在此栏划 "√"）
		每日 ≥ 5	5
4.急迫性尿失禁	是否有突然想要小便，同时无法忍受并出现尿失禁的现象？	无	0
		每周 < 1	1
		每周 ≥ 1	2
		每日 = 1	3
		每日 = 2 ~ 4	4
		每日 ≥ 5	5

附表11　微营养评定简表（MNA–SF）

A	既往 3 个月内是否因食欲下降、咀嚼或吞咽等消化问题导致食物摄入减少
	0 ＝严重的食量减少
	1 ＝中等程度食量减少
	2 ＝食量减少
B	3 个月内体重是否减轻
	0 ＝减轻超过 3kg
	1 ＝不知道
	2 ＝减轻 1 ~ 3kg
	3 ＝无体重下降
C	活动情况如何
	0 ＝卧床或长期坐着
	1 ＝能离床或椅子，但不能出门
	2 ＝能独立外出
D	活动情况如何
	0 ＝是
	1 ＝否
E	有无神经心理问题
	0＝严重痴呆或抑郁
	1 ＝轻度痴呆
	2 ＝无心理问题
F1	BMI(kg/m²) 是多少
	0 ＝小于 19
	1 ＝ 19 — 21
	2 ＝ 21 ~ 23
	3 ＝大于或等于 23

F2	小腿围 CC（cm）是多少	
	0–CC＜31cm	
	3–CC≥31cm	
总分	筛查分值（14分）	

注：1. 由于老年患者的特殊性，常存在不易测得 BMI 的情况，如卧床或昏迷患者，可用小腿围代替。具体测量方法如下：卷起裤腿，露出左侧小腿，取仰卧位，左膝弯曲90°，测量最宽的部位，记录值需精确至0.1cm，重复测量3次，取平均值，误差应在0.5cm 内。

2. 结果判定：评分≥12分，无营养不良风险；评分≤11分，可能存在营养不良，需要进一步进行 MNA 第二部分评估。

附表12　营养风险筛查2002（NRS2002）

项目	评分（分）
疾病状态	
·骨盆骨折或者慢性病患者合并有以下疾病：肝硬化、慢性阻塞性肺疾病、长期血液透析、糖尿病、一般恶性肿瘤	1
·腹部重大手术、卒中、重症肺炎、血液系统肿瘤	2
·颅脑损伤、骨髓抑制、APACHE＞10分的 ICU 患者	3
营养状况（单选）	
·正常营养状态	0
·3个月内体重减轻＞5% 或最近1个星期进食量（与需要量相比）减少20%～50%	1
·2个月内体重减轻＞5% 或 BMI 18.5～20.5kg/㎡ 或最近1个星期进食量（与需要量相比）减少50%～75%	2
·1个月内体重减轻＞5%（或3个月内减轻＞15%）或 BM1＜18.5kg/㎡（或血清白蛋白＜35g/L）或最近1个星期进食量（与需要量相比）减少75%～100%	3
年龄	
·≥70岁加算1分	1
总分	

注：1. APACHE 为急性生理学与慢性健康状况评分，ICU 为重症监护病房。

2. 结果判定及处理：总分≥3分表明患者有营养风险，需要制定营养支持计划；总分＜3分需要每周对患者进行评估；如果患者将进行大手术，则需要考虑预防性的营养干预计划，以避免相关的危险状态。

附表13 缓和医疗躯体状态评估量表（PPS）

水平/%	行动	活动及疾病证据	自我照顾能力	摄食能力	意识状态
100	正常	正常活动和工作 无疾病证据	正常	正常	正常
90	正常	正常活动和工作 有一些疾病证据	正常	正常	正常
80	正常	正常活动稍勉强 有一些疾病证据	正常	正常或减少	正常
70	下降	不能正常工作 有确切疾病	正常	正常或减少	正常
60	减少	不能做喜爱的活动或家务 有确切疾病	偶尔需要帮助	正常或减少	正常或意识错乱
50	大部分时间坐位或卧床	不能做任何工作 有多种疾病	需要很大帮助	正常或减少	正常或意识错乱
40	大部分时间卧床	无法进行大部分活动 有多种疾病	绝大部分需要帮助	正常或减少	正常或嗜睡±意识错乱
30	完全卧床	不能做任何活动	完全需要照护	减少	正常或嗜睡±意识错乱
20	完全卧床	有多种疾病 不能做任何活动 有多种疾病	完全需要照护	少量、啜饮	正常或嗜睡±意识错乱
10	完全卧床	不能做任何活动 有多种疾病	完全需要照护	只有口腔护理	嗜睡或昏迷±意识错乱
0	死亡	-	-	-	-

注：先从左二"行动"列找到符合的情况，然后再向同一行的右侧逐次比对，如右侧列中，同一行下方有符合的情况，则下移至该行，然后再向右侧逐次比对，直至最后一列，最后所对应的行的分数为最终得分。此表评估自然状态下的情况，而非医疗支持（如管饲）状态下的情况。

附录 2　Beers 标准

表1　老年患者不适当药物（PIM）

Tab 1 The inappropriate medication for elder

器官系统 / 治疗类别 / 药品	原因	建议
抗胆碱能药物		
第一代抗组胺剂：赛庚啶、茶苯海明、苯海拉明（口服）、羟嗪、异丙嗪、曲普利啶	高抗胆碱能；老年人消除减少，药物作为催眠使用时产生耐受；混乱、口干、便秘和其他抗胆碱作用或毒性的风险。急性治疗严重过敏反应的情况下使用的苯海拉明，可以是适当的	避免
抗帕金森病药：苯海索	不推荐用于抗精神病药物引起的锥体外系反应。有更有效的可用于治疗帕金森病的药物	避免
解痉药物：阿托品（不包括眼用）、颠茄、东莨菪碱	高抗胆碱能，不确定的有效性	避免
抗血栓药		
双嘧达莫（口服短效，不适用于与阿司匹林的缓释组合）	可能导致体位性低血压，有更有效的替代药物 注射制剂可用于心脏负荷试验	避免
抗感染药物		
呋喃妥因	潜在的肺毒性、肝毒性和周围神经病变，尤其避免用于肌酐清除率是长期使用；有更有效的替代药物	Crcl < 30ml/m/min 的患者或者作为长期抑制细菌使用
外围 α1 受体拮抗剂：多沙唑嗪、哌唑嗪、特拉唑嗪	高体位性低血压的风险；不推荐作为常规治疗高血压；替代剂具有优越的风险 – 效益平衡	避免
中央 α 受体拮抗剂（可乐定、甲基多巴、利舍平（> 0.1mg/d）	高中枢神经系统的不良影响风险；可能会引起心动过缓和体位性低血压；不建议作为常规治疗高血压	避免可乐定作为一线降压药物；避免其他列出的药物
丙吡胺	强负正性肌力药物，老年患者使用可能诱发心脏衰竭；强抗胆碱能；应首选其他抗心律失常药物	避免

器官系统/治疗类别/药品	原因	建议
决奈达隆	永久性房颤或严重的或最近失代偿期心脏衰竭 患者预后差	避免使用
地高辛	不应该被用作一线房颤治疗药物，可能是与死亡率升高有关。增加心脏衰竭患者住院的风险，并可能与老年人心脏衰竭死亡率增加相关联	避免作为一线房颤或心脏衰竭治疗药物，如果使用的话，剂量不应大于0.125mg
速释硝苯地平	潜在的低血压；导致心肌缺血的风险	避免
胺碘酮	胺碘酮可有效维持窦性心律，但比房颤中使用的其他抗心律失常药物毒性较大；对同时合并有心脏衰竭或显著左心室肥厚患者可能是合理的一线治疗药物（如果优选心律控制）	避免胺碘酮作为一线治疗心房纤维性颤动，除非患者有心脏衰竭或显著左心室肥厚
中枢神经系统		
抗抑郁药，单独或组合：阿米替林、氯米帕明、多塞平>6mg/d、丙咪嗪、帕罗西汀	高抗胆碱活性，导致镇静、体位性低血压。低剂量多塞平（≤6mg/d）安全性与对照组相当	避免
传统及非典型抗精神病药	增加痴呆患者的脑血管意外、认知能力更大幅度下降及死亡风险。避免用于痴呆或错乱患者的行为异常问题，除非非药物治疗失败，同时患者对自己或他人造成威胁	避免使用，除了用于精神分裂症双相情感障碍或短期化疗期间止吐
巴比妥类药物：异戊巴比妥、戊巴比妥、苯巴比妥、司可巴比妥	高比率身体依赖性。易产生耐药性，低剂量时更大的中毒风险	避免
短效和中效作用苯二氮䓬：阿普唑仑、艾司唑仑、劳拉西泮、奥沙西泮、三唑仑	老年人对药物更敏感和降低长效制剂的代谢；一般情况下，所有的苯二氮䓬类在老年人增加认知功能障碍、谵妄、跌倒、骨折和机动车辆事故风险	避免
长效作用苯二氮䓬：地西泮、氟西泮	可能适用于以下情况：癫痫、快动眼睡眠障碍、苯二氮䓬类戒断、酒精戒断、严重广泛性焦虑障碍、围术期麻醉	避免
非苯二氮䓬-苯二氮䓬受体激动剂催眠药：右佐匹克隆、唑吡坦、扎来普隆	副作用类似于苯二氮䓬；增加急诊和住院；机动车事故；微弱改进睡眠潜伏期和持续时间	避免
内分泌系统		

器官系统/治疗类别/药品	原因	建议
雄激素：甲睾酮、睾酮	潜在心脏不良反应，禁用于前列腺癌患者	避免使用，除非用于确诊的性腺机能减退有症状患者
雌激素联合或不联合孕激素	潜在致癌性（乳腺和子宫内膜）；缺乏在老年患者心肌和认知保护作用。证据表明，阴道雌激素对阴道干燥的治疗是安全和有效的；对非激素治疗无反应乳腺癌病史女性应该与医师讨论低剂量的阴道雌激素（雌二醇剂量　每周两次）风险和益处	避免口服和外用贴剂。阴道霜剂或片剂：可以使用低剂量的阴道内雌激素治疗性交困难、下泌尿道感染和其他阴道症状
生长激素	对身体成分的影响较小，可导致水肿、关节痛、腕管相关综合征、男性乳房发育，空腹、血糖受损	避免使用。除非用于垂体腺体摘除后的荷尔蒙替代治疗
胰岛素，滑动剂量	在任何护理环境没有改善高血糖的管理，高低血糖风险（指缺乏基础或长效胰岛素，仅单独使用短效或速效胰岛素来管理或避免高血糖）；不适用于基础胰岛素滴定或与预定的胰岛素结合使用的附加的短效或速效胰岛素（即，校正胰岛素）	避免
甲地孕酮	对体重影响较小，在老年患者中增加血栓风险和可能导致死亡	避免
胃肠道系统用药		
甲氧氯普胺	可引起锥体外系反应，包括迟发性运动障碍，老年身体虚弱患者使用风险更大，潜在抽吸不利影响；有更安全的选择	避免使用，除非胃轻瘫
矿物油，口服	潜在抽吸不利影响；有更安全的选择	避免
质子泵抑制剂	艰难梭菌感染和骨折的风险	避免服药＞8周除非对于高危患者（如口服糖皮质激素或长期使用 NSAID）、糜烂性食管炎、巴雷特食管炎、病理性分泌过多疾病或用于证明需要的维持治疗（例如，由于停药失败试验或 H2 受体拮抗剂治疗失败）
止痛药物		

续表

器官系统 / 治疗类别 / 药品	原因	建议
哌替啶	常规剂量的口服制剂镇痛效果不佳；与其他阿片类药相比有更多神经毒性，包括谵妄；有更安全的选择药物	避免，特别是慢性肾病的患者
非环氧合酶选择性 NSAIDs 类药物（口服）：阿司匹林＞325mg/d、双氯芬酸、布洛芬、美洛昔康、酮洛芬、吡罗昔康、舒林酸	高危人群使用增加胃肠道出血或消化道溃疡病风险，包括那些年龄＞75 岁或服用口服或注射皮质类固醇、抗凝血剂或抗血小板药物；使用质子泵抑制剂或米索前列醇可减少但不能消除风险。NSAIDs 引起的上消化道溃疡、出血总值或穿孔发生在治疗 3-6 个月约 1% 患者，治疗 1 年 2%～4% 的患者；这些趋势随更长的使用时间而继续	避免长期使用，除非其他的选择都无效同时病人可以服用胃保护制剂（质子泵抑制剂或米索前列醇）
吲哚美辛	比其他 NSAID 更有可能导致中枢神经系统的不良影响。在所有的 NSAID 药物中，吲哚美辛具有最不利的影响	避免
酮咯酸，包括肠外制剂	老年患者胃肠道出血、消化性溃疡和急性肾损伤的风险增加	
骼肌松弛剂：氯唑沙宗	大多数的肌肉松弛剂耐受性差，有些有抗胆碱能不利影响，镇静，增加骨折风险。老年人中可可耐受的剂量的有效性尚不确定	避免
泌尿生殖系统：去氨加压	高低钠血症的风险；有其他更安全的替代疗法	避免用于治疗夜尿或夜间多尿

表2　老年患者与疾病状态相关的潜在不适当药物

Tab 2 The inappropriate medication which associated with disease status

疾病	药物	理由	建议
		心血管系统	
心力衰竭	NSAIDs 和 COX-2 抑制剂；非二氢吡啶类钙通道阻滞剂（地尔硫䓬、维拉帕米）只有在射血分数降低的心脏衰竭患者避免使用；噻唑（吡格列酮、罗格列酮）；西洛他唑；决奈达隆（严重或最近失代偿性心脏衰竭）	潜在促进体液潴留并加剧心脏衰竭	避免

疾病	药物	理由	建议
晕厥	胆碱酯酶抑制剂；外周体拮抗剂（多沙唑嗪、哌唑嗪、特拉唑嗪）；叔胺类抗抑郁药；氯丙嗪；硫利达嗪；奥氮平	增加体位性低血压或心动过缓的风险	避免
慢性癫痫或发作	安非他酮、氯丙嗪、氯氮平、马普替林、奥氮平、硫利达嗪、曲马多	降低癫痫发作阈值；可以用于那些对替代药物治疗无效和癫痫发作良好控制的患者	避免
谵妄	抗胆碱能药物（见表6）、抗精神病药物、苯二氮䓬、氯丙嗪、皮质类固醇、受体拮抗 H_2 剂（西咪替丁、法莫替丁、雷尼替丁）、哌替啶、镇静催眠药	避免在老年人有谵妄或处于谵妄高风险患者使用，因为可诱导或加重谵妄。避免对存在行为问题的痴呆或精神错乱老年患者使用抗精神病药物，除非非药物疗法（例如，行为干预）无效或者患者对自己或他人造成显著威胁伤害。抗精神病药物与老年痴呆症患者的脑血管意外（中风）和死亡风险相关联	避免
痴呆或认知障碍	抗胆碱能药物（见表6）、苯二氮䓬、H_2 受体拮抗剂、非苯二氮䓬－苯二氮䓬受体激动剂催眠药（右佐匹克隆、唑吡坦和扎来普隆）、抗精神病药（慢性和按需使用）	CNS 不利影响；避免对痴呆或精神错乱老年患者行为问题使用抗精神病药物，除非非药物疗法（例如，行为干预）无效或者患者对自己或他人造成显著威胁伤害。抗精神病药物与老年痴呆症患者的脑血管意外（中风）和死亡风险相关联	避免
跌倒或骨折史	抗惊厥药、抗精神病药、苯二氮䓬、非苯二氮䓬－苯二氮䓬受体激动剂催眠药（右佐匹克隆、扎来普隆、唑吡坦）、抗抑郁药、SSRI 类药物、阿片类药物	可能引起共济失调，受损的精神运动功能，晕厥，额外的跌倒；短效苯二氮䓬并不比长效的药物更安全。如果必须使用其中一种药物，考率减少使用其他可增加跌倒和骨折风险的 CNS 活性药物（即抗惊厥药、阿片受体激动剂、抗精神病药、抗抑郁药、苯二氮䓬受体激动剂和其他镇静催眠药），同时采取其他策略以减少跌倒危险	避免，除非更安全的替代疗法不可用；避免使用抗癫痫药除非用于治疗癫痫和情绪障碍。避免使用于由于最近的骨折或关节置换疼痛治疗
失眠	口服减充血剂（伪麻黄碱）、兴奋剂（安非他明、哌甲酯）、茶碱、咖啡因	多巴胺受体拮抗剂可潜在恶化帕金森病的症状。喹硫平、阿立哌唑和氯氮平不太可能恶化帕金森病	避免
帕金森病	所有抗精神病药物（除阿立哌唑、喹硫平、氯氮平）、止吐剂（甲氧氯普胺、异丙嗪）		

续表

疾病	药物	理由	建议
胃或十二指肠溃疡史	阿司匹林（>325mg/d）非COX-2选择性NSAID	可能会加剧现有的溃疡或引起新的或额外的溃疡	避免，除非其他的选择都无效同时病人可以服用胃保护制剂（质子泵抑制剂或米索前列醇）
		肾脏和泌尿道	
慢性肾脏疾病IV级以上（肌酐清除率<30ml/min)	NSAIDs（非COX和COX-选择性，口服和注射制剂）	可以增加急性肾损伤和肾功能进一步衰退的风险	避免
妇女尿失禁（所有类型）	口服和透皮雌激素（不包括阴道内雌激素），外围受体拮抗剂（多沙唑嗪、哌唑嗪和特拉唑嗪）	加重尿失禁	老年妇女避免
泌尿道症状，良性前列腺增生	强抗胆碱能药物，除了用于治疗尿失禁的抗毒蕈碱药物（见表6)	可能会降低尿流并造成尿潴留	老年男性避免
	抗惊厥药、抗精神病药、苯二氮䓬、非苯二氮䓬-苯二氮䓬精神运动功能，晕厥，额外受体激动剂催眠药（右佐匹克隆、扎来普隆、唑吡坦）、抗抑郁药、SSRI类药物、阿片类药物	可能引起共济失调受损的跌倒；短效苯二氮䓬并不比长效的药物更安全。如果必须使用其中一种药物，考率减少使用其他可增加跌倒和骨折风险的CNS活性药物	避免，除非更安全的替代疗法不可用；避免使用抗癫痫药除非用于治疗癫痫和情绪障碍。避免使用于由于最近的骨折或关节置换疼痛治疗
跌倒或骨折史		（即抗惊厥药、阿片受体激动剂、抗精神病药、抗抑郁药、苯二氮䓬受体激动剂和其他镇静催眠药），同时采取其他策略以减少跌倒危险	
失眠	口服减充血剂（伪麻黄碱）、兴奋剂（安非他明、哌甲酯）、茶碱、咖啡因	CNS刺激作用	避免
帕金森病	所有抗精神病药物（除阿立哌唑、喹硫平、氯氮平）、止吐剂（甲氧氯普胺、异丙嗪）	多巴胺受体拮抗剂可潜在恶化帕金森病的症状。喹硫平、阿立哌唑和氯氮平不太可能恶化帕金森病	避免
		胃肠道系统	

疾病	药物	理由	建议
胃或十二指肠溃疡史	阿司匹林（>325mg/d）非COX-2选择性NSAID	可能会加剧现有的溃疡或引起新的或额外的溃疡	避免，除非其他的选择都无效同时病人可以服用胃保护制剂（质子泵抑制剂或米索前列醇）
		肾脏和泌尿道	
慢性肾脏疾病IV级以上（肌酐清除率<30ml/min)	NSAIDs（非COX和COX-选择性，口服和注射制剂）	可以增加急性肾损伤和肾功能进一步衰退的风险	避免
妇女尿失禁（所有类型）	口服和透皮雌激素（不包括阴道内雌激素），外围受体拮抗剂（多沙唑嗪、哌唑嗪和特拉唑嗪）	加重尿失禁	老年妇女避免
下泌尿道症状，良性前列腺增生	强抗胆碱能药物，除了用于治疗尿失禁的抗毒蕈碱药物（见表6）	可能会降低尿流并造成尿潴留	老年男性避免

表3　老年患者应慎用的潜在不适当药物

Tab 3 The potential inappropriate medicine that the elder should pay attention

药物	理由	建议
阿司匹林用于心血管事件的一级预防	≥80岁老年人使用缺乏利益与风险的证据	≥80岁患者慎用
达比加群	与华法林相比胃肠道出血风险增加，比率在≥75岁的老年人高于其他新型口服抗凝药物；对肌酐清除率<30mL/min患者缺乏有效性和安全性的证据	≥75岁和肌酐清除率<30mL/min患者慎用
普拉格雷	在老年人出血风险增加；最高风险的老年人（例如，那些有心肌梗死病史或糖尿病）获益可能会抵消风险	≥75岁患者慎用
抗精神病药、利尿剂、卡马西平、卡铂、环磷酰胺、顺铂、米氮平、奥卡西平、SNRLs类药物、SSRI类药物、三环类抗抑郁药、长春新碱	可能会加剧或引起抗利尿激素分泌或低钠综合征；老年患者起始或改变剂量时密切监测血钠水平	慎用
血管扩张剂	有晕厥史患者可能会加剧晕厥发作	慎用

表4　在老年人应避免的非抗感染药物相互作用

Tab 4 The potential interactions of non–anti infectiousdrugsthat elder should avoid

药物和种类	相互作用药物	风险理由	建议
ACEI	阿米洛利或氨苯蝶啶	增加高钾血症的风险	避免日常使用；患者服用 ACEI 出现低钾血症时使用
抗胆碱能药物	抗胆碱能药物	增加认知能力下降的风险	避免，尽量减少抗胆碱药物的数量
抗抑郁药（如三环类和 SSRI）	两个或更多个 CNS 药物	增加跌倒的风险	避免 3 个或更多的 CNS 药物，减少 CNS 药物的数量
抗精神病药	两个或更多个 CNS 药物	增加跌倒的风险	避免 3 个或更多的 CNS 药物，减少 CNS 药物的数量
苯二氮䓬和非苯二氮䓬 – 苯二氮䓬受体激动剂催眠药	两个或更多个 CNS 药物	增加跌倒 / 骨折的风险	避免 3 个或更多的 CNS 药物，减少 CNS 药物的数量
皮质类固醇（口服或肠外制剂）	NSAIDs	增加消化性溃疡疾病 / 胃肠道出血的风险	避免；如果没有可能，提供胃肠道保护
锂	ACEI/ 袢利尿剂	增加锂毒性风险	避免，监测锂浓度
阿片受体激动剂镇痛药	两个或更多个 CNS 药物	增加跌倒的风险	避免 3 个或更多的 CNS 药物，减少 CNS 药物的数量
外周 α_1 受体拮抗剂	袢利尿剂	增加老年妇女的尿失禁风险	老年妇女避免使用，除非疾病状况需要同时使用两种药物
茶碱	西咪替丁	增加茶碱中毒的风险	避免
华法林	胺碘酮 /NSAIDs	增加出血风险	在可能的情况下避免使用；密切监测 INR

表5　老年患者基于肾功能应尽可能避免或减少剂量的非抗感染药物

Tab 5 Based on the renal function. the elder should reduce the dosage or avoid use of non–anti infectious drugs

药物种类和药物	需做改变的 CrCl（mL/min）阈值	理由	建议
心血管或凝血			
阿米洛利	＜ 30	增加钾和减少钠	避免
阿哌沙班	＜ 25	增加出血风险	避免
达比加群	＜ 30	增加出血风险	避免
依度沙班	30–50	增加出血风险	降低剂量
依度沙班	＜ 30 或＞ 95		避免
依诺肝素	＜ 30	增加出血风险	降低剂量

药物种类和药物	需做改变的CrCl（mL/min）阈值	理由	建议
磺达肝癸钠	< 30	增加出血风险	避免
利伐沙班	30–50	增加出血风险	降低剂量
利伐沙班	< 30		避免
螺内酯	< 30	增加钾	避免
氨苯蝶啶	< 30	增加钾和减少钠	避免
中枢神经系统和止痛药			
度洛西汀	< 30	增加胃肠道不良反应（恶心、腹泻）	避免
加巴喷丁	< 60	CNS不良影响	降低剂量
左乙拉西坦	< 80	CNS不良影响	降低剂量
普瑞巴林	< 60	CNS不良影响	降低剂量
曲马多	< 30	CNS不良影响	速释：减少剂量 延释：避免
胃肠道系统			
西咪替丁	< 50	精神状态的改变	降低剂量
法莫替丁	< 50	精神状态的改变	降低剂量
尼扎替丁	< 50	精神状态的改变	降低剂量
雷尼替丁	< 50	精神状态的改变	降低剂量
高尿酸血症			
秋水仙碱	< 30	胃肠道、神经肌肉和骨髓毒性	减少剂量；监测不利影响
丙磺舒	< 30	丧失疗效	避免

表6　具有强抗胆碱能的药物

Tab 6 Drugs with strong anticholinergic effects

药物分类	具体药物
抗组胺药	赛庚啶、茶苯海明、苯海拉明（口服）、羟嗪、曲普利啶
抗帕金森病药	苯海索
骨骼肌松弛剂	环苯扎林
抗抑郁药	阿米替林、氯米帕明、多塞平（> 6mg）、丙咪嗪、帕罗西汀
抗精神病药	氯丙嗪、氯氮平、奥氮平、奋乃静、硫利达嗪、三氟拉嗪
抗心律失常	丙吡胺
抗毒蕈碱（尿失禁）	黄酮哌酯、托特罗定
解痉药	阿托品（不包括眼用）、颠茄、后马托品（不包括眼用）、普鲁本辛、东莨菪碱（不包括眼用）

附录3 老年人处方遗漏筛查工具
（START 标准 2014 版）

对于年龄 ≥ 65 岁的老年人，在下列情形之下应考虑予以相关药物治疗（存在禁忌证者除外）：

心血管系统

1. 慢性房颤患者接受维生素 K 拮抗剂或直接凝血酶抑制剂或 Xa 因子抑制剂的治疗

2. 对维生素 K 拮抗剂或直接凝血酶抑制剂或 Xa 因子抑制剂存在禁忌的慢性房颤患者接受阿司匹林（75 ~ 160mg，1 次 / 日）的治疗

3. 具有冠状动脉、脑血管或外周血管疾病病史的患者接受抗血小板治疗（阿司匹林或氯吡格雷或普拉格雷或替格瑞洛）

4. 收缩压持续 > 160mmHg 和（或）舒张压持续 > 90mmHg 接受抗高血压治疗；如果是糖尿病患者，收缩压 > 140mmHg 和（或）舒张压 > 90mmHg 接受抗高血压治疗

5. 具有冠状动脉、脑血管或外周血管疾病病史的患者接受他汀类药物的治疗，除非患者处于临终期或者年龄 > 85 岁

6. 具有收缩性心力衰竭和（或）冠状动脉疾病病史的患者使用血管紧张素转化酶（ACE）抑制剂。

7. 缺血性心脏病患者服用 β 受体拮抗药

8. 稳定型的收缩性心力衰竭患者接受合适的 β 受体拮抗药（比索洛尔、奈必洛尔、美托洛尔或卡维地洛）

呼吸系统

1. 轻 – 中度哮喘或 COPD 患者规律使用吸入的 β$_2$ 受体激动剂或抗胆碱类支气管扩张剂（例如异丙托溴铵、噻托溴铵）

2. 中 – 重度哮喘或 COPD 患者常规吸入糖皮质激素类药物，其中 FEV1 < 50% 的预测值，并且反复急性加重的患者需要口服糖皮质激素治疗

3. 慢性低氧血症（即 PaO$_2$ < 8.0kPa 或 60mml，或 SaO$_2$ < 89%）病史的患者接受家庭持续氧疗

中枢神经系统和眼

1. 原发性帕金森病伴有功能障碍和残疾者接受左旋多巴（L–dopa）或多巴胺受体激动剂的治疗

2. 持续性重度抑郁症状患者接受非三环类（non–TCA）抗抑郁药物的治疗

3. 轻 – 中度阿尔茨海默症痴呆或路易体痴呆（卡巴拉汀）患者使用乙酰胆碱酯酶抑制剂（例如多奈哌齐、卡巴拉汀、加兰他敏）

4. 原发性开角型青光眼患者局部使用前列腺素、前列腺酰胺或 β 受体拮抗药

5. 持续的严重焦虑患者，影响独立功能的，接受选择性 5– 羟色胺再摄取抑制剂（如果 SSRI 禁忌，使用 SNRI 或普瑞巴林）

6. 排除了铁缺乏和严重肾衰竭的情况下，多巴胺激动剂（罗匹尼罗或普拉克索或罗替戈汀）用于不宁腿综合征的治疗

胃肠道系统

1. 严重的胃食管反流病或需要扩张手术治疗的消化道狭窄患者接受质子泵抑制剂的治疗

2. 憩室病且有便秘病史的患者接受纤维补充剂的治疗（例如麸皮、卵叶车前草、甲基纤维素、苹婆）

肌肉骨骼系统

1. 活动性、致残性风湿病患者接受缓解病情的抗风湿药物治疗（DMARD）

2. 长期全身性使用糖皮质激素治疗的患者接受双膦酸盐、维生素 D 和钙剂的治疗

3. 已知的骨质疏松症和（或）先前的脆性骨折和（或）多点骨密度 T 值 < −2.5 的患者接受维生素 D 和钙剂的补充治疗

4. 在没有药物或临床禁忌存在（多点骨密度 T 值 < −2.5）和（或）脆性骨折史的情况下，骨质疏松症病史患者接受骨抗再吸收或合成代谢的治疗（例如双膦酸盐、雷奈酸锶、特立帕肽、地诺单抗）

5. 居家不出或经历跌倒或骨质减少的老年人（多点骨密度 T 值 < −1.0 但 −2.5）接受维生素 D 补充剂的治疗

6. 具有痛风复发史的患者使用黄嘌呤氧化酶抑制剂（例如别嘌醇、非布索坦）

7. 服用甲氨蝶呤的患者补充叶酸

内分泌系统

具有肾脏疾病证据的糖尿病患者，即具有或不具有血清生化肾损伤的试纸蛋白尿或微量白蛋白尿（＞30mg/24h），使用 ACEI 或 ARB（如果 ACEI 不耐受）

泌尿生殖系统

1. 不需要前列腺切除术的症状性前列腺疾病患者接受 α1 受体拮抗药的治疗

2. 不需要前列腺切除术的症状性前列腺疾病患者接受 5a− 还原酶抑制剂的治疗

3. 症状性萎缩性阴道炎局部使用阴道雌激素或阴道雌激素栓剂

止痛药

1. 当对乙酰氨基酚、NSAID 或弱阿片类药物不适合于疼痛严重程度或已经无效时，中 – 重度疼痛患者使用强效阿片类药物

2. 定期接受阿片类药物的患者服用缓泻剂

疫苗

1. 每年接种季节性三价流感疫苗

2. 根据国家指南，65 岁后至少接种 1 次肺炎链球菌疫苗

附录 4 老年人潜在不合理处方筛查工具
（STOPP 标准 2014 版）

对于年龄 ≥ 65 岁的老年人，以下药物处方是潜在不适当处方：

关于药物的适应证

1. 使用药物而无基于循证的临床指征

2. 当疗程有明确规定时，超疗程使用药物

3. 同类药物重复使用，如同时使用两种非甾体抗炎药、选择性 5- 羟色胺再摄取抑制剂、袢利尿药、血管紧张素转化酶抑制剂、抗凝药等（应先将单类药物单药治疗疗效进行优化，再考虑加用其他药物）

心血管系统用药

1. 地高辛用于心室收缩功能正常的心力衰竭患者（目前无明确证据显示可获益）

2. 地尔硫䓬或维拉帕米用于纽约心功能分级（NYHA）III 或 IV 级的心力衰竭患者（可能加重心力衰竭）

3. β 受体拮抗药与维拉帕米或地尔硫䓬联用（存在心脏传导阻滞的风险）。

4. β 受体拮抗药用于心动过缓（＜ 50 次 / 分）、二型房室传导阻滞或完全性房室传导阻滞（存在完全性房室传导阻滞和心脏停搏的风险）

5. 胺碘酮作为室上性心律失常的一线用药（不良反应的发生风险高于 β 受体拮抗药、地高辛、维拉帕米或地尔硫䓬）

6. 袢利尿药作为高血压的一线用药（有更安全、有效的药物可供选择）

7. 袢利尿药用于无心力衰竭、肝衰竭、肾病综合征或肾衰竭的临床症状、生化或影像学证据的伴随性踝部水肿（dependent ankle oedema）（抬高患肢或使用弹力袜通常更适合）

8. 噻嗪类利尿药用于显著低血钾（血清 K^+ ＜ 3.0mmol/L）、低血钠（血清 Na^+ ＜ 3.0mmol/L）、高血钙（校正血清钙＞ 2.65mmol/L）或有痛风病史的患者（可加重低血钾、低血钠、高血钙和痛风）

9. 袢利尿药用于高血压伴尿失禁的患者（可能加重尿失禁）

10. 使用中枢性降压药（例如甲基多巴、可乐定、莫索尼定、雷美尼定、胍法辛），除非其他降压药无效或不耐受（老年人对中枢性降压药的耐受性普遍较年轻人差）

11. 血管紧张素转化酶抑制剂（ACEI）或者血管紧张素 II 受体拮抗剂（ARB）用于高钾血症患者

12. 醛固酮拮抗剂（如螺内酯、依普利酮）和其他保钾药物（如 ACEIs、ARBs、阿米洛利、氨苯蝶啶）联用时未监测血钾（存在高血钾风险，如血钾＞ 6.0mmol/L，需定期检测血钾，至少每 6 个月 1 次）

13. 磷酸二酯酶 -5 抑制剂（如西地那非、他达拉非、伐地那非）用于以低血压（收缩压＜ 90mmHg）（1mmHg = 0.133kPa）为特征的严重心力衰竭患者，或者与硝酸盐类制剂一同用于治疗心绞痛严重威胁生命的低血压或休克的风险）

抗血小板和抗凝药物

1. 长期使用＞ 160mg/d 的阿司匹林（增加出血风险，无增加疗效的证据）

2. 有消化性溃疡病史的患者使用阿司匹林时未给予质子泵抑制剂（PPI）（存在消化性溃疡复发的风险）

3. 阿司匹林、双嘧达莫、维生素 K 抑制剂、直接凝血酶抑制剂或 Xa 因子抑制剂用于伴显著出血风险的患者，如存在控制不佳的重度高血压、出血倾向或近期较重的自发性出血的患者（存在较高的出血风险）

4. 阿司匹林加氯吡格雷作为脑卒中的二级预防，以下情况除外：患者在之前的 12 个月内植入过冠状动脉支架，或并发急性冠脉综合征，或有重度的症状性颈动脉狭窄（尚无证据显示优于氯吡格雷单一疗法）

5. 阿司匹林联合维生素 K 抑制剂、直接凝血酶抑制剂或 Xa 因子抑制剂用于慢性房颤（比起单用阿司匹林不增加获益）

6. 抗血小板药物联合维生素 K 抑制剂、直接凝血酶抑制剂或 Xa 因子抑制剂用于有稳定的冠状动脉、脑血管或外周动脉疾病的患者（两药联合不增加获益）

7. 在任何情形下使用噻氯匹定（氯吡格雷和普拉格雷的疗效与之相似，但证据更强、不良反应更小）

8. 首诊且无持续促发危险因素（如血栓形成倾向）的深静脉血栓形成患者使用维生素 K 抑制剂、直接凝血酶抑制剂或 Xa 因子抑制剂超过 6 个月（无增加获益的证据）

9. 首诊且无持续促发危险因素（如血栓形成倾向）的肺栓塞患者使用维生素 K 抑制剂、直接凝血酶抑制剂或 Xa 因子抑制剂超过 12 个月（无增加获益的证据）

10. 非甾体抗炎药（NSAID）和维生素 K 抑制剂、直接凝血酶抑制剂或 Xa 因子抑制剂联合应用（存在胃肠道大出血的风险）

11. NSAID 和抗血小板药物联用时未预防性使用 PPI（增加消化性溃疡的风险）

中枢神经系统和精神药物

1. 三环类抗抑郁药（TCAs）用于痴呆、闭角型青光眼、心脏传导异常、前列腺疾病或有尿潴留史的患者（可加重这些疾病状态）

2. 将 TCAs 作为抗抑郁的一线治疗药物［TCAs 比起选择性 5- 羟色胺重摄取抑制剂（SSRIs）或选择性去甲肾上腺素重摄取抑制剂（SNRIs）有更多的不良反应］

3. 有中度抗毒蕈碱或抗胆碱能作用的抗精神病药物（氯丙嗪、氯氮平、氟奋乃静等）用于有前列腺病史或尿潴留史的患者（存在尿潴留的高风险）

4. SSRIs 用于目前或近期有低钠血症（血清 Na^+ < 130mmol/L）的患者（存在加重或诱发低钠血症的风险）

5. 苯二氮䓬类应用超过 4 周（更长疗程无指征；有造成长时间镇静、意识障碍、损害平衡能力、跌倒、发生交通事故的风险；所有苯二氮䓬类药物应用超过 4 周时停药应逐渐减量，因突然停药可能出现戒断综合征）

6. 抗精神病药物（喹硫平和氯氮平除外）用于帕金森病和路易体病患者（存在发生严重锥体外系症状的风险）

7. 抗胆碱能或抗毒蕈碱药物用于治疗抗精神病药物引起的锥体外系反应（有抗胆碱能毒性风险）

8. 抗胆碱能或抗毒蕈碱药物用于谵妄或痴呆患者（可加重认知损害）

9. 抗精神病药物用于痴呆的精神行为症状，除非症状严重或非药物治疗无效（增加脑卒中的风险）

10. 将抗精神病药物作为安眠药，除非失眠是由精神病或痴呆引起的（可致意识障碍、低血压、锥体外系症状和跌倒）

11. 胆碱酯酶抑制剂用于有持续性心动过缓史（＜60次/分）、心脏传导阻滞或反复出现不明原因晕厥的患者，或合用减慢心率的药物如 β 受体拮抗药、地高辛、地尔硫䓬、维拉帕米（存在心脏传导阻滞、晕厥和受伤的风险）

12. 将吩噻嗪类作为一线药物，因有更安全和有效的替代药物（吩噻嗪类有镇静作用，在老年人中有显著的抗胆碱毒性；以下情况除外：奋乃静用于呕吐、恶心、眩晕，氯丙嗪用于缓解持续的呃逆和左美丙嗪作为姑息性治疗的镇吐药）

13. 左旋多巴和多巴胺受体激动剂用于良性特发性震颤（无有效性证据）

14. 第一代抗组胺药物（更安全、低毒的药物已广泛应用）

泌尿系统用药

急性或慢性肾功能不全、肾小球滤过率估计值（eGFR）低于特定水平的老年人，以下用药为潜在不适当药：

1.eGFR＜30ml/（min·1.37m^2）时长期使用＞125μg/d 的地高辛（未进行血药浓度监测时有中毒风险）

2.eGFR＜30ml/（min·1.37m^2）时直接使用凝血酶抑制剂（如达比加群）（存在出血风险）

3.eGFR＜15ml/（min·1.37m^2）时使用 Xa 因子抑制剂（如利伐沙班、阿哌沙班）（存在出血风险）

4.eGFR＜50ml/（min·1.37m^2）时使用 NSAIDs（可致肾功能恶化）

5.eGFR＜10ml/（min·1.37m^2）时使用秋水仙碱（可致秋水仙碱毒性）

6.eGFR＜30ml/（min·1.37m^2）时使用二甲双胍（可致乳酸酸中毒）

消化系统用药

1. 奋乃静或甲氧氯普胺用于帕金森病患者（可加重帕金森症状）

2. 无并发症的消化性溃疡或糜烂性食管炎患者使用全剂量的 PPI 超过 8 周（应减低剂量或及早停药）

3. 在有替代药物的情况下，将易引起便秘的药物（如抗胆碱药物、口服铁剂、阿片类、维拉帕米、含铝抗酸剂）用于慢性便秘患者（加重便秘）

4. 口服铁元素＞200mg/d（如富马酸亚铁＞600mg/d、硫酸亚铁＞600mg/d、葡萄糖酸亚铁＞1800mg/d，无证据表明更大剂量可以增加铁的吸收）

呼吸系统用药

1. 茶碱作为慢性阻塞性肺疾病（COPD）的单药治疗药物（有更安全、有效的可选药物；治疗窗窄，容易导致不良反应）

2. 采用全身应用糖皮质激素而非吸入糖皮质激素作为中、重度 COPD 患者的维持治疗（吸入糖皮质激素有效时，应避免全身使用糖皮质激素所致的不良反应）

3. 抗毒蕈碱类支气管扩张剂（如异丙托溴铵、噻托溴铵）用于有闭角型青光眼（可能加重青光眼）或膀胱流出道梗阻史的患者（可能造成尿潴留）

4. 非选择性 β 受体拮抗药（无论口服或局部用于青光眼）用于有治疗需要的哮喘史的患者（增加支气管痉挛的风险）

5. 苯二氮䓬类药物用于急、慢性呼吸衰竭患者，即氧分压 $PaO_2 < 8.0kPa$ 和（或）二氧化碳分压 $PaCO_2 > 6.5kPa$ 加重呼吸衰竭的风险）

肌肉骨骼系统用药

1. 选用 NSAID 而非选择性环氧化酶 –2（COX–2）抑制剂用于有消化性溃疡史或消化道出血患者，除非联用 PPI 或 H_2 受体阻断药（可致消化性溃疡复发）

2. NSAID 用于重度高血压（可加重高血压）或严重心力衰竭患者（可加重心力衰竭）

3. 未试用对乙酰氨基酚的情况下长期用 NSAID（> 3 个月）缓解骨关节炎的疼痛（简单的镇痛药更可取，而且通常疗效相当）

4. 长期单用糖皮质激素（> 3 个月）治疗类风湿关节炎（存在全身应用糖皮质激素的不良反应风险）

5. 糖皮质激素（单纯骨关节痛患者周期性关节内注射时除外）用于骨关节炎（存在全身应用糖皮质激素的不良反应风险）

6. 无黄嘌呤氧化酶抑制剂（如别嘌醇、非布司他）使用禁忌证时，长期（3 个月）将 NSAID 或秋水仙碱用于痛风（黄嘌呤氧化酶抑制剂是预防痛风发作的首选药物）

7. 选择性 COX–2 抑制剂用于合并心血管疾病的患者（增加心肌梗死和脑卒中的风险）

8. NSAID 和糖皮质激素合用时，未预防性使用 PPI（增加消化性溃疡的风险）

9. 口服双膦酸盐用于近期或现有上消化道疾病（如吞咽困难、食管炎、胃炎、十二指肠炎或消化性溃疡、上消化道出血）的患者（可致以上疾病复发或加重）

泌尿生殖系统用药

1. 抗毒蕈碱药物用于痴呆或慢性认知功能损害（增强意识障碍、躁动的风险）或闭角型青光眼（青光眼急性加重的风险）或慢性前列腺疾病（尿潴留的风险）

2. 选择性 α 受体拮抗药用于直立性低血压或排尿性晕厥的患者（可致反复晕厥）

内分泌系统用药

1. 长效磺脲类（格列本脲、氯磺丙脲、格列苯脲）用于 2 型糖尿病（可致持续性低血糖）

2. 噻唑烷二酮（吡格列酮、罗格列酮）用于心力衰竭患者（可使心力衰竭恶化）

3. β 受体拮抗药用于频繁发生低血糖事件的糖尿病患者（掩盖低血糖症状）

4. 有乳腺癌或静脉血栓栓塞史者使用雌激素（增加复发风险）

5. 子宫完整的患者在不补充孕激素的情况下口服雌激素（存在子宫内膜癌的风险）

6. 雄性激素用于无原发性或继发性性腺功能减退的患者（雄性激素的毒性；除治疗性腺功能减退外，无其他获益证据）

老年人使用可能增加跌倒风险的药物

1. 苯二氮䓬类（镇静作用、感觉功能减退、损害平衡能力）

2. 抗精神病药（可能造成步态异常、帕金森综合征）

3. 血管舒张剂（α 受体拮抗药、钙通道阻滞药、长效硝酸酯类、ACEI、ARB）用于直立性低血压（反复出现收缩压下降 ≥ 20mmHg）患者（可致晕厥、跌倒）

4. 催眠性 Z– 药物（Z–drugs）如佐匹克隆（zopiclone）、唑吡坦（zolpidem）、扎来普隆（zaleplon）（可致持续性的日间镇静、共济失调）

续表

镇痛药

1. 口服或经皮使用强效阿片类（吗啡、羟考酮、芬太尼、丁丙诺啡、二醋吗啡、美沙酮、曲马多、哌替啶、喷他佐辛）作为轻度疼痛的一线药物（WHO 镇痛阶梯治疗未推荐）

2. 规律使用阿片类药物时未联用缓泻药（严重便秘的风险）

3. 仅使用长效阿片类药物治疗暴发痛（break-through pain）而未联用短效阿片类药物（存在持续性重度疼痛的风险）

抗毒蕈碱 / 抗胆碱药物

联用两种以上的抗毒蕈碱 / 抗胆碱能药物（如膀胱解痉剂、肠道解痉剂、三环类抗抑郁药、第一代抗组胺药）会增加抗毒蕈碱 / 抗胆碱药物的毒性